Fachbuch
Klett-Cotta

Petra Friederichs, Edgar Friederichs

Es muss nicht immer ADHS sein

Lern- und Aufmerksamkeitsstörungen erkennen und erfolgreich behandeln

Klett-Cotta

MIX
Papier aus verantwortungsvollen Quellen
FSC® C083411

Klett-Cotta
www.klett-cotta.de

Cover: Weiß Freiburg
unter Verwendung einer Abbildung von © shutterstock/ImageFlow,
© adobe stock/mikemols
Abbildung 1 und 16: Christine Lackner, Ittlingen
Gesetzt von Eberl & Kœsel Studio GmbH, Krugzell
Gedruckt und gebunden von CPI – Clausen & Bosse, Leck
ISBN 978-3-608-98230-5
E-Book: ISBN 978-3-608-12117-9
PDF-E-Book: ISBN 978-3-608-20489-6

Für unsere wunderbaren Töchter
Lara, Katja, Leah,
durch die wir viel lernen durften.

Inhalt

Danksagung ... 13

Vorbemerkungen ... 15

1 Informationsverarbeitung im Gehirn ... 21
1.1 Das Gehirn sieht, hört und fühlt ... 21
Informationsverarbeitung und Wahrnehmung ... 23
1.2 Die frühe Entwicklung der Informationsverarbeitung ... 27
Die Gehirnentwicklung ... 27
In der Schwangerschaft ... 27
Eine zu frühe Geburt ... 30
Nach der Geburt ... 31
Tom entwickelt außergewöhnliche Fähigkeiten ... 32
1.3 Exkurs: Der Gehirnaufbau ... 34
1.4 Zusammenfassung: Wie das Sehen und das Hören funktionieren ... 39

2 Störungen der Aufmerksamkeit ... 41
2.1 Störungen in der Informationsverarbeitung im Gehirn ... 41
Die Sehverarbeitungsstörung ... 42
Sehverarbeitung ist die Grundlage zahlreicher Fertigkeiten ... 43
Diagnosestellung ... 47
Die Hörverarbeitungsstörung ... 48
Hörverarbeitung ist die Grundlage zahlreicher Fertigkeiten ... 48
Diagnosestellung ... 51
2.2 Die Aufmerksamkeits-Defizit-Hyperaktivitäts-Störung (ADHS) ... 51
Häufige Merkmale einer ADHS ... 52
Kleiner Exkurs ADHS ... 53
Unterscheidung zwischen ADHS und anderen Störungsbildern mit einer beeinträchtigten Aufmerksamkeit ... 55

3 Kinder mit einer Seh- oder Hörverarbeitungsstörung ... 58
3.1 Beispiele aus der Praxis: Sehverarbeitungsstörungen ... 58
Paul will immer der Boss sein ... 58
Was läuft in Pauls Gehirn ab? ... 61
Was passiert bei Paul sozial? ... 65
Jule hat keine Lust auf Hausaufgaben ... 67
Das Elterngespräch mit der Lehrerin ... 70
Was läuft in Jules Gehirn ab? ... 73
Jonas war immer gut in der Schule ... 76
Was läuft in Jonas Gehirn ab? ... 80
3.2 Beispiele aus der Praxis: Hörverarbeitungsstörungen ... 83
Philipp hat keine Lernerfolge ... 83
Was war bei Philipp zu berücksichtigen? ... 84
Was läuft in Philipps Gehirn ab? ... 88
3.3 Beispiele aus der Praxis: Ein bunter Mix an Auffälligkeiten ... 89
Emil kam zu früh auf die Welt ... 92
Was läuft in Emils Gehirn ab? ... 94
Minderbegabung und Verarbeitungsstörungen ... 95
Jasmin möchte rechnen lernen ... 96
Glaubenssätze überwinden ... 99
3.4 Besondere Herausforderungen im Alltag ... 103
Motivationsprobleme: Und immer ist der Akku leer ... 103
Rechtschreibung mit Hindernissen ... 107
Schau doch hin und lies vor, was dort steht ... 109
Rechenprobleme ... 111
Aufmerksamkeits- und Konzentrationsprobleme ... 113
Verhaltensauffälligkeiten ... 120
Wenn der Stress zu hoch wird ... 123
Die gesamte Familie ist betroffen ... 125
Alleinerziehende Eltern ... 130

4 Diagnostik 131
4.1 Informationen zum Entwicklungsverlauf: Die Anamnese 131
4.2 Diagnostik einer ADHS 132
4.3 Diagnostik der Seh- und Hörverarbeitung 134
Metapher zur Notwendigkeit einer differenzierten Diagnostik 134
Messungen und Darstellungen der Sehverarbeitung 137
Gehirnpotentialmessung für die Sehverarbeitung 138
Unterschiedliche Verarbeitungsabläufe hinter dem rechten und dem linken Auge 144
Stress in der Sehverarbeitung kann zur Einäugigkeit führen 146
Messungen und Darstellungen der Hörverarbeitung 148
Gehirnpotentialmessung für die Hörverarbeitung 148
Unterschiedliche Verarbeitungsabläufe hinter dem rechten und dem linken Ohr 149
Kleiner Exkurs für den fachlich interessierten Leser 154
Darstellungsmöglichkeiten der Verarbeitungsprozesse 157
Die Blicksteuerung 160
Simultane versus sequenzielle Seh-Erfassung 163
Crowding 166
Die Binokulare Fusionsstörung 166
Sprachfreie Hörtestungen 168
4.4 Stressdiagnostik – Messung der Herzratenvariabilität (HRV) 168
Durchführung der HRV Messung 169
Kleiner Exkurs 170
Der Sympathikus 170
Der Parasympathikus 171
Sympathikus und Parasympathikus in der Balance 171
4.5 Psychologische und pädagogische Testungen 172
Testungen der Lese- und Rechtschreibkompetenzen 172
Testung des Leseverständnisses 175
Testung der Rechenkompetenz 176
Intelligenztestungen 177

Verhaltensdiagnostik 178
Ein großes Interesse an Computer- und Videospielen 181
4.6 Stoffwechsel- und Laboruntersuchungen 182
Botenstoffe und Stresshormone 183
Glukosestoffwechsel 184
Vitamine, Mineralstoffe, ungesättigte Fettsäuren 185
Nahrungsmittelergänzung 185
Weitere Laboruntersuchungen 186

5 Therapien 187
5.1 Therapien bei Verarbeitungsstörungen 187
Der Einstieg in die Therapie 188
Neurophysiologische Therapien 191
Wahrnehmungstherapien 191
Was Wahrnehmungstherapien erfolgreich macht 192
Die Innere Visualisierung 194
Neurofeedbacktherapie 197
Lasertherapie 197
Blicksteuerungstraining 198
Ergotherapie 198
Logopädie 199
Messung des Therapieerfolges 199
Psychotherapie 201
Systemische Familientherapie 201
Michael reagiert auf den Stress der Eltern 205
Einzeltherapie 208
Ernährung und Nahrungsmittelergänzungen 209
Weitere therapeutische Möglichkeiten 210
Osteopathie 210
Feldenkrais 211
Tiergestützte Therapien 212
5.2 Therapien bei ADHS 214
Medikamentöse Therapie 215
Multimodale Therapie 216

6 Fördermöglichkeiten für betroffene Kinder 217
6.1 Fördermöglichkeiten in der Familie 218
Die Perspektive des Kindes einnehmen 218
Die Bedeutung einer resilienten Entwicklung 226
Wichtige Resilienzfaktoren 229
Prioritäten im Familienalltag setzen 232
Verhaltensstrategien für Eltern 236
Wie können solche Ansätze für ein Kind mit einer Verarbeitungsstörung konkret umgesetzt werden? 237
Merkmale einer Überforderung 241
Lernen am Modell 242
12 Hinweise für Eltern 244
Lernstrategien für zu Hause 249
Strategien, die Erleichterung beim Lernen verschaffen 250
Allgemeine Fördermöglichkeiten bei einer visuellen Verarbeitungsstörung 251
Vergrößerungen 251
Lernen von Lernwörtern im Rahmen der Rechtschreibung 252
6.2 Fördermöglichkeiten in der Kita 257
Beobachtungskriterien 257
Kommunikation 259
Die Macht der positiven Sprache 259
Gefühle wahrnehmen und ausdrücken 260
Wertschätzung und Anerkennung statt Komplimente 262
Elterngespräche 263
Resilienzförderung in der Kita 265
6.3 Fördermöglichkeiten in der Schule 268
Schulreife 268
Auswahl des Schultyps 270
Die Regelschule 271
Montessori- und Waldorf-Pädagogik 273
Förderschulen 277
Den Entwicklungsstand des Kindes berücksichtigen 281
Der Zusammenhang zwischen Lernen und Emotionen 283
Konkrete Unterstützung durch Lehrkräfte im Unterricht 286
Lernmaterialien sollten angepasst werden 288

7 Betroffene Mütter und eine junge Frau berichten über ihre Erfahrungen 292
7.1 Bericht von Marie und ihrer Mutter 292
7.2 Bericht von Hannas Mutter 300
7.3 Bericht von Annas Mutter 303

8 Ausblick 308

Literaturverzeichnis 311

Glossar 320

Danksagung

Wir danken den zahlreichen Kindern, Jugendlichen und ihren Eltern, die wir in den vergangenen 25 Jahren in ihrer Entwicklung ein Stück begleiten durften. Die spannenden Aufgaben, die sie uns stellten, der wertschätzende Austausch und eine vertrauensvolle Zusammenarbeit ermöglichten es uns weitere Behandlungskonzepte zu entwickeln und zu präzisieren. Hieraus ziehen wir bis heute unsere Motivation nicht stehen zu bleiben, sondern uns ebenso, wie unsere Patientinnen und Patienten, stets weiterzuentwickeln.

Ein besonderer Dank gilt den Eltern, Kindern und Jugendlichen die uns erlaubten ihre Entwicklungsverläufe in diesem Buch darzustellen und die teilweise auch ihre persönlichen Erfahrungen, Sichtweisen und Gefühle mit den Lesern teilen.

Ein ganz herzlicher Dank geht an Freunde und Freundinnen, Kolleginnen und Kollegen, die in den vergangenen Jahren unsere fachliche Entwicklung mit begleiteten und die sich die Zeit nahmen dieses Buch in Form von zahlreichen Diskussionen und guten Anregungen zu unterstützen.

Vorbemerkungen

Diese Welt braucht mehr Erwachsene, die die Entwicklung von Kindern verstehen. Damit ist nicht nur gemeint, wann Kinder sprechen und laufen lernen und sie ihr Zimmer allein aufräumen müssten. Wann sie sich angepasst verhalten und soziale Beziehungen aufbauen können und wann es mit dem Schreiben, Lesen und Rechnen sicher funktionieren sollte. Es ist vor allem damit gemeint, welche Voraussetzungen für jedes Kind gleichermaßen notwendig sind und welche Entwicklungsschritte es durchlaufen muss, um schließlich diese und andere Fertigkeiten zu beherrschen. Bei all diesen Entwicklungsschritten geht es um Vernetzungsprozesse im Gehirn, die bei dem einen Kind schneller, bei dem anderen langsamer und beim dritten Kind nicht ohne gezielte therapeutische Unterstützung stattfinden. In diesem Buch geht es um die Bedeutung dieser Vernetzungsschritte im Gehirn für eine umfassende Entwicklung des Kindes und was es für ein Kind und seine Eltern bedeutet, wenn all dies, oder auch nur einzelne Bereiche davon, nicht so funktionieren, wie sie eigentlich sollten. Es gibt im Weiteren ausführliche Informationen zu diagnostischen Möglichkeiten sowie therapeutischen Maßnahmen, die nicht auf ADHS ausgerichtet sind. Und es geht um Fördermöglichkeiten in der Familie, der Kita und der Schule.

War es früher mehr ein Abhaken von verzögerten Entwicklungsschritten, die zwar auffielen, aber man sich als Eltern beruhigte oder auch beruhigt wurde mit: »Warten Sie mal ab, das verwächst sich schon noch«, so wissen wir heute aus der modernen Gehirnforschung, dass sich Vieles nicht einfach »verwächst«. Die Symptome verändern sich, aber die Probleme bleiben. Einzelne Entwicklungsschritte bauen aufeinander auf und eine Lücke oder Schwäche im Aufbau beeinflusst häufig die hiermit verbundenen nächsten Entwicklungsschritte, eben mehr oder weniger. Und von so manchen wichtigen Verbindungen während der Reifung des kindlichen Gehirns, die es durch Erfahrung und Erziehung zu festigen gilt, war bis vor einigen Jahren noch gar nichts Genaues bekannt. Und somit kannten wir auch manche Abhängigkeiten bestimmter Entwicklungsschritte untereinander nicht. Nicht etwa, dass man vor 30 Jahren gar nichts wusste, aber man wusste nur wenig Genaues und vor allem nicht, wie man hierauf konkret reagieren konnte. Heute wissen wir auch noch nicht alles, aber doch schon sehr viel mehr. So kann ein aktuelles Störungsbild bei einem Kind, z. B. bei schulischen Lernprozessen und Verhaltensauffälligkeiten seinen Ursprung in fehlgelaufenen Entwicklungsschritten im Gehirn haben, die bereits Jahre zurückliegen. Und häufig ist es wichtig, genau diese, vielleicht bereits vor Jahren fehlgelaufenen Entwicklungsschritte zu erkennen, um Eltern gezielt zu beraten oder eine wirksame therapeutische Unterstützung anbieten zu können.

In den vergangen drei Jahrzehnten hat die Gehirnforschung enorm viele Erkenntnisse und damit neues Wissen hervorgebracht. Hinzu kommen riesige Fortschritte in der Medizintechnik, die Einblicke ins Gehirn und spezifische Messungen erlauben und damit viele Zusammenhänge aufdecken, die lange unbekannt waren. Leider kommt dieses Wissen nur sehr langsam dort an, wo mit Kindern im Alltag gearbeitet wird, wie in den Kindertagesstätten, Schulen und Horten, den Erziehungs- und Familienberatungsstellen, sowie der Entwicklungs- und Gesundheitsvorsorge und der medizinischen und psychologischen Grundversorgung.

Mit unserem Buch möchten wir dazu beitragen, dass genau dieses Wissen aus dem wissenschaftlichen Bereich mehr Eingang in die Bereiche der praktischen Arbeit mit Kindern und Eltern erhält. Die Arbeitsweise des Gehirns ist faszinierend und geradezu genial, aber auch entsprechend kompliziert, da seine Funktionen enorm komplex sind. Oft sind die wissenschaftlichen Erkenntnisse bekannt und entsprechend veröffentlicht, aber wenig allgemein zugänglich bzw. allgemein verständlich. Und es fehlt an Pionieren, die wiederum Methoden entwickeln, um wissenschaftliche Erkenntnisse in der praktischen Arbeit besser nutzen zu können. Das ist nicht immer ganz einfach und bislang auch nicht in allen Bereichen möglich, aber eben doch bereits in einigen.

In diesem Buch werden wir uns auf Teilbereiche der kindlichen Gehirnentwicklung beschränken, nämlich auf die Entwicklung der Informationsverarbeitungsprozesse des Sehens und Hörens – und zwar von Anfang an. Wir meinen hier nicht die Teilfunktionen des Sehens und Hörens, die über die Augen und Ohren ablaufen. Es geht in erster Linie um die Funktionen des Sehens und des Hörens, die im Gehirn stattfinden. Denn diese Prozesse sind grundlegend wichtig für den Aufbau des Sozialverhaltens, sowie weiterer kognitiver Lernprozesse des Menschen, wie z.B. Lesen, Schreiben, Rechnen zu lernen, im Gedächtnis zu speichern und bei Bedarf abrufen zu können. Mögliche Auswirkungen von Fehlentwicklungen auf andere wichtige Bereiche, wie der Motivation oder der Beeinflussung von Emotionen werden wir bis ins Erwachsenenalter hinein beschreiben.

Und was hat das nun alles mit ADHS zu tun, werden Sie sich vielleicht jetzt fragen. Eigentlich gar nichts und doch sehr viel.

ADHS ist die Aufmerksamkeits-Defizit-Hyperaktivitäts-Störung, die es mit und ohne den Anteil der Hyperaktivität (also der körperlichen Unruhe) gibt. Häufige Symptome einer ADHS sind Unaufmerksamkeit und Konzentrationsstörungen, Impulsivität, körperliche Unruhe, aber auch Lern- und Leistungsprobleme, emotionale Regulationsprobleme, Vermeidung kognitiver Anforderungen, Strukturierungsprobleme bei der Umsetzung von Anforderungen, Schwierigkeit beim Zuhören, erhöhte Vergesslichkeit, Unfähigkeit Aufgaben abzuschließen, Verlieren von Gegenständen, mangelnde Gefahreneinschätzung, motorische Ungeschicklichkeit und anderes mehr. Aber genau diese gleichen Symptome können auch bei einer Seh- und/oder Hörverarbeitungsstörung im Gehirn beobachtet werden. In der Praxis hat sich deutlich gezeigt, dass allein auf der Grundlage der Beobachtung des Kindes und des Ausfüllens eines entsprechenden Fragebogens und eines Intelligenztests hier nicht zuverlässig unterschieden werden kann, ob ein Kind, das diese Symptome zeigt, eine ADHS oder eine Seh- und/oder Hörverarbeitungsstörung im Gehirn hat.

Der Unterschied ist: Bei einer ADHS ist die Aufrechtrechterhaltung einer zielgerichteten Aufmerksamkeit gestört. Dieses Störungsbild wird derzeit wissenschaftlich als eine Folge gestörter »Exekutiver Funktionen« im Frontalhirn (im präfrontalen Kortex) gesehen. Hieraus ergeben sich zahlreiche weitere Probleme, wie auch eine gestörte Konzentrationsfähigkeit, eine hohe Ablenkungsbereitschaft und anderes mehr. Bei Informationsverarbeitungsstörungen, wie einer Seh- und/oder Hörverarbeitungsstörung kommt es in anderen Bereichen des Gehirns zu funktionellen Einschränkungen. In der Folge sind die Aufmerksamkeits- und Konzentrationsfähigkeit beeinträchtigt und es besteht eine hohe Ablenkungsbereitschaft, die aber jeweils Kontext-abhängig ist. Die Beeinträchtigung tritt immer dann auf, wenn der entsprechend gestörte Informationsverarbeitungsbereich für z. B. eine Handlungsausführung zum Tragen kommt. Zum Beispiel fallen das Lesen oder die Rechtschreibung schwer oder werden vom Kind verweigert, wenn eine Sehverarbeitungsstörung vorliegt. Wir beschreiben unter anderem in diesem Buch welche weiteren Unterscheidungsmöglichkeiten es in einer differenzierten Diagnostik gibt. Eine gute Differenzierung ist nach unserer Erfahrung notwendig, um anhaltend erfolgreich in der Therapie zu sein. Denn eine ADHS wird nach anderen Kriterien behandelt als eine Seh- und/oder Hörverarbeitungsstörung. Und vor allem laufen die Lernaufbauprozesse beim Lesen, Schreiben und Rechnen anders ab. Und somit sollten diese entsprechend begleitet werden, damit sich ein betroffenes Kind gut entwickeln kann. Denn für Seh- oder Hörverarbeitungsstörungen gilt, wie auch bei der ADHS, dass diese keinen Einfluss auf die Intelligenz eines Kindes nehmen. Aber betroffene Kinder können ihre Potenziale, bedingt durch eine dieser Störungen, häufig nicht umsetzen. Hierzu bedarf es gezielter Therapien, auf die ebenfalls in diesem Buch eingegangen wird.

Die Entwicklung des kindlichen Gehirns in Bezug auf den Aufbau und die Funktionsweise der Seh- und Hörverarbeitung und möglicher Störungen in diesen Bereichen, beschreiben wir ebenfalls in diesem Buch. Dabei gehen wir besonders auch auf die Bedeutung dieser Störungen im Alltag von betroffenen Kindern und Jugendlichen ein. Es werden die Folgen für die soziale und emotionale Entwicklung und die Lernentwicklung vom Kleinkindalter an, über das Kindergarten- und Schulalter bis hin ins junge Erwachsenenalter dargestellt. Und welche Herausforderungen hiermit auch innerhalb der Familie verbunden sind. Es handelt sich hierbei um sehr umfangreiche und komplexe Zusammenhänge und voneinander abhängige Abläufe. Diese Komplexität so herunterzubrechen und zu beschreiben, dass sie für jede Leserin und jeden Leser, auch ohne ein Grundwissen hierfür mitzubringen, verständlich ist, ist eine Herausforderung. Deshalb stellen wir in diesem Buch viele Patientenbeispiele aus unserer Praxis dar, um einzelne Verhaltensmuster, Zusammenhänge oder auch Alltagssituationen betroffener Kinder und ihrer Familien zu veranschaulichen. Wem beim Lesen die beschreibenden Zusammenhänge zu theoretisch oder vielleicht auch nicht gleich verständlich erscheinen, kann sich mehr den praktischen Beispielen aus der Praxis zuwenden. Wir bedanken uns ausdrücklich noch einmal an dieser Stelle, für die zahlreiche, engagierte Unterstützung vieler ehemaliger und aktueller Patientenkinder und ihrer Eltern, die uns ihre Anamnesen und Erfahrungen für dieses Buch zur Verfügung stellten, indem sie uns erlauben diese jeweils unter veränderten Vornamen hier öffentlich darstellen zu dürfen. Die große Motivation der Eltern ist dabei vor allem, anderen Eltern und Kindern mit gleichen oder ähnlichen Problemen Informationen und Unterstützungsmöglichkeiten weiterzugeben. Und die Zahl der Kinder mit einer Seh- und oder Hörverarbeitungsstörung ist groß, was sich sicherlich noch deutlicher in den kommenden Jahren zeigen wird, wenn sich das Wissen hierüber weiter verbreitet und es mehr Anlaufstellen gibt, die eine differenzierte Diagnostik durchführen. Unsere Erfahrungen und Darstellungen, die wir hier weitergeben, sind das Ergebnis einer 25-jährigen Tätigkeit in diesem spezialisierten Bereich. Hierzu gehören entsprechende Weiterbildungen, internationale Fachliteratur, der Austausch mit Fachkollegen, vor allem auch im internationalen Bereich. Denn in einigen Ländern ist die praktische Umsetzung schon stärker verbreitet als in Deutschland. Das Wichtigste und Wertvollste war für uns jedoch die direkte Zusammenarbeit in diesem Bereich mit mittlerweile weit über zweitausend Patientenkindern und ihren Familien.

Die Zusammenhänge, die wir in diesem Buch aufzeigen sind zum größten Teil wissenschaftlich belegt und publiziert. Das zeigen die jeweiligen Literaturhinweise im Text und unser Literaturverzeichnis am Ende des Buches. Es gibt aber hin und wieder Verbindungen von Auffälligkeiten, die wir schon sehr lange bei einer hohen Zahl an Patientenkindern beobachten, ohne dass es genau hierzu bereits eine wissenschaftliche Studie gibt. Wir haben beschlossen, unseren Lesern trotzdem langjährige Beobachtungen und die hieraus folgenden Schlüsse aus unserer Praxisarbeit mitzuteilen. Denn diese können wichtige Hinweise, besonders auf die Arbeit im Alltag mit betroffenen Kindern, geben. Um für unsere Leserinnen und Leser den Unterschied zwischen der Wiedergabe wissenschaftlich belegter Inhalte und eigener Erfahrungen, die wir in unserer Praxisarbeit über zwei Jahrzehnte hindurch beobachten haben, deutlich erkennbar zu machen, verwenden wir für die eigenen Erfahrungen dann die Formulierungen, wie: »Aus der Erfahrung mit zahlreichen Patienten heraus …«, oder: »In unserer Praxisarbeit haben wir vielfach beobachtet, oder festgestellt, dass …«.

Petra und Edgar Friederichs
Bamberg, im Januar 2021

KAPITEL 1

Informationsverarbeitung im Gehirn

1.1 Das Gehirn sieht, hört und fühlt

Vielleicht kann sich die eine oder der andere noch an seinen Biologieunterricht in der Schule erinnern, in dem die meisten bereits lernten, dass für das Sehen und Hören neben den Augen bzw. Ohren das Gehirn zuständig ist. Oder anders ausgedrückt, ohne die Leistungen des Gehirns kann der Mensch weder sehen noch hören. Grundlegend ist festzuhalten, dass die Augen nicht sehen, also keine Bilder aufbauen. Ebenso wenig hören die Ohren und identifizieren Geräusche oder verstehen Satzaussagen. Äußere Sinnesorgane, wie Augen und Ohren sind lediglich zur Aufnahme von Informationen aus der Umwelt da. Das Gehirn baut die Sehbilder, die Hörklänge und das Wortverständnis auf. Für alle anderen Sinnesbereiche gilt dies entsprechend. Im Gehirn entstehen der Geschmacks- und Geruchseindruck und Temperaturempfindungen. Somit ist nicht automatisch davon auszugehen, dass ein Mensch mit völlig gesunden Augen keine Sehprobleme haben kann oder mit völlig gesunden Ohren keine Hörprobleme. Leider wird das in der praktischen Medizin (in Deutschland) besonders bei Kindern und Jugendlichen bislang kaum berücksichtigt. Ein Augenarzt schaut sich die Leistung der Augen an, nicht aber ob es Probleme der visuellen Informationsverarbeitung im Gehirn gibt. Denn das gehört in der Regel nicht zu seinem Fachgebiet. Es gibt jedoch viele Möglichkeiten in der Informationsverarbeitung im Gehirn, die zu einem eingeschränkten Sehen oder Hören, schlimmstenfalls sogar bis zur Blindheit oder Taubheit führen können, ohne dass die Augen oder Ohren Beeinträchtigungen aufweisen. Wir sehen in unserer Praxis immer wieder Kinder, die teilweise über eine extrem reduzierte Seh- und Hörfähigkeit im Rahmen von nur noch 20–30 Prozent verfügen. Diese Kinder sind aber sowohl in den augenärztlichen Untersuchungen, als auch beim Hals-Nasen-Ohren-Arzt (HNO) völlig unauffällig gewesen. Werden also nur die Augen oder die Ohren untersucht, so wurde diesen Kindern für die Organe Auge und Ohr eine vollständige Seh- bzw. Hörfähigkeit attestiert.

Zunächst sind die Augen und die Ohren wichtige Organe, die Informationen aus der Umwelt aufnehmen und über die hierfür vorgesehenen Nervenverbindungen ins Gehirn weiterleiten. Dort werden diese Informationen vom Gehirn ausgewertet und miteinander verbunden. Der Ablauf dieser Vorgänge geschieht 1. von der Aufnahme von Informationen aus der Umwelt durch die äußeren Sinnesorgane (z.B. Augen und Ohren) über 2. die Weiterleitung dieser Informationen an unterschiedliche Stellen im Gehirn, um dort 3. eine Auswertung, Verarbeitung und Speicherung dieser Informationen vorzunehmen, durch die 4. ein bewusster oder unbewusster Sinneseindruck (Wahrnehmung) entsteht. (Friederichs in Materialsammlung Kindernetzwerk; Lurija & Métraux 2001). Dieser Ablauf stellt die Grundlage aller Sinneswahrnehmungen des Menschen dar. Der fehlerfreie Ablauf dieser Vorgänge ist wiederum die Grundlage für einen guten Aufbau und eine gute Abspeicherung aller Lern- und Erfahrungsprozesse eines Menschen. Dabei ist es egal, ob es sich um soziale Erfahrungen handelt, Lernen in der Schule, Erfahrungen in der Familie oder im Sportverein, Erlernen des Fahrradfahrens oder einer neuen Sprache. Alle Lern- und Erfahrungsprozesse laufen nach demselben Schema ab. Neben der genetischen Veranlagung spielen auch das Autonome Nervensystem (ANS), das neben zahlreichen anderen Dingen für die Stressregulation im Körper zuständig ist, und das limbische System (emotionales Zentrum) eine wichtige Rolle in der »Beeinflussung« der Informationsverarbeitung. Wesentliche Grundsteine für ein gutes Gelingen all dieser Prozesse werden bereits während der Schwangerschaft und den ersten drei Lebensjahren eines Menschen gelegt. Aber auch in den weiteren Entwicklungsjahren finden wichtige Gehirnreifungsprozesse statt, die einen großen Einfluss auf die Entwicklung des Kindes nehmen (Strüber & Roth 2016, Strüber 2019). Dabei geht es auch um die Festigung der Emotionalität und Kognition des Kindes, die unter Umständen den Rest seines Lebens beeinflussen werden. Um diese sehr komplexen Zusammenhänge zu verstehen und hierbei besonders die Funktion der Seh- und Hörverarbeitung für viele Entwicklungsprozesse eines Kindes erfassen zu können, geben wir zunächst eine kurze Übersicht, wie Informationsverarbeitung und Wahrnehmung im Gehirn funktionieren. Wen diese eher theoretischen Zusammenhänge nicht interessieren, dem empfehlen wir bei der Zusammenfassung dieser Informationen weiterzulesen.

Informationsverarbeitung und Wahrnehmung

Informationsverarbeitung und Wahrnehmung sind die Grundlage aller komplexen menschlichen Fertigkeiten. Dazu gehört, zu sprechen, sich zu konzentrieren, schreiben, lesen und rechnen zu lernen und anhaltend zu beherrschen, fein- und grobmotorische Fähigkeiten zu entwickeln und auszuüben, Gefühle zu spüren, Verhaltensweisen aufzubauen und zu zeigen und vieles mehr. Es geht also dabei auch um hochentwickelte, sogenannte kognitive Fähigkeiten des Menschen. Die menschlichen Sinnessysteme sind hierbei von elementarer Bedeutung. Da gibt es zum einen unsere äußeren, peripheren Sinnesorgane, wie Augen, Ohren, Nase, Zunge, Gaumen, Haut. Diese äußeren Sinnesorgane nehmen Informationen aus der Umwelt auf und leiten sie über entsprechende Nervenbahnen an das Gehirn weiter. So leiten die Augen Lichtwellen, die Ohren Schallwellen, die Haut unter anderem Temperatursignale, Berührungssignale und anderes mehr an das Gehirn (Gassen 2010, Madeja 2011).

Aussagen wie: »Die Augen sind völlig in Ordnung, das Kind hat eine hundertprozentige Sehleistung und sieht damit wie ein Adler« oder »die Ohren sind in Ordnung und das Kind hört deshalb wie ein Luchs«, sind demzufolge kühne Behauptungen. Denn zusätzlich müsste nun noch überprüft werden, wie die Informations- und Wahrnehmungsverarbeitung im Gehirn abläuft, um letztendlich beurteilen zu können, ob das Kind wirklich richtig sieht oder hört oder es mit Einschränkungen in diesen Bereichen zu kämpfen hat (Lurija & Métraux 2001, Gassen 2010, Bellis 2003).

Die durch die äußeren Sinnesorgane aufgenommenen Reize gelangen als Informationen über jeweilige Nervenbahnen gezielt in entsprechende Regionen des Gehirns, wo sie weiterverarbeitet werden. Dabei werden diese Informationen der unterschiedlichen Sinnesbereiche sowohl in eigenen Kanälen weitergeleitet als auch mit Nervenzellen aus anderen Sinnesbereichen verbunden. Es bilden sich sogenannte Nervenzellnetzwerke, die auch neuronale Netzwerke genannt werden. Die entsprechenden Nervenzellen, sogenannte Neuronen, liegen auf der Gehirnoberfläche, dem äußeren Kortex. Dieser besteht aus etwa 100 Milliarden Neuronen, die zwar einzeln identifizierbar sind, sich aber zu Netzwerken verschalten und als solche permanent miteinander kommunizieren. Im äußeren Kortex gibt es bestimmte Netzwerke, die für die Verarbeitung von Sehinformationen zuständig sind, andere sind für die Verarbeitung der Hörinformationen zuständig, wieder andere sind für die Motorik oder das Fühlen über die Haut zuständig. Die Kombinationen von möglichen Verbindungen unterschiedlicher Netzwerke von Sinnes- oder motorischen Bereichen sind unerschöpflich. Das Gehirn funktioniert somit als eine große Schaltzentrale, die, im gesunden Zustand eines Menschen, meist strukturiert und geordnet arbeitet. Hier werden Informationen durch die neuronalen Netzwerke entweder hintereinander oder gleichzeitig verarbeitet. Es kommt zu ausgeprägten Wechselwirkungen verschiedener Informationen, die zu einer Gesamtinformation zusammenfließen können, welche dem Menschen dann bewusst werden oder aber im Unterbewusstsein bleiben. All diese Prozesse funktionieren über elektrische Entladungen einzelner Zellen bzw. Zellnetzwerke (Bear et al. 2009; Thompson 2010, Lurija & Métraux 2001).

Das menschliche Gehirn wird ununterbrochen mit Informationen aus der Umwelt über die äußeren Sinnesorgane versorgt, selbst im Schlaf, und das in einer irrsinnigen Geschwindigkeit. Kein Computer dieser Welt in der Größe eines Gehirns ist bislang in der Lage diese Leistungen des menschlichen Gehirns auch nur annähernd zu erreichen. So speichert allein das Unterbewusstsein etwa vier Milliarden Daten aus allen Sinnesbereichen pro Sekunde. Nur ein Bruchteil dieser Daten, die unser Gehirn als Informationen permanent erreichen, nehmen wir allerdings bewusst wahr. Der wesentliche Teil bleibt unbewusst, aber gespeichert.

Drei wesentliche Gestaltungsprinzipien bestimmen die Unverwechselbarkeit eines Gehirns gegenüber einem Computer (Lurija & Métraux 2001, Bear et al 2009, Madeja 2011, Strüber 2019, Macedonia & Höhl 2013, Macedonia et al. 2014).

1. **Neuronale Plastizität:** Das Gehirn kann neue Schaltkreise ausbilden, sowohl über die Verknüpfung älterer Bestandteile, als auch durch »Recyceln« vorhandener Nervenzellen und den Ausbau neuer Netzwerke durch Hinzufügung neuer Verästelungen. Es kann aber genauso zum Abbau nicht mehr benutzter Netzwerke kommen. Alle diese Netzwerke können grundsätzlich von umweltbedingten Schlüsselfunktionen beeinflusst werden. Die Neuronale Plastizität ermöglicht, dass der Mensch lebenslang in der Lage ist, neue Dinge zu erlernen und neue Fähigkeiten zu erwerben.

2. **Nervenzellen verbinden sich zu Nervenzellnetzwerken:** Nervenzellen können sich zu spezialisierten Netzwerken zusammenschließen. Innerhalb eines Netzwerkes arbeiten alle Zellen synchron miteinander. Es gibt dann nicht mehr elektrische Entladungen einzelner Zellen, sondern eine synchrone Entladung des gesamten Zellnetzwerkes. Dieses wird auch als ein gemeinsames »Feuern« der Zellen bezeichnet (»what wires together, fires together« (Hebb'sche Lernregel)).

3. **Nervenzellnetzwerke verbinden sich zu Kommunikationssystemen:** Spezialisierte Nervenzellnetzwerke können Verknüpfungen zu anderen spezialisierten Nervenzellnetzwerken herstellen. Z.B. kann ein visuelles Netzwerk sich mit einem auditiven Netzwerk verbinden. Dies erfolgt mit höchster Präzision, in tausendstel Bruchteilen einer Sekunde, quer durch das gesamte Gehirn. Diese Verbindungen geschehen unbewusst für den Menschen. Ein Beispiel: Hört ein Mensch das Knistern eines Kaminfeuers, kann sich hier

bei ihm aus einer vergangenen Erfahrung eine Verbindung mit dem Sehen unbewusst verknüpfen. Wenn diese Person z.B. als Kind häufig vor dem Kamin seiner Eltern saß und beim Beobachten des Feuers im Kamin dem Knistern der Flammen lauschte. Durch die unbewusste Verbindung zwischen einem Hör- und einem Sehnetzwerk kann über die Hörinformation gleichzeitig ein Bild in dem Sehnetzwerk entstehen, z.B. aus einer Gedächtnisabspeicherung, ohne dass diese Sehinformation aus der Umwelt aktuell aufgenommen wird.

Im Wesentlichen bildet die Kombination dieser drei Prinzipien die Grundlage der Informationsverarbeitung im Gehirn. Durch sie werden sowohl unbewusste als auch bewusste Wahrnehmungserfahrungen ermöglicht. Als ein »bewusster« Eindruck entsteht z.B. ein Bild in der Sehverarbeitung, ein Wortverständnis oder ein Musikeindruck in der Hörverarbeitung oder ein Kälte-/Wärmegefühl in der Hautverarbeitung und vieles andere mehr. Alle diese Verarbeitungs- und Wahrnehmungsprozesse laufen gleichzeitig im menschlichen Gehirn ab. Wobei die eingehenden Informationen zunächst verarbeitet werden, um sie dann bewusst wahrzunehmen oder unbewusst abzuspeichern. Wenn wir es auch nicht direkt erfassen, so haben doch unbewusste Wahrnehmungen einen wesentlichen Einfluss auf unsere bewusste Wahrnehmung und somit auf unser Verhalten und unsere Gefühle.

Wir beschrieben bereits, dass sich die eingehenden Signale zu neuronalen Netzwerken im Gehirn zusammenschließen, kleinen, mittleren und großen Netzwerken. Und diese Netzwerke koppeln sich auch miteinander zu mehr oder weniger stabilen noch größeren Netzwerken. So gibt es Netzwerke, die sich nur auf einen bestimmten Sinnesbereich beziehen und es gibt Netzwerke, die mehrere Sinnesbereiche miteinander verknüpfen. Zum Beispiel gibt es Gehirnbereiche wo die Seh- und Hörverarbeitung Informationen austauschen. So wird es möglich, aus der gehörten oder gelesenen Information, die in unser Bewusstsein vorgedrungen ist, ein Bild im Sinne einer visuellen Vorstellung aufzubauen. Sehen und Hören werden hier also gekoppelt und zu einem neuen neuronalen Netzwerk verbunden. Wenn ein

Kind seinen Eltern beispielsweise beschreibt, was es im Garten mit seinem Freund gespielt hat, so bauen die Eltern auch eine bildliche Vorstellung davon auf, ohne das Spiel beobachtet zu haben, denn sie waren selbst gar nicht dabei. Durch die Erzählung des Kindes findet bei den Eltern eine Vernetzung zwischen Hör- und Sehnetzwerken zu einem größeren Netzwerk statt. Aus der gehörten Information entsteht somit eine bildliche Vorstellung.

> Wahrnehmen, wie auch Denken, Lernen und emotionales Fühlen sind das Produkt der Zusammenarbeit aus zahlreichen unterschiedlichen Nervenzell-Netzwerken. Eingehende Informationen werden zunächst verarbeitet, damit eine bewusste Wahrnehmung oder auch eine unbewusste Wahrnehmung entsteht und abgespeichert wird. Im Folgenden unterscheiden wir nicht mehr die einzelnen Prozesse zwischen Informationsverarbeitung und bewusster und unbewusster Wahrnehmung, sondern bezeichnen dies einheitlich als »Informationsverarbeitung«.

1.2 Die frühe Entwicklung der Informationsverarbeitung

Die Gehirnentwicklung

In der Schwangerschaft

Damit das Gehirn seine Funktionen ausüben kann, muss es sich während der Schwangerschaft und auch danach »fehlerfrei« entwickeln. Dieser Prozess wird als »Hirnreifung« beschrieben. Wichtige Entwicklungen im Rahmen dieser Hirnreifung während der Schwangerschaft, in Bezug auf die Hör- und Sehverarbeitung eines Menschen beschreiben wir im Folgenden:

Es gibt grundsätzlich zwei unterschiedliche Wege der Sehverarbeitung, die sich im Sinne einer Reifung während der Schwangerschaft aufbauen.

Der erste Weg beginnt seine Bahnung bereits in der 4. Schwangerschaftswoche. Die hieran beteiligten Nervenzellen sind bei ihrem

Wachstum genetisch programmiert. Ihr Weg läuft über das Stammhirn. Die Schaltkreise sind dort bis zur 32. Schwangerschaftswoche fertig ausgebildet. Mit Hilfe dieser Nervenzellnetzwerke kann der Fötus im Prinzip schon vor der Geburt fixieren, einfache Augenbewegungen durchführen, blinzeln, die Pupillen für das »in die Ferne sehen« erweitern und er kann grob bewegte Objekte verfolgen. Mit diesen visuellen »Reptilienfähigkeiten« kommt das Neugeborene auf die Welt. Dieser Stammhirnanteil des Sehwegs ist dann noch bis etwa zwei Monate nach der Geburt für das Sehen verantwortlich (Eliot & Schaden 2003).

Der zweite Weg des Sehens ist in seinem Aufbau deutlich komplexer. Er besteht aus zwei Phasen:

Die erste Phase ist ebenfalls ein genetisch programmierter Aufbau, der früh auf der Netzhaut beginnt. Der weitergehende Aufbau erfolgt Schritt für Schritt, entsprechend der Gehirnentwicklung, bis die entsprechenden Nervenzellen zum Schluss der Schwangerschaft die Bereiche der Sehrinde im äußeren Kortex erreicht haben. Die Nervenzellen erreichen die primäre Sehrinde durch Wanderung bis zur 28. Schwangerschaftswoche. Bis zur 36. Schwangerschaftswoche wandern die Nervenzellen weiter, in die für die Sehverarbeitung entsprechenden Areale des Kortex. Zum Ende der Schwangerschaft ist ein grobes Verschaltungsdiagramm erstellt. Dieser wichtige Aufbau im Kortex, der die Grundlage für die Entwicklung differenzierter Verarbeitungsprozesse ab dem Säuglingsalter bietet, passiert also erst in den letzten beiden Schwangerschaftsmonaten (Eliot & Schaden 2003).

Stellen Sie sich vor, in einer Großstadt wird ein neues U-Bahnsystem gebaut. In diesem Beispiel würde die erste Phase dem Bau der Tunnel und der Verlegung der wichtigsten Gleise entsprechen. In dieser Phase wachsen große Gruppen von Nervenzellen immer weiter voran, in Richtung ihrer vorgesehenen Zielorte, zum Beispiel in Richtung der primären und sekundären Sehrinden. Die Gleisstrecken werden in Richtung ihrer Ziele kontinuierlich weiter gebaut, aber auf den Gleisen läuft noch kein strukturierter U-Bahnverkehr ab. Es gibt noch keinen Fahrplan, der den U-Bahnen ihre Gleise zuordnet und die U-Bahnen untereinander koordinieren würde.

Sind die Nervenzellen (in unserem Beispiel die U-Bahngleise) an den Orten, an denen sie genetisch vorgesehen sind, angekommen, so haben die Gene ihre Aufgabe erfüllt. Jetzt muss der Weg für die Informationsweitergabe zu diesen Zellen genutzt werden, um die Zellen zu Netzwerken zu verbinden. Das passiert in der zweiten Phase. In unserem Beispiel würde dies bedeuten, dass nun alle Tunnel gebaut und alle U-Bahngleise verlegt sind und damit ein koordinierter U-Bahnverkehr startet.

Die zweite Phase ist die Erfahrungsphase, die durch die Wahrnehmung der Umwelt gesteuert wird. Diese Phase beginnt für das visuelle System erst nach der Geburt. Dabei geht es jetzt um die Ausbildung von Nervenzellnetzwerken. Je nach individueller Erfahrung des Säuglings werden nun die gut frequentierten Nervenzellen zu stabilen Netzwerken ausgebildet und verschaltet, nicht genutzte werden wieder abgebaut.

Etwa 80 Prozent der Netzwerkverschaltungen des visuellen Systems im Kortex erfolgen erst nach der Geburt durch Erfahrungen. Diese Prozesse laufen nicht nach einem genetisch programmierten Muster ab, sie werden vielmehr durch die Umwelt gestaltet. Verglichen mit unserem U-Bahn-Beispiel bedeutet das: Der aktive U-Bahnverkehr, die Häufigkeit, wann welche Bahn fährt und die Gestaltung der Fahrpläne, dass die U-Bahnen sich ergänzen und nicht gegenseitig blockieren, erfolgt relativ spät.

Bei normaler Hirnreifung verfügt der Säugling während der ersten zwei Monate nach seiner Geburt über das Reptiliensehen aus dem Stammhirn. Erst dann fängt der äußere Kortex an mit Hilfe der speziell für diese Eigenschaften zuständigen Netzwerke Bilder zusammenzusetzen. Ab diesem Zeitpunkt nimmt der Säugling über die Verarbeitungsprozesse des Gehirns seine Umwelt mehr und mehr visuell differenzierter wahr. Ebenfalls startet ab diesem Zeitpunkt die weitere Ummantelung der Nervenzellen im Kortex mit Hilfe der wichtigen Gliazellen. Es bildet sich ein sogenannter Myelinmantel um die Nervenzellen. Die Aktivität in diesen Regionen des Kortex steigt nun in einem rasanten Tempo an. Der Säugling nimmt entsprechend zunehmend seine Umwelt über den Kortex wahr und lernt Dinge zu fixieren.

Im Gegensatz zum Sehen ist die Hörentwicklung schon bis zur 24. Schwangerschaftswoche weitgehend abgeschlossen und das Kind kann selbst durch die dämpfende Gebärmutter schon Informationen aufnehmen, die es nach der Geburt schnell zuordnen kann. So erkennt das Neugeborene zum Beispiel die Stimme seiner Mutter. Die Entwicklung der bewussten Hörwahrnehmung setzt sich dann nach der Schwangerschaft im äußeren Kortex fort, wodurch das Kind weitere Fähigkeiten auch in der Differenzierung seiner Hörverarbeitung entwickelt. Auch hier spielt die Umwelt eine wichtige Rolle.

Die hier beschriebenen Reifungsprozesse, die bereits in der Gebärmutter ablaufen, bilden auch die Grundlage für den Aufbau der auditiven und visuellen Informationsverarbeitung nach der Geburt. Die Gebärmutter bietet den genetisch programmierten Wachstumsprozessen die notwendige geschützte Umgebung, in relativer Reizarmut. In ihr ist es warm, dunkel, gedämpft und eng. Für die Entwicklung des reifenden Gehirns sind diese Umgebungsbedingungen wichtig. Für einen zu früh geborenen Säugling sind, je nach Zeitpunkt seiner Geburt und seiner eigenen Reife, bestimmte Gehirnareale noch unterentwickelt. Somit fehlt unter Umständen noch die notwendige Grundlage, und Vernetzungen im äußeren Kortex können deshalb nach der Geburt nicht entsprechend aufgebaut werden.

Eine zu frühe Geburt

Verliert ein zu früh geborener Fötus seinen Schutz durch die Gebärmutter, muss dieser den Herausforderungen der Atmung, der veränderten Nahrungsaufnahme oder der Infektionsabwehr begegnen können. Hierfür benötigen manche Frühgeborene schon sehr viel Unterstützung durch die Intensivmedizin. Zusätzlich sind die Frühgeborenen massiven äußeren Reizeindrücken wie hellem Licht, lauten Geräuschen, großen Brutkästen und den Techniken der Frühgeborenen-Intensivmedizin ausgesetzt. Die erfreuliche Tatsache, dass mehr als 80 Prozent der unter eintausend Gramm geborenen Frühgeboren mittlerweile überleben, verdanken sie neben der modernen Intensivmedizin auch der Tatsache, dass die Organe bis zur 24. Schwangerschaftswoche voll ausgebildet sind. Nur das Gehirn bildet hier eine Ausnahme: Die sich bis zum Zeitpunkt der zu frühen

Geburt entwickelten Gehirnstrukturen sind oft mit den Anforderungen der neuen Umwelt außerhalb der Gebärmutter überfordert. Diese unreifen Gehirnstrukturen müssen nun Dinge leisten, für die noch keine ausreichenden Kapazitäten zur Verfügung stehen. Das Gehirn braucht einen viel längeren und offensichtlich geschützteren Zeitraum für die Ausbildung seiner Basisfähigkeiten. Es besteht dadurch ein hohes Risiko auch für die Entwicklung einer Seh- bzw. Hörverarbeitungsstörung, aber auch anderer neurologischer oder motorischer Defizite bei Frühgeborenen.

Eine gezielte Langzeitverfolgung dieser Kinder ist aus diesem Grund sehr wichtig, da sich die Einschränkungen zum Teil erst ab dem Kindergartenalter oder noch später ab dem Schulalter bemerkbar machen können. Das wird leider bislang kaum in den gängigen Vorsorgeuntersuchungen geprüft. Die zeitgerechte Ausbildung bestimmter Nervenzellnetzwerke ist aber für den weiteren Ausbau höherer Fertigkeiten unabdingbar. In unserer Beschreibung der Entwicklung von Emil (s. Kap. 3.1.5) werden einige der typischen Probleme eines zu frühgeborenen Kindes mit einem unreifen Gehirn deutlich, die sich erst im Laufe der weiteren Entwicklung in der Kita und der Schule zeigen.

Es gibt auch reif geborene Säuglinge, deren Gehirn aufgrund anderer Probleme während der Schwangerschaft die Unreife eines Frühgeborenen haben kann. Zum Zeitpunkt der Geburt fällt das meist nicht auf. Denn darauf gibt es zunächst keine Hinweise. Die weitere Gehirnentwicklung kann vergleichbar verzögert dem eines Frühgeborenen ablaufen. Das heißt auch in diesen Fällen kann sich eine Seh- oder Hörverarbeitungsstörung ausbilden. Was diese Kinder für unterschiedliche Schwierigkeiten zeigen können, ist in unseren Beispielen aus der Praxis nachzulesen.

Nach der Geburt

Nach der Geburt sind einzelne Nervenzellen im Gehirn des Neugeborenen zunächst noch wenig miteinander verknüpft, es gibt leichte Verdichtungen von Nervenzellen, komplexe Netzwerke sind jedoch noch nicht vorhanden. Diese Grundstruktur ist im Wesentlichen durch die genetische Veranlagung des jeweiligen Kindes bestimmt. Lern- und Erfahrungsprozesse des Säuglings und Kleinkindes bestimmen nun darüber, welche der schon vorhandenen Nervenzellverknüpfungen beibehalten, weiter stabilisiert und zu Netzwerken ausgebaut oder gar wieder abgebaut werden. Alle diese Verbindungen im Gehirn werden bis etwa zum Ende des dritten Lebensjahres somit auf ihre »Notwendigkeit« überprüft, in dem Sinne, ob sie individuell für das jeweilige Kind wichtig sind, weil sie benutzt werden oder unwichtig sind, da sie nicht genutzt wurden. Verbindungen, die nicht genutzt wurden, stehen dann dem Kind nicht mehr zur Verfügung. Neuronale Netzwerke, die Informationen verarbeiten und damit eine Analyse z. B. von Sprache und Bildern ermöglichen, müssen sich also im frühen Kindesalter aufbauen, bereits vorhandene müssen stabilisiert werden, damit sie sich in den folgenden Entwicklungsjahren immer dichter vernetzen und austauschen können. Dies erfolgt schrittweise, indem ein Schritt auf den nächsten aufbaut. So funktionieren manche Prozesse in der Informationsverarbeitung der bewussten Wahrnehmung erst ab einer bestimmten Entwicklungsstufe des Kindes. Wichtig hierfür ist, dass seine individuellen Entwicklungsschritte im Aufbau und der Vernetzung bestimmter Nervenzellen gut und störungsfrei verlaufen sind, als Grundlage weiterer Entwicklungsstufen. Welche Inhalte das Kind während seiner einzelnen Entwicklungsstufen aufnimmt, verarbeitet und abspeichert ist vor allem abhängig von der Umwelt, in der das Kind aufwächst (Strüber & Roth 2016; Stahl 2017, Eliot & Schaden 2003). Zur Verdeutlichung hierzu ein Beispiel aus der Praxis:

Tom entwickelt außergewöhnliche Fähigkeiten

Tom verbrachte seine frühe Lebenszeit in einer für Säuglinge und Kleinkinder ungewöhnlichen Umgebung. Angepasst an seine direkte Umwelt entwickelte er außergewöhnliche Fähigkeiten. Er war gerade zwei Jahre alt, als er zu uns in die Praxis gebracht wurde. Der Junge war zu diesem Zeitpunkt aufgrund einer emotionalen, körperlichen und sozialen Vernachlässigung vom Jugendamt aus seinem Familiensystem herausgenommen worden. Tom sollte bei uns umfassend auf seinen aktuellen Entwicklungsstand hin untersucht werden. Vom äußeren Erscheinungsbild her, wie der Größe und dem Muskeltonus, wirkte Tom deutlich jünger. Der Junge konnte noch nicht laufen, dieser Teil der Grobmotorik war also noch nicht entsprechend im Gehirn verknüpft worden. Tom krabbelte jedoch gut und schnell und er konnte klettern. Der Junge sprach kein einziges Wort. Er beherrschte jedoch viele unterschiedliche Laute und Töne, diese klangen wie das Bellen eines Hundes, Miauen von Katzen und Laute eines Affen. Tom hatte allein mit seiner Mutter und über 20 Tieren in einem Haus gelebt. Seine Mutter hatte ihn aufgrund eigener psychischer Probleme extrem vernachlässigt: Gleich nach seiner Geburt ließ sie ihn in einem Raum mit vielen unterschiedlichen Tieren, wie Hunde, Katzen, Affen und anderen, aufwachsen. Tom war wohl nur sehr unregelmäßig mit Nahrung und frischer Kleidung versorgt worden, es gab offensichtlich wenig Interaktion mit der Mutter, diese hatte nur selten mit ihrem Kind gesprochen. Dem Jungen fehlten auch Kontakte zu anderen Menschen. Er hatte deshalb kaum einen Lernprozess zur Entwicklung von Sprache aufgebaut. Sein Kontakt zu den Tieren und die Interaktionen mit ihnen waren umso größer. So hatte er die »Sprache« der Tiere und ihre Bewegungsmuster gelernt. Denn diese bestimmten seine direkte Umwelt. Bis zu dem Zeitpunkt, als er zu uns in die Praxis gebracht wurde, hatte er wenige »typische« Verhaltensweisen eines Kindes in seinem Alter gelernt. Es ist davon auszugehen, dass sich in seinem Gehirn andere Netzwerke als bei gleichaltrigen Kindern aufgebaut und verschaltet hatten. Natürlich konnte Tom auch noch laufen und sprechen lernen, aber entsprechend zeitlich verzögert. Die hierfür notwendigen Netzwerke in seinem Gehirn waren offensichtlich bis zu diesem Zeitpunkt nur sehr schwach und lückenhaft aufgebaut und mussten nun erst noch weiter stabilisiert werden, während Netzwerke der »Tiersprachen« und Tierbewegungsmuster bereits gut vernetzt waren. Es ist davon auszugehen, dass Tom eine außergewöhnlich gute Beziehungsfähigkeit zu den ihm bekannten Tierarten für sein weiteres Leben behalten wird.

Toms Entwicklung in seinen ersten zwei Lebensjahren ist sicherlich sehr außergewöhnlich und ein extremes Beispiel. Es zeigt jedoch deutlich, wie eng die Gehirnentwicklung eines Kindes im Zusammenspiel mit seiner unmittelbaren Umgebung abläuft. Im Umkehrschluss bedeutet dies jedoch nicht, dass jedes Kind, das mit zwei Jahren noch nicht spricht, in einer nicht adäquaten Umgebung aufwächst. Es gibt über Toms Beispiel hinaus zahlreiche andere Gründe, weshalb Kinder nicht altersgerecht sprechen, laufen, malen oder andere Fähigkeiten erlernen. Informationsverarbeitungsstörungen im Gehirn können hierfür unter anderem Gründe sein, worauf wir später ausführlich eingehen werden (siehe Kapitel 3).

Leser, die an weiteren Informationen zum Gehirnaufbau und den entsprechenden Funktionsweisen interessiert sind, sollten den folgenden Abschnitt »Exkurs: Der Gehirnaufbau« lesen. Leser, die hieran kein Interesse haben, empfehlen wir bei der Zusammenfassung dieses ersten Kapitels weiterzulesen.

1.3 Exkurs: Der Gehirnaufbau

Im Zusammenhang mit der Informationsverarbeitung des Sehens und Hörens ist auch der Aufbau des gesamten Gehirns wichtig. Dieser besteht aus vier wesentlichen Bereichen: Stammhirn, Zwischenhirn, Kleinhirn und dem Großhirn.

Für ein besseres Verständnis soll das dargestellte Schema über den wesentlichen Aufbau des Gehirns dienen (Abb. 1):

Aus dem **Rückenmark (1)** entwickelte sich in der Evolution des Menschen das **Stammhirn (2)** und das **Zwischenhirn (3)**. Im weiteren Verlauf der menschlichen Entwicklung legte sich das **Großhirn (4)** hierüber. Der äußere Mantel des Großhirns wird auch als **Kortex (5)** bezeichnet.

Die Aufgabe des **Stammhirns (2)** ist es, Basisfunktionen wie Atmung, Blutkreislauf und Temperatur, Schlaf-Wachrhythmus, Stressregulation und die Nahrungsaufnahme zu steuern, es koordiniert einfache unbewusste Kopf- und Augenbewegungen und ist nach der Geburt dafür verantwortlich, dass der Säugling saugt und schluckt. Das **Mittelhirn (7)** ist der oberste Teil des Stammhirns und leitet über die Colliculi superiores bzw. inferiores visuelle bzw.

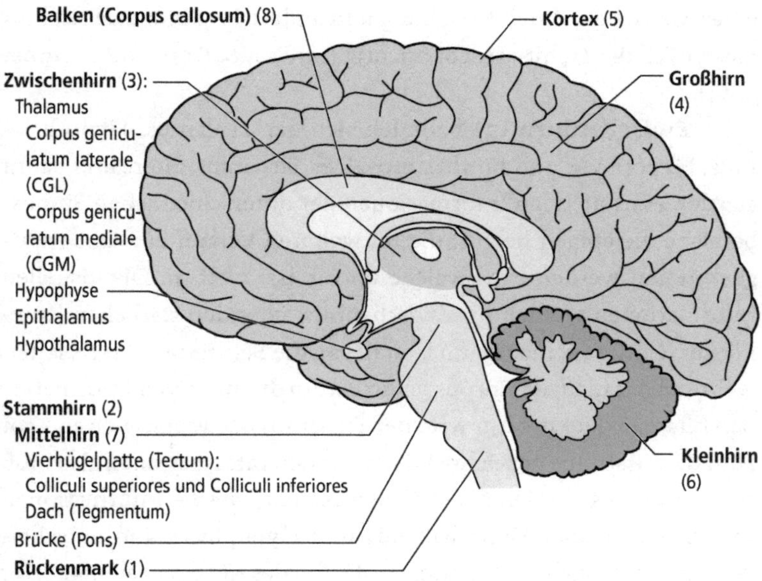

Abb. 1: Aufbau des Gehirns

auditive Informationen von den Augen und Ohren an Teile des Kortex. Der Weg über die im Mittelhirn angesiedelten Colliculi superiores ist die schon beschriebene erste (unbewusste) Sehbahn, welche unabhängig von der zweiten (bewussten) zentralen Sehbahn funktioniert. Diese Bahn kann auch dann intakt sein, wenn Teile der zweiten Sehbahn eingeschränkt sein sollten. Diese erste Sehbahn ist etwa bis zwei Monate nach der Geburt für das Sehen des Säuglings verantwortlich.

Die Colliculi inferiores sind hauptsächlich für das Hören zuständig.

Unser wichtiges Stressregulationssystem, das sogenannte Autonome Nervensystem (ANS) ist auch im Stammhirn angesiedelt. Diese Ebene bildet die Basis des menschlichen Lebens. Die Entwicklung dieser Hirnebene beginnt bereits früh in der Schwangerschaft und ist zum Zeitpunkt der Geburt weitgehend abgeschlossen. Die im Stammhirn stattfindenden Prozesse sind größtenteils durch genetische Konstellationen, vorgeburtliche Erfahrungen, aber auch noch durch den Geburtsverlauf beeinflusst. Spätere Erfahrungen eines Menschen, durch Erziehung und andere Lernprozesse sind für diesen Teil des Gehirns nicht wichtig (Strüber & Roth 2016; Strüber 2019).

Im **Zwischenhirn (3)** befinden sich der Thalamus, Hypothalamus, Hypophyse und Epithalamus. Der Thalamus filtert und bahnt aus den eintreffenden Informationen der unterschiedlichen Sinnesbereiche diejenigen heraus, die im weiteren Verlauf bewusst wahrgenommen werden bzw. welche unbewusst bleiben. Die visuellen Informationen werden im Zwischenhirn über den seitlichen Kniehöcker (Corpus geniculatum laterale) an die Sehrinde weitergeleitet, während das mediale Corpus geniculatum die auditiven Informationen filtert.In der Literatur wird der Thalamus deswegen auch als »Tor zum Bewusstsein« bezeichnet. Hier werden Informationen also grob sortiert und es werden die Weichen gestellt, welche Informationen wohin weiterlaufen.Hypothalamus und Hypophyse sind entscheidend an hormonellen Steuerungsabläufen des Körpers beteiligt. Der Epithalamus spielt eine Rolle bei der Steuerung des Tag-Nacht Rhythmus.

Der **Kortex (5)** ist für die Inhalte dieses Buches der wichtigste Teil des Gehirns, denn hier finden die bewusst beeinflussbaren Prozesse des Menschen statt. Das sind die Prozesse, die der Mensch nach der Geburt über Erfahrungen und Lernen im Austausch mit seiner Umwelt erwirbt und abspeichert. Die Gehirnwissenschaft hat in den vergangenen Jahrzehnten herausfinden können, dass der Kortex so strukturiert ist, dass jedem einzelnen Sinnesbereich spezifische Felder mit spezialisierten Netzwerken zugeordnet sind. So gibt es Felder in denen jeweils nur spezifische Sehinformationen verarbeitet werden, wie z.B. die Formen eines Gegenstandes, in einem anderen Feld werden die Farben des Gegenstandes verarbeitet, in wieder einem anderen seine Bewegungen und so weiter. Für jeden einzelnen Sinnesbereich und die Motorik gibt es diese entsprechenden Verarbeitungsfelder in denen die spezifischen Informationen entschlüsselt und verarbeitet werden. Dafür, dass die jeweiligen Informationen in die richtigen Felder gelangen, ist unter anderem die vorherige Weichenstellung im Thalamus im Zwischenhirn zuständig. Die Ergebnisse aus den einzelnen Feldern werden über Verbindungen untereinander schließlich zu einem bewussten Seh- oder Höreindruck zusammengesetzt. Diese Zusammensetzung findet in neuronalen Netzwerken statt. Und all diese Prozesse finden teils nacheinander, teils parallel, permanent in Bruchteilen einer Sekunde im Gehirn statt (Lurija & Métraux 2001, Bear et al. 2009, Thompson 2010, Roth 1996).

Das **Kleinhirn (6)** besteht wie das Großhirn aus zwei Hälften. Es ist u. a. auch für die Feinmotorik, Bewegungskoordination und das Gleichgewicht zuständig. Darüber hinaus zeigen neuere Forschungsergebnisse, dass das Kleinhirn auch einen Anteil an höheren Denkfunktionen hat. Hier besteht jedoch noch weiterer Forschungsbedarf, um die Prozessabläufe im Kleinhirn genauer beschreiben zu können.

Das **Großhirn (4)** besteht aus zwei Hälften, sogenannten Hemisphären. Diese sind durch den **Balken (8)**, dem sogenannten **Corpus Callosum**, miteinander verbunden. Die Oberfläche des Großhirns, der Gehirnmantel, wird als **Kortex (5)** bezeichnet. Dieser besteht aus Milliarden von Nervenzellen, den Neuronen.

Die in der Großhirnrinde stattfindenden Informationsverarbeitungsprozesse sind, wie bereits oben beschrieben, nicht von Geburt an vorhanden und sie reifen auch nicht selbständig. Vielmehr bilden sie sich erst nach der Geburt, im Prozess der Kommunikation und der Interaktion mit dem Kind und seiner Umwelt, so wie das auch bei dem Jungen Tom in unserem Praxisbeispiel der Fall war. Diese komplexen und vielschichtigen umweltgesteuerten Lernprozesse laufen also z. B. beim Spielen, Kuscheln, motorischen Bewegungen, Sprechen, Singen, Streiten und vielem anderen mehr ab. Es geht dabei auch um den Erwerb einer sinnhaften, strukturierten Sprache, der Motorik, aber auch um kognitive Lernprozesse, wie Rechnen, Schreiben, Lesen, Auswendiglernen, Fein- und Grobmotorik, dem Erwerb von Sozialverhalten und vielem mehr.

Wächst ein Kind in einer anregenden Umgebung auf, in der es viele Dinge selbst entdecken darf und in der eine rege persönliche Kommunikation und positive Interaktion mit ihm stattfindet, so hinterlassen diese Erfahrungen und Anregungen entsprechende Spuren im Kortex in Form von neuronalen Netzwerken. Die Art und Intensität dieser Erfahrungen und den hieraus folgenden Lernprozessen entscheiden wesentlich, in welchen Verdichtungen und Intensitäten sich neuronale Netzwerke aufbauen und untereinander austauschen. Somit baut sich der Kortex eines Kindes bereits während der Schwangerschaft und dann auch nach der Geburt jeweils individuell unterschiedlich auf und ist wahrscheinlich bei jedem Menschen so einzigartig wie sein Fingerabdruck.

Hierdurch sind auch Unterschiede im Verhalten und mögliche unterschiedliche Fertigkeiten bei Geschwisterkindern zu erklären, neben genetischen Konstellationen.

Nun gibt es aber nicht nur einen Informationsaustausch auf jeder einzelnen Gehirnebene, sondern auch zwischen dem Stammhirn, dem Zwischen- und Kleinhirn und dem Kortex. Diese einzelnen Hirnebenen sind ebenfalls miteinander vernetzt. Sie werden auch als Funktionsniveaus bezeichnet (Lurija & Métraux 2001). So können ein inadäquates Stressregulationssystem im Stammhirn oder eine traumatische Gewalterfahrung im limbischen System, insbesondere in der Amygdala, einen signifikanten Einfluss auf die kognitiven Lernprozesse im Kortex haben.

Eine in diesem Zusammenhang wichtige Struktur im limbischen System ist die sogenannte Amygdala. Diese bewertet permanent alle Erfahrungen eines Menschen in Hinsicht auf negative emotionale Ereignisse. Das Ziel dabei ist es, Situationen oder Handlungsweisen, die schon einmal ein negatives Gefühlserleben hervorbrachten, in der Zukunft zu verhindern. Fasst das Kind also einmal auf die heiße Herdplatte und verbrennt sich dabei die Finger, so ist das in der Amygdala gespeichert. Das Kind wird in Zukunft den Anblick einer Herdplatte mit dem »Gefühl der Vorsicht vor einer möglichen Gefahr« begegnen. Hier besteht also eine Verbindung zwischen der Sehwahrnehmung »Herdplatte« und dem negativen Gefühl »Vorsicht, gefährlich«. Dieses Gefühl entsteht blitzschnell. Bevor sich das Kind bewusst daran erinnert, dass es sich die Finger auf der Herdplatte verbrannt hat und dann aus seinem Wissen heraus handelt, hat die Amygdala bereits dem Kind ein negatives Gefühl vermittelt, wodurch es spontan vorsichtig reagiert. Es werden in der Amygdala auch die Begleitumstände eines negativen Erlebnisses abgespeichert.

Kam es z.B. zu einer frühkindlichen Traumatisierung durch Gewalterfahrung, die unter Alkoholeinfluss des Täters erfolgte, so kann das zu einer lebenslang anhaltenden Abscheu und einem Ekel gegen Alkoholgeruch und -konsum beim Opfer führen. Das Opfer kann sich unter Umständen gar nicht mehr bewusst an den traumatisierenden Vorfall erinnern, da dieser »verdrängt« wurde. Eine Verknüpfung des Netzwerkes in der Amygdala mit dem Gefühl des Ekels und Abscheus vor Alkohol und dem Alkoholgeruch bleibt jedoch auch dann verknüpft, wenn die betroffene Person hierfür gar keine bewusste Erklärung hat.

Das Konzept der »Funktionsniveaus« beinhaltet, dass höhere Gehirnniveaus im Kortex ohne entsprechende intakte niedrigere Funktionen im Stammhirn, Zwischen- und Kleinhirn nicht optimal arbeiten. Die höheren Hirnniveaus sind in ihren Funktionsweisen auf die Funktionen niedriger Niveaus angewiesen. Sie tauschen sich untereinander aus. Das bedeutet, es gibt nicht nur neuronale Vernetzungen auf einer Gehirnebene, sondern auch zwischen den einzelnen Ebenen findet ein permanenter, sich gegenseitig beeinflussender Austausch statt (Damasio & Kober 2001, Lurija & Métraux 2001).

1.4 Zusammenfassung: Wie das Sehen und das Hören funktionieren

Betrachten wir zum Beispiel die Augen, so wissen wir nun, dass im Auge keine Bilder entstehen. Augen können weder Buchstaben, noch Wörter, noch Bilder als solche in ihrer jeweiligen Bedeutung erkennen. Die Augen sind die äußere Aufnahmestelle von unterschiedlichen Lichtreizen, die als Lichtwellen auf das Auge treffen. Auf der Netzhaut, die den hinteren Teil des Augapfels umspannt, werden diese Lichtwellen in elektromagnetische Impulse umgewandelt, die dann über den Sehnerv in die Sehbahn weitergeleitet werden. Auf den ausgebauten Schnellspuren der Sehbahn werden diese Reize in die hierfür vorgesehenen Hirnregionen gebracht, in denen spezialisierte Netzwerke für die weitere Verarbeitung zuständig sind. Dabei sind einzelne Netzwerke auf bestimmte detaillierte Verarbeitungsprozesse spezialisiert (Brodmann 1909, Hubel & Wiesel 2005). Durch die Verbindung sowohl dieser (Detail-)Netzwerke untereinander, als auch mit Netzwerken aus anderen Sinnesbereichen und Netzwerken anderer Gehirnregionen entstehen in Millisekunden sowohl bewusste als auch unbewusste Bilder (Lurija & Métraux 2001, Hubel & Wiesel 2005; Roman-Lantzy 2010; Hall-Lueck & Dutton 2015).

Auch die Ohren hören nicht, indem sie einen Wortinhalt auswerten und verstehen könnten oder eine bekannte Melodie erkennen würden. Über die Ohren werden Schallwellen aufgenommen, die über den Hörnerv und die Hörbahn in die für die Hörverarbeitung vorgesehenen Hirnregionen geleitet werden. Wie bei der Sehverarbeitung, gibt es auch für die Hörverarbeitung spezialisierte Felder im Gehirn, in der die aufgenommene Hörinformation weiter entschlüsselt und gespeichert wird. Wie auch bei allen anderen Sinnessystemen werden in Bruchteilen einer Sekunde Informationen mit zahlreichen anderen Netzwerken aus anderen Sinnesbereichen verknüpft, was schließlich einen bewussten Höreindruck (z.B. Klang, Wortverständnis) hervorruft (Baer et al. 2009, Macedonia et al. 2014, Macedonia & Höhl 2013, Bellis 2003).

Das Gehirn ist das einzige Organ des Menschen, das nach der Geburt nicht nur wachsen, sondern auch noch seine Funktionen weiter aufbauen und entwickeln muss. Eine entsprechende Gehirnentwicklung (Reifung) während der Schwangerschaft hat eine grundlegende Bedeutung für weitere Reifungsprozesse des Gehirns nach der Geburt. Dabei geht es vor allem darum, die funktionellen Aufgaben des Gehirns zu stabilisieren und zu verfeinern. Findet dies nicht entsprechend statt, kann es u .a. auch zu funktionellen Störungsbildern wie z.B. einer Seh- und/oder Hörverarbeitungsstörung kommen.

KAPITEL 2

Störungen der Aufmerksamkeit

2.1 Störungen in der Informationsverarbeitung im Gehirn

Wenn Sie sich nun den Aufbau, die Abläufe und die Vernetzungen von Prozessen im Gehirn vorstellen, so wird schnell klar, dass diese sehr vielfältig und extrem komplex sind. Entsprechend vielfältig und komplex können die Störungsmöglichkeiten in der Informationsverarbeitung sein. Wir möchten, dass unsere Leserinnen und Leser trotz dieser Komplexität ein grundlegendes Verständnis für die Zusammenhänge zwischen Informationsverarbeitungsstörungen und einigen Entwicklungs- und Lernverzögerungen, sowie Verhaltensauffälligkeiten bei Kindern erhalten. Zahlreiche Patientenbeispiele aus der Praxis helfen, theoretische sowie klinische und therapeutische Zusammenhänge in Bezug auf den Alltag betroffener Kinder allgemeinverständlich darzustellen. Deshalb sind die folgenden Darstellungen teilweise sehr vereinfacht und grob dargestellt. Wer sich für die weiteren Details und komplexeren Darstellungen interessiert oder die entsprechende wissenschaftliche Literatur dazu lesen möchte, der achte bitte auf die Literaturverweise zu den einzelnen Themen und Darstellungen.

Wenn wir im Folgenden Störungsmöglichkeiten der Informationsverarbeitung beschreiben, so beschäftigen wir uns in erster Linie mit der Gehirnebene des äußeren Kortex, der auch Gehirnmantel genannt wird. Wichtig ist in diesem Zusammenhang, dass es nicht nur eine allumfassende Informationsverarbeitungsstörung gibt, als eine immer gleiche Ursache für die beschriebenen Probleme. Es gibt nicht die eine Informationsverarbeitungsstörung als eine große Schublade, in die alle Lern- und Verhaltensprobleme einzuordnen wären. Vielmehr gibt es individuell sehr viele unterschiedliche Möglichkeiten, die es genauer zu analysieren gilt. Auch die jeweiligen Ausprägungen dieser Störungsbilder können sehr unterschiedlich sein. Daher haben wir es bei den jeweiligen Auffälligkeiten auch mit einer dimensionalen Betrachtung zu tun. Wir sehen uns also an, wie groß die Dimension der Beeinträchtigung ist. Informationsverarbeitungsstörungen können mehr oder weniger ausgeprägt sein, von kaum spürbaren oder sehr geringen Beeinträchtigungen, bis hin zu großen, lebensprägenden Konsequenzen.

Die Sehverarbeitungsstörung

Die Sehverarbeitungsstörung wird in der englischen Sprache *Cerebral Visual Impairment* genannt und deshalb in der internationalen Fachsprache mit der Abkürzung CVI bezeichnet (Hall-Lueck & Dutton 2015, Roman-Lantzy 2010, Zihl & Dutton 2015), diese Bezeichnungen sind also gleichbedeutend. Im ICD-10 (International Statistical Classification of Diseases, 10. Auflage) wird die Sehverarbeitungsstörung als »Affektion der Sehbahn, Störung der Sehbahn« bezeichnet. Der Einfachheit halber behalten wir in unseren folgenden Beschreibungen den Begriff Sehverarbeitungsstörung bei. Dieser Begriff ist als Überbegriff zu verstehen. Hierunter fallen zahlreiche unterschiedliche Möglichkeiten einer Störung in der Sehverarbeitung (Hall-Lueck & Dutton 2015; Roman-Lantzy 2010, Zihl & Dutton 2015).

Die Ursache einer Sehverarbeitungsstörung ist ein funktionelles Gehirnproblem, kein Augenproblem. Es gibt bisher nur ungefähre Angaben zur Häufigkeit des Auftretens. In der Literatur wird teilweise vermutet, dass die eigentliche Ursache für Sehbeeinträchtigungen im Kindesalter bei über 25 Prozent auf eine Sehverarbeitungsstörung zurückzuführen ist (Bals 2009). Erfahrungen im Alltag lassen auf eine viel höhere Anzahl von Kindern mit einer Sehverarbeitungsstörung schließen. Das Problem hierbei ist, dass die meisten dieser Störungen bei Kindern und Jugendlichen kaum diagnostiziert werden. Sie können jedoch einen großen Einfluss auf ihre Entwicklung nehmen.

Zum größten Teil handelt es sich bei einer Sehverarbeitungsstörung um funktionelle Einschränkungen in der Kommunikation spezifischer neuronaler Netzwerke im Gehirn, die mit der Sehverarbeitung beschäftigt sind. Die Ursachen hierfür können sehr unterschiedlich sein: Empirisch zählen hierzu Probleme während der Schwangerschaft, eine Frühgeburt oder Sauerstoffmangel unter der Geburt über frühkindliches Schielen bis hin zu einer genetischen Vererbung und anderes mehr. Aus eigener klinischer Erfahrung heraus gehen wir davon aus, dass eine weitere Ursache hierfür ein traumatisches Ereignis während der Schwangerschaft oder der Geburt, oder auch in der weiteren Entwicklung des Kindes sein könnte. Eine extrem lange und schwierige Geburt, wenn zum Beispiel die Nabelschnur um den Hals des Fötus bei der Geburt gewickelt war, kann eine Ursache darstellen. Statistisch stellt sich auch dar, dass bei vielen betroffenen Kindern die Geburt medikamentös eingeleitet oder Wehen hemmende Mittel während der Schwangerschaft eingenommen wurden. Das sind unsere eigenen aber sehr auffälligen statistischen Werte, aus über 25 Jahren klinischer Arbeit. Eine wissenschaftlich veröffentlichte Studie hierzu gibt es bislang unseres Wissens nach nicht. Kinder mit Sehverarbeitungsstörungen sind klinisch eine große Gruppe mit unterschiedlichen Symptomen und unterschiedlichen Ausprägungsgraden, die teilweise schwerwiegende Sehverarbeitungseinschränkungen zeigen. Hinzu kommen meist motorische und kognitive Beeinträchtigungen, jedoch keine ursächliche Intelligenzminderung.

Sehverarbeitung ist die Grundlage zahlreicher Fertigkeiten

Störungen der Sehverarbeitung können sich unter anderem in einem nicht konstanten (variablen) Visus, einem eingeschränkten Gesichtsfeld, einem eingeschränkten Farb- und Kontrastsehen oder einer eingeschränkten Blicksteuerung zeigen. Sie können damit auch Einschränkungen des Organs »Auge« ähneln. Diese Probleme sind jedoch nicht über das Auge und auch nicht über die Möglichkeiten der Augenheilkunde zu therapieren. Zusätzlich kann es auch Auswirkungen auf den grob- und feinmotorischen Bereich bei Hand- und Fingerbewegungen geben, z.B. beim Zeichnen und Schreiben. Die Symptome ähneln dann eher motorischen Defiziten, ohne dass die Ursache hierfür tatsächlich in der Motorik liegt. Somit ist es auch nicht mit den Möglichkeiten der Ergotherapie primär zu behandeln. Es bedarf hier weitergehender therapeutischer Behandlungen. Sicherlich wäre es sinnvoll, einen Teil dieser weitergehenden Behandlungen in ergotherapeutische Weiterbildungen aufzunehmen.

Außerdem kann es auch Störungen der Form-, Objekt- und Gesichtswahrnehmung geben. Hierzu zählen auch Leseprobleme oder Einschränkungen des Mimikverständnisses, weil die Buchstaben oder Zahlen (als Zeichen und Formen) bzw. Gesichter »anders« wahrgenommen werden. Die hiervon betroffenen Kinder werden fälschlicherweise sehr oft als minderintelligent oder autistisch oder wenig empathisch angesehen, was ihnen aber nicht gerecht wird.

Zahlreiche Netzwerke im Gehirn sind an der visuellen Verarbeitung in unterschiedlicher Form beteiligt, so dass die Symptomatik sich sehr unterschiedlich zeigen kann. Die im Folgenden beschriebenen Symptome einer Sehverarbeitungsstörung sind weitgehend englischsprachiger und russischer Literatur entnommen (Lurija & Métraux 2001, Hall-Lueck & Dutton 2015, Roman-Lantzy 2010, Zihl & Dutton 2015). Im deutschsprachigen Bereich wird weitgehend auf die Untersuchungen von Zihl und Priglinger zurückgegriffen, die den Begriff der »zentralen visuellen Verarbeitungsstörung« verwenden (Zihl & Priglinger 2002). Gewöhnlich gehören die folgenden Symptome zu einer Sehverarbeitungsstörung. Je nachdem welche spezialisierten Netzwerke betroffen sind, können aber unterschiedliche Symptome im Vordergrund stehen.

Ein Kind mit einer Sehverarbeitungsstörung hat ein variables Sehen. Die Sehfähigkeit kann von einem Augenblick zum anderen schwanken. Das bedeutet, dass es sich nicht um eine Beeinträchtigung der statischen Sehfähigkeit des Auges handelt, wie z. B. bei einer Kurz- oder Weitsichtigkeit oder einer Hornhautverkrümmung. Die Seheindrücke können sich vielmehr immer wieder dynamisch von einer auf die nächste Sekunde verändern oder auch mal stabil sein. Der Anstrengungsfaktor, z. B. die Fokussierungsleistung beim Lesen, spielt für die Dynamik der Sehbeeinträchtigung eine wichtige Rolle.

Die Sehverarbeitung über die Sehbahn hinter einem Auge kann signifikant schlechter sein, als über die Sehbahn hinter dem anderen

Auge. Die Tiefenschärfe kann eingeschränkt sein, ohne dass es eine organische Einschränkung des Auges gibt. Bedingt durch unterschiedliche Verarbeitungsgeschwindigkeiten sind auch räumliche Einschätzungen und Zeitvorstellungen oft nur fehlerhaft aufzubauen. Grob- und feinmotorische Auffälligkeiten sind dann häufig das Ergebnis der visuellen Zeit- und Phasenverschiebungen. Das Gesichtsfeld kann signifikant eingeschränkt sein. Dann kommt es zu einem sogenannten Tunnelblick. Trotz eingeschränktem Gesichtsfeld können manche Betroffene Bewegungen sehr gut erkennen (Hall-Lueck & Dutton 2015, Zihl & Dutton 2015). Manchmal können sogar bewegte Objekte besser wahrgenommen werden als Statische. Dies erklärt möglicherweise, warum bestimmte PC-Spiele von vielen betroffenen Kindern geradezu suchtartig genutzt werden.

Manche Personen haben Schwierigkeiten die Gesichtsmimik zu erkennen, können aber Geschriebenes besser wahrnehmen oder umgekehrt. Diese Dinge werden in unterschiedlichen Bereichen des Gehirns verarbeitet (Buchstaben z.B. im linken Schläfenlappen, Gesichter im rechten Schläfenlappen). Buchstaben oder Gesichtspartien werden zum Teil verschwommen und doppelt gesehen. Einzelne Kinder berichten auch von »wackelnden« Buchstabeneindrücken unter Anstrengung, zum Beispiel bei länger anhaltendem Lesen. Kurzzeitiges Lesen kann unter Umständen gut funktionieren, wenn das Kind den Leseaufbau abgeschlossen hat. Andere betroffene Kinder kommen aber erst gar nicht in eine Automatisierung des Leseprozesses und bleiben unsichere Leser, die Buchstaben oder Wörter übersehen oder in Texten »falsch« wahrnehmen, obwohl sie einzelne Wörter richtig lesen können.

Farben und Kontraste können manchmal nicht so gut differenziert werden. Dies hat nichts mit einer Rot/Grün-Schwäche oder Rot/Grün-Blindheit zu tun, die von den Augen verursacht ist.

Menschen mit einer Sehverarbeitungsstörung bevorzugen eine einfache »Sichtweise«. Wenn sie einen Text lesen, darf das Textangebot nicht zu viel sein. Das heißt, die Information auf einem Blatt darf nicht zu umfangreich und nicht zu klein gedruckt sein. Personen mit einer Sehverarbeitungsstörung gehen zum Teil sehr nah an die Text- oder die Bildvorlage, um die Buchstaben größer zu sehen und um den Anteil, den sie sehen müssen, zu minimieren. Dabei werden aber auch schnell mal Informationen »übersehen«. Viele betroffene Kinder machen dies nicht bei den ersten Sätzen, sondern mit zunehmender Lesedauer. Es verschwinden dann zunehmend Buchstaben oder ganze Wörter im Text oder mit zunehmender Lesedauer findet ein Verrutschen in den Zeilen statt. Bei dieser Anstrengung wird häufig kein gutes Textverständnis aufgebaut. Je länger die Wörter und dichtgedrängter die Buchstaben/Wörter oder andere visuelle Informationen auf einem Blatt sind, desto eingeschränkter ist die Wahrnehmung. Es kann sein, dass der Visus für einen Buchstaben 100 Prozent beträgt, während er für Wörter auf weniger als die Hälfte abfällt. Man bezeichnet dieses Phänomen auch als »Crowding« (Hyvärinen 1993, Hyvärinen 1980).

Das Sehen in komplexen Umgebungen fällt Kindern mit einer Sehverarbeitungsstörung besonders schwer, sie können sich schwieriger strukturierte Übersichten verschaffen, haben also keine »Ordnungssicht«. Sie haben Schwierigkeiten, Menschen in einer Gruppe schnell zu erkennen, weil sie Schwierigkeiten in der Fokussierung und im Blickkontakt haben. Letzteres kann in unserer Kultur zu Missverständnissen in der Kommunikation oder in der Entwicklung auch zu Problemen im Bindungsaufbau zwischen Mutter und Säuglingen bzw. Eltern und ihrem Kleinkind führen.

Kinder mit einer Sehverarbeitungsstörung haben manchmal Schwierigkeiten, visuelle Reize aufzunehmen und gleichzeitig eine motorische Handlung auszuführen. Offensichtlich sind die Netzwerke dann nicht ausreichend gut verbunden und eine simultane Verarbeitung wird dadurch nicht möglich. Ein Teil der Patienten mit einer Sehverarbeitungsstörung leidet auch unter einer erhöhten Lichtempfindlichkeit. Dies kann sich u. U. nur auf bestimmte Wellenlängenbereiche des Lichtspektrums beziehen, wie eigene Untersuchungen zeigten (Friederichs & Wahl 2017). Es ist möglich, dass Wellenlängenpakete unterschiedlich im Gehirn verarbeitet werden. Durch Absorption dieser Wellenlängen kann manchen Patienten eine enorme Hilfestellung gegeben werden. Dies kann z. B. durch bestimmte Tönungen der Brillengläser erreicht werden. Darüber hinaus sind gute Lichtverhältnisse in jedem Fall sinnvoll und hilfreich.

Sehverarbeitung kann einen hohen Energieaufwand verursachen. Viele Kinder mit einer Sehverarbeitungsstörung ermüden deshalb sehr schnell und entwickeln auch zum Teil Kopfschmerzen aufgrund hoher Anstrengungen in der visuellen Informationsverarbeitung.

Ein besonderes Augenmerk sollte auch auf die soziale und emotionale Entwicklung von Kindern mit einer Störung in der Sehverarbeitung gelegt werden. Hier kommt es häufig zu Sekundärstörungen, zum Beispiel in der Entwicklung eines gesunden Selbstbewusstseins oder der sozialen Interaktion zu anderen Kindern. Die soziale und emotionale Situation dieser Kinder sollte auch stets präventiv berücksichtigt werden.

Diagnosestellung

Die Diagnose einer Sehverarbeitungsstörung ist nicht schnell und einfach zu stellen und sie ist nicht mit Hilfe einer normalen augenärztlichen Untersuchung zu diagnostizieren. Aufgrund der modernen Gehirnforschung gab es in den vergangenen Jahren in diesem Bereich enorme Fortschritte. Zuvor wurde Patienten mit einer Sehverarbeitungsstörung häufig unterstellt, sie würden simulieren. Wenn ein Augenarzt keine Befunde feststellen konnte, so wurde diesen Patienten meist automatisch eine gute Sehfähigkeit unterstellt, ohne diese durch eine weitere fachärztliche Untersuchung abklären zu lassen. Das ist teilweise leider noch immer so. Auch die in Kliniken und manchen Augenarztpraxen arbeitenden Orthoptistinnen und Orthoptisten sehen ihre Schwerpunkte eher in der »Augenarbeit« und dem »Augentraining«.

Es gibt aber mittlerweile Testmöglichkeiten in spezialisierten Zentren. Diese sind nicht von subjektiven Angaben der Patienten abhängig. Hierzu gehören unter anderem auch die von uns verwendeten Gehirnpotentialmessungen und Untersuchungen zur Blicksteuerung. Diese können objektiv Fehlfunktionen in der visuellen Sehbahn darstellen. Darüber hinaus ist es notwendig, alle Bereiche einer möglichen Sehverarbeitungsstörung zu testen, um auf die entsprechenden Probleme gezielt therapeutisch eingehen zu können. Weitere Informationen hierzu sind im Kapitel zur Diagnostik zu lesen (siehe Kapitel 4).

Die Hörverarbeitungsstörung

Die Hörverarbeitungsstörung, wird auch häufig mit dem Abkürzungssynonym AVWS (Auditive Verarbeitungs- und Wahrnehmungsstörung) (Ptok et al. 2000) bezeichnet, der englischsprachige Begriff ist *Cortical Auditory Processing Disorder* (CAPD) (Bellis 2003). Diese Bezeichnungen sind also gleichbedeutend. Der Einfachheit halber verwenden wir in unseren folgenden Beschreibungen den Begriff Hörverarbeitungsstörung, wenn es um die auditive Verarbeitungs- und Wahrnehmungsstörung, AVWS, geht.

Unter einer auditiven Verarbeitungsstörung werden Höreinschränkungen gefasst, die nicht in einer Verminderung der Leistungen des Ohrs selbst begründet sind. Die auditive Verarbeitung und Wahrnehmung von Schallsignalen findet im Anschluss an die erfolgte Schallaufnahme durch das Ohr statt. Die Hörverarbeitungsstörung umfasst die vorbewussten Prozesse der Verarbeitung auf der Stammhirnebene, als auch die bewusste Wahrnehmung der höheren auditorischen Funktionen unter Einbeziehung kognitiver Prozesse im Kortex. Eine Hörverarbeitungsstörung liegt vor, wenn bei einer Höreinschränkung in den Untersuchungen beider Ohren (u.a. Tonaudiometrie) keine Auffälligkeiten zu finden sind, Prozesse der Hörverarbeitung im Gehirn jedoch Fehlfunktionen aufweisen. Die Ursache einer auditiven Verarbeitungsstörung ist demzufolge ein Problem im Gehirn und nicht in den Ohren. Wir haben im ersten Kapitel beschrieben, dass das Ohr Schallwellen aufnimmt und diese über den entsprechenden Hörnerv und die Hörbahn an das Gehirn weitergeleitet werden. Im Gehirn findet die Verarbeitung dieser Informationen statt, was eine unbewusste und bewusste Analyse ermöglicht (Lurija & Métraux 2001, Bellis 2003, Ptok et al. 2000, Friederichs & Friederichs 2005).

Hörverarbeitung ist die Grundlage zahlreicher Fertigkeiten

Prozesse, die im Rahmen der Hörverarbeitung stattfinden, sind vielfältig und sie ermöglichen sowohl grundlegende als auch spezifische Fähigkeiten. Wichtige Analysen der Hörverarbeitung sind neben zahlreichen anderen zum Beispiel:

Das Richtungshören, also die Lokalisierung, aus welcher Richtung genau ein Geräusch kommt: Diese Funktion ist zum Beispiel im Straßenverkehr wichtig, um als Fußgänger erfassen zu können, ob ein Auto von hinten rechts oder hinten links kommt. Zusätzlich kann durch die Intensität des Motorengeräusches erfasst werden, wie weit das Auto ungefähr noch entfernt ist. Die Filterung von Hintergrundgeräuschen lässt eine Differenzierung von wichtigen und unwichtigen Höreindrücken zu. Unwichtige Höreindrücke, zum Beispiel Hintergrundgeräusche bei einem Vortrag, werden in ihrer Wahrnehmungsintensität gefiltert und somit »untergeordnet« wahrgenommen, während die wichtige Geräuschquelle, wie die sprachlichen Inhalte des Vortragenden, intensiver wahrgenommen werden. Das richtige Erkennen von Zeit-, Frequenz- und Intensitätsveränderungen nichtsprachlicher Hörsignale ist eine wichtige Voraussetzung für die Entwicklung eines guten Sprachverständnisses und einer guten sprachlichen Ausdrucksweise. Dies ermöglicht beispielsweise eine Unterscheidung ähnlich klingender Konsonanten und das Heraushören, ob in einem Wort Vokale lang oder kurz gesprochen werden. Denn hierauf bauen in der deutschen Sprache einige Rechtschreibregeln auf, zum Beispiel, dass nach kurzgesprochenen Vokalen meist eine Verdopplung des folgenden Konsonanten stattfindet. Kann ein Kind in seiner Hörverarbeitung einen kurzgesprochenen Vokal nicht von einem langgesprochenen unterscheiden, so wird es viele Rechtschreibfehler machen und einige Rechtschreibregeln nicht zuverlässig anwenden können. Die Wahrnehmung von Frequenzveränderungen ermöglicht eine genaue Differenzierung einzelner Konsonanten, wie »b« und »p«, »g« und »k«, »d« und »t«. Auch für die musikalische Erziehung ist die Verarbeitungsfähigkeit von Zeit-, Frequenz- und Intensitätsveränderungen von Bedeutung. Spricht zudem ein Kind stets sehr leise oder extrem laut, so muss hierfür nicht ein Hörproblem der Ohren die Ursache sein. Kann ein Kind seine eigene Sprachmodulation (Prosodie) nicht anpassen, liegt meist ein Problem mit der Intensitätsmodulation der eigenen Sprache vor. Eine wichtige Voraussetzung, damit diese und zahlreiche andere Prozesse fehlerfrei funktionieren können, ist die geordnete Zusammenführung der Hörinformationen im Gehirn, die vom rechten und vom linken Ohr aufgenommenen werden.

Patienten mit einer Hörverarbeitungsstörung haben häufig mehrere Probleme. Im Folgenden sind die häufigsten Beeinträchtigungen im Alltag zusammengefasst, ohne einen Anspruch auf Vollständigkeit aller möglichen Probleme, die in einer Hörverarbeitungsstörung ihren Ursprung haben:

- Beeinträchtigung der Aufmerksamkeit beim Hören, geringe Aufmerksamkeitsspanne
- Probleme mit dem exakten Verstehen gehörter Informationen, es kommt zur Verwechselung von Buchstaben oder Wörtern
- Missverständnisse bei gesprochenen Aufforderungen
- Verlangsamte Verarbeitung von gehörten Informationen und besonders von gesprochenen Informationen
- Verzögerte Reaktion auf gehörte Informationen oder sprachliche Aufforderungen
- Eingeschränktes Hörgedächtnis
- Beeinträchtigtes Erkennen und Unterscheiden von Schallreizen, z. B. im Straßenverkehr
- Probleme der Schallquellenlokalisation (»Richtungshören«)
- Schwierigkeiten im Sprachverständnis und beim Hören, wenn Hintergrundgeräusche vorhanden sind (Probleme beim Filtern von Störgeräuschen)
- Rechtschreibprobleme
- Schnelle Ermüdung beim Zuhören
- Keine Motivation für Dialoge, eher für eigene Monologe des Betroffenen oder »Wortkargheit«
- Langes Zuhören wird vermieden, durch paralleles Ausführen anderer Tätigkeiten oder Herausgehen aus der Situation
- Gehörte Informationen werden teilweise nur in Fragmenten aufgenommen
- Die eigene Sprache wird in der Lautstärke oft nicht angepasst: entweder sehr leises oder sehr lautes Sprechen. Dem Betroffenen fällt es selbst nicht auf.

- Schwierigkeiten in der Sprachmodulation (Sprachbetonungen zum Beispiel beim Vorlesen oder Gedicht aufsagen)
- Soziale Konflikte aufgrund von »Verständnisschwierigkeiten«: Das Kind reagiert danach »falsch« oder unangemessen für seine Umwelt.

Viele Kinder mit einer Hörverarbeitungsstörung entwickeln sogenannte Sekundärauffälligkeiten beim Lernen, sowie im emotionalen und sozialen Bereich, wie z. B. ein vermindertes Selbstwertgefühl, Motivationsprobleme, soziale Verhaltensauffälligkeiten. Deshalb ist es aus unserer Erfahrung heraus wichtig, bei einer entsprechenden Diagnostik auch auf mögliche Sekundärfolgen zu achten. Zeigt ein betroffenes Kind zum Beispiel ein erhöhtes Aggressionsverhalten oder isoliertes Sozialverhalten, so sollte unseres Erachtens hierauf zusätzlich therapeutisch eingegangen werden. Ansonsten gilt es bei Kindern mit Hörverarbeitungsproblemen die soziale und emotionale Situation stets präventiv zu berücksichtigen.

Diagnosestellung

Die Diagnose einer Hörverarbeitungsstörung ist nicht mit gängigen Hörtestungen beim HNO-Arzt zu stellen In pädaudiologischen Zentren können Testungen erfolgen, die die Hörverarbeitung im Gehirn darstellen. Diese sind in der Regel Innenohr-Testungen (otoakustische Emissionen), frühe akustische Potentiale (BERA), natürlich auch die klassischen Untersuchungen wie die Tonaudiometrie, Tympanometrie oder die Sprachaudiometrie. Mit Hilfe der modernen Gehirnforschung gibt es darüberhinausgehende, differenzierende bzw. ergänzende Möglichkeiten (Friederichs & Friederichs 2005), diese werden im Kapitel Diagnostik beschrieben (siehe Kapitel 4).

2.2 Die Aufmerksamkeits-Defizit-Hyperaktivitäts-Störung (ADHS)

Die Aufmerksamkeits-Defizit-Hyperaktivitätsstörung ist im deutschen Sprachgebrauch unter der Abkürzung *ADHS* bekannt. In der englischen Sprache wird dieses Störungsbild als *ADHD* bezeichnet, die Abkürzung steht für *Attention-Deficit-Hyperactivity-Disorder*. Dieses Störungsbild gibt es mit und ohne einen Anteil der Hyperaktivität. Deshalb ist früher bei der Abkürzung der Buchstabe »H«, der für die Hyperaktivität steht, in Klammern gesetzt worden, was heute jedoch zunehmend nicht mehr gemacht wird. So verwenden wir den Begriff ohne Klammer und nehmen ihn im Folgenden als Synonym für das Störungsbild mit und ohne Hyperaktivität.

Bei der ADHS handelt es sich um ein psychiatrisches Störungsbild, das durch eine Aufzählung von zu beobachtenden Verhaltensauffälligkeiten beschrieben ist. Diese drei Auffälligkeiten des unaufmerksamen, hyperaktiven und impulsiven Verhaltens müssen zusammen auftreten, um als ADHS bezeichnet zu werden. Bei der ADS (Aufmerksamkeitsdefizitstörung) fehlt das hyperaktive Verhalten. Als Ursache des ADHS werden genetische Faktoren diskutiert.

Häufige Merkmale einer ADHS

Die Auffälligkeiten sind nicht auf bestimmte Situationen/Umgebungen (Kontexte) beschränkt (z. B. Kita, Schule, zu Hause), sondern treten überall gleichermaßen auf.

- Das Kind kann keine gezielte Aufmerksamkeit für eine Aufgabe über einen längeren Zeitraum hinweg leisten.
- Stimmungsschwankungen, teilweise mit extremen Gefühlsausbrüchen
- Zeigen von unangemessenen Verhaltensweisen, die nicht zur Situation passen
- Hineinsteigern in Situationen und Inhalte
- Neigen zu übertriebenem Verhalten
- Soziale Interaktionsprobleme mit gleichaltrigen Kindern
- Häufig fehlt eine Gefahreneinschätzung
- Häufig bestehen schulische Leistungsprobleme
- Das Kind braucht lange, um Regeln zu integrieren und zu akzeptieren.

ADHS ist das am häufigsten diagnostizierte Störungsbild im Kindes- und Jugendalter in Deutschland. Im Internet sind unzählige populärwissenschaftliche Darstellungen und Erklärungen zu diesem Störungsbild zu finden. Zudem wird kaum eine andere medizinische Diagnose so kontrovers diskutiert wie ADHS. Für einen Nicht-Fachmann oder eine Nicht-Fachfrau ist es geradezu unmöglich sich eine objektive Meinung hierzu bilden zu können. Wir werden im Folgenden kurz die sachliche wissenschaftliche Darstellung der ADHS in einem Exkurs beschreiben. Die Darstellung und Erklärung einer ADHS ist nicht so oberflächlich und einfach wie es vielfach populärwissenschaftlich vermittelt wird. Wem die folgende Beschreibung zu theoretisch und zu »trocken« ist, dem empfehlen wir beim Kapitel: »Kinder mit einer Seh- oder Hörverarbeitungsstörung« weiterzulesen (siehe Kapitel 3). Wichtige Eckpunkte zur Diagnostik der ADHS sind im entsprechenden Kapitel (siehe Kapitel 4) zusammengestellt.

Kleiner Exkurs ADHS

Der amerikanische Psychiater Russell A. Barkley hat 1997 ein Erklärungsmodell zu ADHS veröffentlich, das bis heute international Bestand hat (Barkley 1997). Es unterscheidet im Gegensatz zur früheren Forschung zwei Arten von Aufmerksamkeitsstörungen, eine die Barkley mit der Diagnose ADHS verbindet und eine weitere, die er ursächlich anderen Verarbeitungseinschränkungen im Gehirn zuordnet.

Nach seinem Modell ist ADHS eine Entwicklungsstörung der im Frontalhirn angesiedelten Verhaltensregulation. Patienten mit einer ADHS sind dadurch oft nicht in der Lage ihr Verhalten und auch teilweise ihre Emotionen situationsangepasst zu regulieren und somit bewusst zu steuern. In Barkleys Beschreibungen liegt dieser Selbstregulationsstörung eine Einschränkung der **»exekutiven Funktionen«** (*Executive Functions*) im präfrontalen Kortex zugrunde.

Es gibt vier exekutive Funktionen: (1) Ein nonverbales Arbeitsgedächtnis, (2) ein verbales Arbeitsgedächtnis, (3) eine Selbstregulation von Affekt/Motivation/Erregung (Damasio spricht von somatischen Körpermarkern (Damasio 1994, Damasio 1995)) sowie (4) eine effektive Umsetzung und Ausführung des Verhaltens. Diese exekutiven Funktionen sind nach Barkley zur effektiven Umsetzung und Ausführung eines Plans oder einer gezielten Handlungsausführung notwendig.

Eine geregelte Zusammenarbeit der exekutiven Funktionen ist die Voraussetzung, um das eigene Verhalten und die eigenen Emotionen bewusst situationsangepasst steuern zu können (Bronowski 1977, Fuster 1989; Goldman-Rakic 1995; Damasio 1994, Damasio 1995; Baddeley 1986, Baddeley 1994). Defizite in einer oder mehreren der vier Exekutivfunktionen führen nach Barkley zu einer eingeschränkten Selbststeuerung.

Bei ADHS-Patienten ist die eingeschränkte Regulation dieser Exekutivfunktionen mit einer verringerten Aufmerksamkeit zur Durchführung eines gezielten Verhaltens verbunden. Diese Aufmerksamkeitsstörung ist nach Barkley eine sekundäre Störung. Er unterscheidet zwei Formen von Aufmerksamkeit:

a) Zielgerichtete Aufrechterhaltung der Aufmerksamkeit, die durch die Regulation der Exekutivfunktionen im Frontalhirn ermöglicht wird
b) Kontextabhängige, verarbeitungsprozessabhängige Aufmerksamkeit, die durch die Informationsverarbeitungsprozesse in anderen Teilen des Gehirns ermöglicht wird

Zu a): Unter einer zielgerichteten Aufrechterhaltung der Aufmerksamkeit ist beispielsweise eine anhaltende Aufmerksamkeit zur Verfolgung eines Zieles zu verstehen: Möchte ein Kind ein Legomodell bauen, so setzt dies zunächst die Willenskraft des Kindes voraus, das Modell zu bauen sowie eine Planungsfähigkeit wie es dabei vorgehen kann, um anschließend mit einer zielgerichteten Handlung den Bau des geplanten Modells auszuführen.

Kann ein Kind diese zielgerichtete Aufmerksamkeit nicht aufrechterhalten, dann läuft es beispielsweise schnell wieder weg, fängt ständig eine neue Beschäftigung an, ohne eine davon abzuschließen. Oder es macht bereits nach kurzer Zeit etwas ganz anderes mit den

Legosteinen, vielleicht weiß es auch schon nach kurzer Zeit gar nicht mehr, was es ursprünglich mal machen wollte.

Eine Störung der zielgerichteten Aufrechterhaltung der Aufmerksamkeit ist mit der Diagnose einer ADHS verbunden.

Zu b): Unter einer kontextabhängigen oder auch verarbeitungsabhängigen Aufmerksamkeit ist beispielsweise eine ausdauernde Konzentration zu verstehen, z. B. wenn ein Kind konzentriert an seinen Mathematikhausaufgaben arbeitet und diese entsprechend zuverlässig schnell erledigt. Die Verarbeitungsbedingungen im Gehirn z. B. zur Lösung von Kopfrechenaufgaben sind so, dass das Kind problemlos diese Aufgaben konzentriert lösen kann. Soll dasselbe Kind nun im Deutsch-Unterricht einen längeren Text abschreiben, so arbeitet es extrem langsam und unkonzentriert, mit zahlreichen Unterbrechungen, da es zwischendurch immer wieder abgelenkt ist, obwohl das Kind eigentlich weiß, wie die einzelnen Wörter geschrieben werden. Insgesamt ist der Text unsauber abgeschrieben, mit zahlreichen Rechtschreibfehlern. Ob das Kind also konzentriert arbeitet, hängt vom jeweiligen Kontext ab, also dem spezifischen Arbeitsauftrag oder Arbeitszusammenhang, d. h. den für die jeweilige Tätigkeit notwendigen Informationsverarbeitungsprozessen im Gehirn.

Diese kontext- oder verarbeitungsabhängige Aufmerksamkeitsstörung ist nach Barkley **nicht** mit der Diagnose ADHS verbunden.

Unterscheidung zwischen ADHS und anderen Störungsbildern mit einer beeinträchtigten Aufmerksamkeit

Neben einer zielgerichteten Aufrechterhaltung der Aufmerksamkeit stellt Barkley in seinem Modell auch Aufmerksamkeitseinschränkungen dar, die durch andere »interne Informationsverarbeitungen« im Gehirn verursacht sind. Zu diesen zählt er die gesamte Palette der Verarbeitungsfähigkeiten wie »sehen, hören, taktil, kinästhetisch, propriozeptiv, schmecken, riechen«, die die Aufmerksamkeit beeinflussen können (Barkley S. 163ff, S. 200, 1997). Überforderungen z. B. des visuellen Verarbeitungssystems können so zu funktionell bedingten Aufmerksamkeitsstörungen führen (Barkley S. 244, 1997). In diese Form der Aufmerksamkeitsstörung ist der präfrontale Kortex nicht involviert. Stattdessen führen Einschränkungen in anderen

Gehirnbereichen zu dieser kontextabhängigen, verarbeitungsprozessbedingten Aufmerksamkeitsstörung. Diese Form ist am ehesten mit den von uns beschriebenen Informationsverarbeitungsstörungen verbunden. Auf diese Form geht Barkley in seinen Beschreibungen aber nicht weiter ein. Beobachtbare Symptome sind aber bei beiden Formen der gestörten Aufmerksamkeit ähnlich, teilweise sogar identisch. Umso wichtiger ist es, die Unterschiede im Rahmen einer differenzierten Diagnostik zu identifizieren, da sich die therapeutischen Interventionen signifikant unterscheiden.

Unter anderem auch aufgrund von Barkleys Modellbeschreibung bezog sich bisher der größte Teil der Forschung in Bezug auf die Aufmerksamkeitsstörungen auf Untersuchungen zu den Exekutivfunktionen im Frontalhirn und der damit verbundenen zielgerichteten Aufmerksamkeit. Dies hatte und hat auch heute noch zur Folge, dass der klinische Schwerpunkt der Diagnostik auf Untersuchungen von Einschränkungen der Exekutivfunktionen im Frontalhirn liegt, die ausschließlich mit der Diagnose einer ADHS verbunden sind.

Heute wissen wir aber mehr über die Funktionsweise der anderen Bereiche des Gehirns und ihre Wechselwirkungen außerhalb des präfrontalen Kortex. Sie machen immerhin über zwei Drittel des Gehirns aus. Wir wissen mehr über die Informationsverarbeitungsprozesse im Gehirn und über ihre Störungsmöglichkeiten. In diesen Informationsverarbeitungsbereichen können eigene Störungen vorliegen, die dann eine kontextabhängige bzw. verarbeitungsprozessabhängige Auswirkung auf die Aufmerksamkeit haben (Hall-Lueck & Dutton 2015; Roman-Lantzy 2010, Bellis 2003, Friederichs & Friederichs 2005, Zihl & Dutton 2015).

Sollte ein Kind wie in dem oben beschriebenen Beispiel (b) etwa eine visuelle Informationsverarbeitungsstörung haben, so ist es u. U. nicht in der Lage aus einem gelesenen Text eine notwendige zielgerichtete Handlung umzusetzen, weil es kein adäquates Leseverständnis hat. Es könnte dann Probleme haben, z. B. eine schriftliche Arbeitsanleitung entsprechend zu erkennen oder eine entsprechende bildliche Vorstellung des im Text angesprochenen Handlungsablaufes zu visualisieren. Es arbeitet dann auch deutlich verlangsamt beim Abschreiben eines Textes. Ein Kind mit einer visuellen Informationsverarbeitungsstörung wird versuchen die Herausforderung anzunehmen, wenn es die Motivation hat zu lesen. Es wird aber nicht lange eine fokussierte Konzentration leisten können und das Buch dann zu Seite legen oder sich mit etwas anderem beschäftigen. Oder es wird den Inhalt des Texts nach »trial and error« versuchen zu erkennen, ohne diesen präzise und vollständig erfasst zu haben. Kommt zusätzlich eine Schreibaufgabe, wird das Kind möglicherweise noch früher aufgeben. Bis zu einem gewissen Zeitpunkt kann das Kind durch seine intakten Selbstregulationsfähigkeiten diese Einschränkung kompensieren. Steigen die Anforderungen, werden sich aber auch bei ihm Symptome einer Aufmerksamkeitsstörung zeigen.

Der Unterschied, ob das Kind nun keine entsprechende Konzentrationsspanne aufbringen kann, weil es eine ADHS hat (also ein Selbststeuerungsproblem im Frontalhirn) oder eine visuelle Informationsverarbeitungsstörung (in anderen Teilen des Gehirns), ist von außen nicht zu beurteilen. Denn der Unterschied ist weder von außen zu sehen, da er sich innerhalb des Gehirns abspielt, noch durch einen Fragebogen festzustellen.

Heute ist es uns möglich, Störungen im Informationsverarbeitungsbereich mit technischen Hilfsmitteln zu messen und darstellen zu können. Damit sind mittlerweile weitere diagnostische Möglichkeiten zur Diagnosefindung einer Informationsverarbeitungsstörung und damit zu anderen, differentialdiagnostisch wichtigen Störungsformen der Aufmerksamkeit vorhanden. Sie ermöglichen differenzierte therapeutische Vorgehensweisen.

Zur Feststellung einer ADHS gibt es noch keine objektiven technischen Messmöglichkeiten, die diagnostischen Methoden bestehen ausschließlich aus der Beantwortung von Fragebögen (Beschreibung von Symptomen) und der Beobachtung des Verhaltens eines Kindes.

KAPITEL 3

Kinder mit einer Seh- oder Hörverarbeitungsstörung

Wenden wir uns einigen Beispielen aus der Praxis zu, indem wir Verläufe von Patienten mit den einzelnen Störungsbildern beschreiben.

3.1 Beispiele aus der Praxis: Sehverarbeitungsstörungen

Im Folgenden berichten wir ausführlich über typische Auffälligkeiten und Verhaltensweisen bei Sehverarbeitungsstörungen im Kindes- und Jugendalter anhand von drei Kindern:

- Paul, der im Kindergartenalter immer der Boss sein wollte
- Jule, die im Grundschulalter keine Lust hatte Hausaufgaben zu erledigen
- Jonas, der ein sehr guter Schüler war, aber plötzlich einen extremen Leistungseinbruch zeigte

Alle drei Kinder haben eine Sehverarbeitungsstörung, aber teilweise unterschiedliche Formen und Ausprägungen.

Paul will immer der Boss sein

Paul war von Anfang an ein anstrengendes Kind, so beschreibt ihn seine Mutter. Er habe sie schon im Kleinkindalter auf Trab gehalten, und sie habe ihn nie aus den Augen lassen können. In seiner Entwicklung wäre Paul manchmal ein wenig später dran gewesen, verglichen mit Gleichaltrigen. Der Kinderarzt habe jedoch gemeint, dass Pauls Entwicklung unauffällig sei, das eine Kind entwickle sich schneller und das andere eben langsamer. Als Paul im Alter von drei Jahren in die Kita kommt, ist er ein richtig kleiner Wirbelwind. Paul kann nicht lange ruhig sitzen bleiben, er ist immer in Aktion. Wo Paul ist, fällt auch mal schnell etwas um, was den Jungen manchmal selbst überrascht, da er gar nicht versteht, dass dies etwas mit ihm zu tun haben sollte. Manchmal fällt es Paul in der Kita schwer, zurückzustecken, sich in einer Gruppe ein- oder unterzuordnen. Er möchte stets der Boss sein. Paul fühlt sich auch sehr schnell ungerecht behandelt, ist impulsiv und fängt dann an laut zu werden, oder er ist sofort beleidigt. Er fühlt sich oft völlig grundlos ausgeschimpft und reagiert dann mit »Immer ich!« Paul ist gern unter Kindern der Boss, der vorgibt, was jetzt gespielt wird und nach welchen Spielregeln. Mit Kindern, die sich Paul unterordnen können, gibt es meist keine Probleme, solange diese Kinder machen, was Paul will. Mit Kindern, die auch mal etwas vorgeben oder etwas anderes als Paul spielen möchten, kann es schnell zu Streitereien kommen. Oder das gemeinsame Spiel wird aufgelöst und das andere Kind geht weg. Aber auch zu Hause geht Paul gerne in Machtkämpfe, wenn er zum Beispiel sein Zimmer aufräumen soll, was er nicht tun mag. Und es gibt oft Streit mit Pauls kleinerem Bruder Alex. Paul hat häufig blaue Flecken, da er sich schnell stößt oder oft gegen etwas läuft. »Schau doch, wo du hinläufst«, sagt dann häufig seine Mutter. Wo Paul ist, da ist es meist laut und unruhig. Der Junge interessiert sich nicht für Bücher, um sie sich anzuschauen. Er mag es lieber, wenn ihm jemand etwas vorliest. Malen und basteln möchte er nicht. Er spielt gern Rollenspiele oder entwickelt fantasievoll eigene Dinge. Dann kann er konzentriert bei der Sache sein. Bei anderen Spielen bleibt er meist nicht lange dabei, sondern läuft schnell wieder weg, um etwas Neues anzufangen. Am liebsten spielt er draußen oder tobt im Garten. Ballspiele meidet Paul. Er hat Schwierigkeiten einen Ball zu fangen oder zielgenau zu werfen. Paul verbreitet zu Hause viel Unruhe. Dass die Familie in Ruhe essen kann, ist eher eine Ausnahme. Paul isst hektisch, kleckert viel, und am liebsten isst er mit den Fingern statt mit der Gabel. Vor allem aber liebt er Süßigkeiten. Pauls Eltern müssen diese sehr reglementieren, denn hierbei zeigt Paul keine Selbstbeherrschung. Und er nascht auch oft heimlich, was seine Mutter aus den vielen kleinen Verpackungspapieren schließen kann, die sie immer wieder in seinem Zimmer findet. Wenn Paul sich ein Glas mit Saft eingießt, läuft das auch schnell mal über. Als er schließlich ein Vorschulkind ist, machen die Erzieherinnen Pauls Eltern darauf aufmerksam, dass der Junge in der Vorschulgruppe oft unkonzentriert sei und keine gute Stifthaltung habe. Die Eltern verstehen Pauls Entwicklungsverhalten nicht. Auf der einen Seite ist der Junge neugierig und wissbegierig. Er weiß bereits vieles, zum Beispiel über manche Tiere, was Gleichaltrige noch nicht wissen. Die Eltern halten ihren Sohn eigentlich für einen pfiffigen Jungen, aber dann machen sie sich auch manchmal Sorgen um Pauls Entwicklung. Er kann viele Dinge nicht leisten, wie zum Beispiel ruhig zu sitzen, ein Bilderbuch anschauen, sich mit Dingen zu beschäftigen, die ihn offensichtlich nicht interessieren. Seine fein- und grobmotorische Entwicklung ist nicht altersentsprechend. Pauls Bilder sind sehr grob gemalt und entsprechen denen eines dreijährigen Kindes, obwohl Paul nun bald eingeschult wird. Seine Stifthaltung und -führung funktioniert nicht altersentsprechend. Bei der Einschulungsuntersuchung werden jedoch keine gravierenden Auffälligkeiten festgestellt. Auch eine Sehuntersuchung beim Augenarzt und eine Höruntersuchung bei einem Hals-Nasen-Ohrenarzt sind ohne Befund. Somit wird Paul altersgerecht eingeschult.

Pauls Eltern beobachteten manche Auffälligkeiten schon bevor er in die Kita kam. Sie konnten seine Verhaltensweisen aber nicht zuordnen, ob diese nun auffällig waren oder eben doch ganz normal für einen etwas lebhafteren Jungen. In der Kita zeigten sich darüber hinaus zusätzliche Probleme, die häufig bei Kindern mit einer Sehverarbeitungsstörung im Kita-Alter zu beobachten sind:

Kleinkindalter:

- Paul war immer in Aktion.
- Er kannte keine Gefahren oder nahm keine Gefahren wahr, deshalb mussten ihn die Eltern permanent gut im Auge haben.
- Er lief häufig gegen Gegenstände, z. B. Tischecken.

Kita-Alter:

- Paul zeigt hyperaktives Verhalten, verbreitet Unruhe
- Probleme in der Grobmotorik, ein ungelenkes Bewegungsmuster:
- Wo Paul ist, fällt schnell etwas um, er stößt sich schnell an und hat häufig blaue Flecken. Paul hat Probleme ein Glas einzugießen, ohne dass es überläuft oder er daneben gießt. Er hat auch Probleme einen Ball zu fangen und zielgenau zu werfen, sowie Probleme beim Fußballspielen.
- Auffällige Feinmotorik: Er mag nicht malen, basteln oder mit der Schere etwas ausschneiden. Er zeigt eine verkrampfte Stifthaltung.
- Er kleckert viel, isst am liebsten mit den Händen.
- Er zeigt ein auffälliges Ernährungsverhalten, isst gern viel Zuckerhaltiges/Süßes und nimmt an Gewicht zu.
- Er interessiert sich nicht dafür, Bücher anzuschauen.
- Er will immer der Boss sein, gibt die Spielregeln vor.
- Er hat Schwierigkeiten sich sozial einzuordnen oder unterzuordnen, er fängt schnell Streit mit anderen Kindern an.
- Er zeigt häufig Konzentrationsprobleme.

Was läuft in Pauls Gehirn ab?

Paul hat ein Problem in der Sehinformationsverarbeitung, es handelt sich dabei um unterschiedliche Verarbeitungsgeschwindigkeiten von Informationen hinter dem linken und dem rechten Auge. Deshalb ist es für Paul sehr anstrengend ein Bilderbuch anzuschauen; zu malen oder ruhig sitzen zu bleiben.

Aber was bedeutet das nun für ein Kind wie Paul?

Der Mensch hat in der Regel zwei funktionierende Augen, die jeweils gleichzeitig, also synchron, Lichtwellen aufnehmen und in das Gehirn weiterleiten. Diese Lichtwellen werden in den dafür vorgesehenen Regionen des Gehirns ausgewertet und verarbeitet, so dass eine bewusste Sehwahrnehmung entstehen kann. Damit der Mensch ein eindeutiges, klares Bild in seiner Sehwahrnehmung erhält, müssen die Verarbeitungsprozesse, die hinter dem rechten und linken Auge beginnen, in gleicher Geschwindigkeit ablaufen. Bei Paul erreichen die Informationen, die durch das rechte Auge aufgenommen werden, die entsprechenden Felder im Gehirn schneller, als die Informationen, die vom linken Auge aufgenommen wurden. Dadurch würde sich eigentlich ein verzerrtes Bild oder Doppelbilder in der Wahrnehmung ergeben. Das Gehirn verfügt jedoch in einem gewissen Umfang über Kompensationsstrategien, um auch bei einer nicht zeitgleich ablaufenden Verarbeitung der Informationen, die über das rechte und linke Auge weitergeleitet werden, eine eindeutige Sehwahrnehmung aufzubauen. Diese Kompensationsstrategien sind jedoch mit einem sehr hohen Energieaufwand verbunden. Und je größer die zeitliche Abweichung dieser Verarbeitung ist, desto höher ist die benötigte Energie für das Gehirn. Diese zusätzliche Energie muss vom Körper generiert werden, z. B. durch grobmotorisches, hyperaktives Verhalten. Durch häufiges Aufspringen, Zappeln mit Armen und Beinen, Kibbeln auf dem Stuhl und anderes grobmotorisches Verhalten generiert das Gehirn zusätzliche Energie. Vergleichbar eines Windrades, das durch die Bewegung seiner Rotorblätter Energie erzeugt. Bleiben die Windräder stehen, wird keine Energie erzeugt. Steht dem Gehirn die zusätzliche Energie z. B. durch hyperaktives Verhalten nicht zur Verfügung, weil das Kind Stillsitzen muss, so können unter anderem Doppelbilder oder verzerrte, unscharfe Bilder in der Sehwahrnehmung der betroffenen Person entstehen. Zahlreiche Kinder sind während der Diagnostik überrascht, dass das zeitweise Sehen von Doppelbildern nicht »normal« ist. Sie kennen dann meist die Doppelbilder seit vielen Jahren und denken, dass jeder Mensch so sehen würde (Wulff 2007; Hyvärinen 1980).

Das Gehirn verbraucht in der Entwicklung von Kindern grundsätzlich sehr viel Energie. Das bedeutet, es hat sowohl einen hohen Sauerstoff- als auch einen hohen Glukosebedarf. Je nach Entwicklungsphase werden hier bis zu 60 Prozent der zur Verfügung stehenden Gesamtenergie des Körpers für Hirnfunktionen verbraucht (Peters & Junge 2011). Reicht also die zur Verfügung stehende Energie bei einem Kind wie Paul nicht aus, so muss es sein Gehirn zusätzlich mit Energie versorgen. Das kann u. a. durch hyperaktive Bewegungen geschehen. Solange das betroffene Kind in Bewegung ist, funktioniert die Sehverarbeitung besser, sitzt es still auf einem Stuhl, so bleibt die zusätzliche Energieversorgung aus und das Gehirn muss mehr leisten – und das ist anstrengend. Die hyperaktive Verhaltensweise steuert Paul jedoch nicht bewusst. Er hat diese Verhaltensweise also nicht durch seine Umwelt als eine bewusst einzusetzende Strategie erlernt. Da die hier stattfindenden Prozesse unbewusst ablaufen, fällt Paul seine eigene körperliche Unruhe auch selbst nicht auf. Somit ist es Paul auch nicht möglich seine hyperaktiven Auffälligkeiten bewusst abzustellen. Dieses könnte nur über den Kortex passieren, denn hierauf hätte Paul einen kognitiven (bewussten) Einfluss. Wenn Pauls Eltern ihm täglich wiederholt bitten würden, er solle ruhig sitzen bleiben, oder wenn sie ihn gar für seine Unruhe bestraften, so würde dies zu keinerlei anhaltendem Erfolg führen können. Paul hat keinen bewussten Steuerungsmechanismus, um seine Hyperaktivität anhaltend bewusst zu beeinflussen. Ermahnen ihn seine Eltern, er solle jetzt ruhig sitzen bleiben, wird Paul wahrscheinlich antworten: »Ich sitze doch ruhig«. In diesem Moment wird er die körperliche Unruhe kurz stoppen können, da er sich nun kognitiv (über den Kortex) auf seinen Körper konzentriert und diesen hierdurch bewusst zur Ruhe steuert, angestoßen durch den Hinweis der Eltern. Dabei stellt Paul dann fest: Ich bewege mich doch gar nicht. Sobald er aus der Konzentration auf seinen Körper herausgeht, beginnt das hyperaktive Verhalten erneut. Denn dann wird das hyperaktive Verhalten wieder aus dem Unterbewusstsein gesteuert. Auch der erhöhte Verzehr von Süßigkeiten (Glukose) bringt kurzfristige, schnellverwertbare Energie für Pauls Gehirn. Diese Kohlenhydrate können sich auch im Fettgewebe festsetzen. Aus dem Fettgewebe sind die Kohlenhydrate dann jedoch vom Gehirn als Energielieferant nicht mehr abrufbar, je nach individuellem Stoffwechsel. Hierdurch kann ein Teufelskreis entstehen, der ein ständiges Bedürfnis nach Glukose (Zuckersucht) auslöst. Deshalb nimmt der Junge an Gewicht zu. Sein Gehirn braucht immer wieder »frische«, kurzfristig verwertbare Kohlenhydrate, z. B. durch eine direkte Zuckerzufuhr in Form von Süßigkeiten oder auch bloßem weißen Kristallzucker. Das betroffene Kind schaufelt dann am liebsten den Zucker löffelweise direkt aus der Zuckerdose oder die Schokonougatcreme direkt aus dem Glas in sich hinein. Dieses Bedürfnis nach Kohlenhydraten wird ebenfalls nicht kognitiv gesteuert. Durch den

Zuckerkonsum wird der erhöhte Energiebedarf kurzfristig gesättigt. Dieses Verhaltensmuster ist ähnlich dem eines alkoholkranken Menschen, der ein »Pegeltrinker« ist. Ein Pegeltrinker hält seinen Alkoholpegel auf einem bestimmten Niveau, auf dem er energetisch und von seiner Konzentrationsfähigkeit her gut funktioniert. Sinkt der Alkoholpegel, sinken damit auch seine Konzentrationsfähigkeit und sein Energievermögen. Auch hier führen kognitive Ermahnungen oder Erklärungen meist zu keiner Verhaltensveränderung, da das körperliche Bedürfnis jeweils spontan zu groß ist und der allgemeine körperliche Zustand sich auf einem entsprechenden Alkoholpegel als gut anfühlt, da die Alltagsherausforderungen als weniger anstrengend erlebt werden. Betroffene Kinder benötigen keinen Alkohol um ihr teilweise enorm hohes Energieproblem zu lösen. Sie kommen unter Zuführung von Kohlenhydraten in eine für sie subjektiv weniger anstrengende und damit energetisch entspanntere Situation. Zucker hat hier also zwei Funktionen, es hält das Gehirn in Aktion und damit wirkt er auch gleichzeitig beruhigend. Läuft dieser Prozess jedoch fortlaufend weiter, so bestehen zwei wesentliche Risiken:

Das erste Risiko ist das Gewichtsproblem und die damit verbundenen langfristigen gesundheitlichen Folgeschäden. So ist aus zahlreichen Langzeitstudien (Peters & Junge 2011) bekannt, dass übergewichtige Kinder statistisch mit einer erhöhten frühzeitigen Diabeteserkrankung rechnen müssen. Zudem tragen übergewichtige Kinder ein vielfach erhöhtes Risiko, bereits früh eine Herz-Kreislauferkrankung zu entwickeln, außerdem erleiden sie im Erwachsenenalter deutlich häufiger einen Herzinfarkt.

Das zweite Risiko ist, dass meist ab dem Jugendalter der Zucker als Energielieferant für das Gehirn nicht mehr ausreichend ist. Die täglichen Anforderungen an das Sehverarbeitungssystem werden größer, somit muss das »Doping« effektiver werden, um entsprechende Alltagsleistungen erbringen zu können. Drogenmissbrauch ist eine häufige Folge. Aus unserer Erfahrung mit zahlreichen betroffenen Jugendlichen mit diesen Problemen können wir berichten, dass einige von ihnen Marihuana als eine sowohl »belebende«, als auch beruhigende Substanz für sich entdecken. Es wird als belebend empfunden, da es das Anstrengungsgefühl reduziert, Dinge erscheinen leichter und mit weniger hohem Energieaufwand möglich zu werden. Das führt zur Entspannung und somit wirkt es beruhigend. Drogenmissbrauch als Selbstheilung für Jugendliche ist selbstverständlich keine gute Lösung, die unserer Meinung nach weder vom Jugendlichen selbst, noch von seinen Eltern verharmlost werden sollte.

Was passiert bei Paul sozial?

Paul möchte immer der Boss sein. Ein Boss gibt vor, was gemacht wird. Er muss sich dann weniger nach anderen ausrichten und diese Situation ist nicht so anstrengend für ihn. Sich anderen Menschen anzupassen oder gar auf ihre Wünsche einzugehen bedeutet, sie anzuschauen, ihre Mimik und Gestik wahrzunehmen und zu interpretieren. Hierfür muss Energie für die Sehverarbeitung generiert werden und zur Umsetzung des erwünschten Verhaltens braucht das Kind zusätzliche Energie. Wenn es schwierig ist zuverlässige Sehbilder aufzubauen, so gilt das für alle Situationen im Alltag gleichermaßen, wie dem Malen eines Bildes, dem Eingießen eines Glases, dem Essen mit Messer und Gabel, dem schnellen Erkennen einer Gesichtsmimik und dem Meistern vieler anderer Anforderungen. Dabei geht es um Feinabstimmungen in der Sehverarbeitung. Und erschwerend kommen hier auch noch Verknüpfungen mit anderen Bereichen, wie z.B. der Motorik, hinzu. Je feiner die Abstimmung wird und je genauer Details wahrgenommen werden müssen, desto höher ist der Energieaufwand und die notwendige Fokussierung. Fokussieren zu müssen heißt für Paul, eine hohe Konzentration aufzubringen. Andere Kinder automatisieren durch häufiges Üben gewisse Fertigkeiten und verbrauchen so immer weniger Energie und Konzentration für bestimmte Tätigkeiten. Für Paul ist es schwierig in Automatisierungsprozesse zu kommen, für die er besonders seine Sehverarbeitung braucht. Nach außen erscheint es dann so, als ob er unter Konzentrationsproblemen leide. Tatsächlich leistet er aber ein Vielfaches an Konzentrationsaufwand, im Vergleich zu gleichaltrigen Kindern, die kein Problem in ihrer Sehverarbeitung haben. Das nimmt seine Außenwelt aber nicht wahr, da sie nicht in Pauls Gehirn hineinschauen kann.

Für Paul sind soziale Beziehungen anstrengend, weil hier viel Feinabstimmung notwendig ist. Dazu kommt nun auch, dass gerade Kinder besonders schnell in ihrer Mimik, Gestik und Motorik sind. Wenn wir hier von Schnelligkeit sprechen, so reden wir von Millisekunden, also dem Tausendstel einer Sekunde. Und Paul hat eben gerade in der Verarbeitungsgeschwindigkeit sein Problem. Er nimmt, im Vergleich zu anderen Kindern und Erwachsenen, alles verzögert wahr. Denn sein Gehirn muss permanent die Geschwindigkeitsdifferenz in der Informationsverarbeitung hinter seinem rechten und seinem linken Auge ausgleichen. Neben dem höheren Energieaufwand benötigt er auch einen höheren Zeitaufwand für die Sehverarbeitung. Deshalb kommt es häufig zu Missverständnissen zwischen Paul und den anderen Kindern. Pauls Reaktionen passen manchmal nicht mehr in den Zusammenhang der anderen Kinder, weil diese möglicherweise bereits in der Verarbeitung neuer Informationen sind, wenn Pauls Reaktion kommt. Diese Interaktion in der Kommunikation läuft besonders unter Kindern teilweise sehr schnell ab. Paul wird deshalb manches Mal als »komisch«, »unverständlich« oder gar »provozierend« von anderen Kindern erlebt, ohne dass Paul dieses so meint oder bewusst verändern könnte. Eigentlich hätte er sehr gerne Freunde, die mit ihm spielen und ihn mögen. Er möchte sich auch nicht so häufig mit seinem Bruder Alex streiten oder gar mit seinen Eltern. Aber es ist ihm oft zu anstrengend auf ihre Wünsche und Bedürfnisse einzugehen. Er möchte vielmehr, dass die anderen Kinder, seine Eltern und die Erzieherinnen auf seine Wünsche eingehen. Denn wenn er vorgeben kann, was gemacht wird und nach welchen Regeln ein Spiel gespielt wird, desto stressfreier und weniger energieaufwendig ist das für Paul. Dann hat er die Situation im Griff. Streit mit anderen Kindern, Machtkämpfe mit den Eltern oder der Erzieherin, weil er auf Anforderungen nicht eingehen will, die von ihm erwartet werden, sind auch keine entspannenden Situationen. Hierfür braucht Paul aber seine Sehverarbeitung nicht. Und so ist es weniger anstrengend für ihn einen Machtkampf zu führen, als beispielsweise aufzuräumen. Denn ein Kinderzimmer aufzuräumen oder die Spielsachen in der Kita zu ordnen, sind hohe Anforderungen an die Sehverarbeitung und damit ein sehr anstrengender und zeitaufwendiger Prozess. Besonders, wenn dies den Anforderungen anderer Personen gerecht werden soll. Auseinandersetzungen mit anderen machen Paul langfristig emotional sehr traurig. Sie kosten ihn an einer anderen Stelle Energie, was auf Dauer zu einem zusätzlichen Problem, z.B. eines verminderten Selbstwertes im Sinne einer Sekundärsymptomatik, führen kann. Unter Umständen entwickelt Paul dann das Gefühl, dass ihn eigentlich niemand mag und er sich selbst zunehmend als Außenseiter empfindet. Das ist nicht gut für eine stabile Selbstwertentwicklung. Paul kann von diesen Zusammenhängen aber nicht bewusst wissen oder sie gar verstehen. Viele Verhaltensweisen werden aus dem unbewussten Teil seines Gehirns gesteuert, damit das Gehirn trotz unterschiedlicher Geschwindigkeiten in der Sehverarbeitung bestmöglich funktionieren kann. Paul fühlt sich jedoch von seiner Umwelt unverstanden, oft unfair behandelt und im Vergleich zu anderen Kindern benachteiligt. Ebenso wenig kann Pauls Umwelt die Verhaltensweisen des Jungen nachvollziehen. Außenstehende halten ihn manchmal einfach für schlecht erzogen, egoistisch und provozierend, was sicherlich eine sehr oberflächliche und damit gegenüber dem Kind und seinen Eltern unangemessene Betrachtung ist.

Jule hat keine Lust auf Hausaufgaben

Jule freute sich darauf ein Schulkind zu werden. Endlich war es soweit, der große Tag der Einschulung stand vor der Tür. Doch Jules Motivation für die Schule hielt genau drei Wochen lang an. Dann erklärt sie ihrer Mutter, dass die Schule gar nicht schön sei. Es ging bereits damit los, dass Jule sich gleich nach dem Wecken am Morgen anziehen sollte, um pünktlich beim Frühstück zu sein, und zwar ohne noch einmal eine Spielrunde im Wohnzimmer einzulegen oder mit ihren Spieltieren in ihrem Zimmer zu spielen. Die Koordination des Anziehens, Waschens und Zähneputzens ist anstrengend für Jule, ihre Mutter muss ihr täglich dabei helfen und vor allem muss sie das Mädchen antreiben. Manchmal gibt es deshalb schon vor dem Frühstück den ersten Streit. Den Schulranzen packt stets die Mutter. Für Jule ist es schwierig daran zu denken, die Brotdose einzupacken, ihre Jacke anzuziehen und im Winter auch noch Schal und Mütze mitzunehmen und nicht in den Hausschuhen loszulaufen. Nach weiteren sechs Wochen hat Jule keine Lust mehr ihre Hausaufgaben zu erledigen. Eigentlich möchte sie gleich nach Schulschluss nach draußen, um zu toben und Fahrrad zu fahren. Und ganz sicher will sie nicht schreiben und lesen üben. Jule geht direkt nach der Schule in die Hausaufgabenbetreuung, dort sollen nach einer kurzen Mittagspause die Hausaufgaben erledigt werden. Jule findet ihre Lehrerin Frau Weiner ganz in Ordnung. Sie ist freundlich und versucht Jule zu motivieren. Aber das Mädchen hat große Probleme in der Schule lange ruhig sitzen zu bleiben. Manchmal läuft sie im Unterricht durch die Klasse. Wenn ihr zum Beispiel einfällt, dass sie noch ihren Bleistift spitzen muss, will sie dies über dem Abfalleimer des Klassenzimmers tun. Wenn Jule dann aufsteht, ermahnt Frau Weiner sie sofort und schaut sie manchmal sogar strafend dabei an. Und da Jule die Lehrerin eigentlich mag, will sie auch keinen Ärger mit ihr haben. Aber es ist zunehmend schwierig für das Mädchen dem Unterricht zu folgen. Häufig schaut sie aus dem Fenster, statt auf die Tafel. Wenn Frau Weiner sie dann etwas fragt, weiß sie aber meist die Antwort. Sie hört was Frau Weiner sagt, nur Dinge von der Tafel abzuschreiben oder kleine Wörter zu lesen und den Sinn des Gelesenen zu erkennen, sind eine sehr große Herausforderung für Jule. Sie bemüht sich, aber den anderen Kindern in ihrer Klasse scheint alles so viel leichter zu fallen. Zu Hause ist Jule dann häufig richtig schlecht gelaunt. Ihre Mama will, dass Jule ihr die Hausaufgaben zeigt, die sie in der Mittagsbetreuung gemacht hat. Und in der Regel findet die Mutter diese nicht gut. Jule hat Schwierigkeiten sauber zu schreiben und in den Zeilen zu bleiben. Manchmal fängt sie weiter rechts in der Zeile an zu schreiben und hört am Ende der Zeile nicht rechtzeitig auf. Mal sind die Buchstaben größer und dann wieder kleiner. Häufig kann sie die Abstände zwischen den Buchstaben oder zwischen einzelnen Wörtern nicht einhalten. In manchen Zeilen sieht es so aus, als wäre die gesamte Zeile ein einziges Wort. Und dann muss sich das Mädchen auch immer wieder erinnern, wo denn nun noch mal der Bauch vom D hinkommt, rechts oder links vom Strich. Und auf welche Seite kommen noch gleich die beiden Bäuche vom B. Und auch bei den Zahlen ist es schwierig. Ist bei der 6 nun der Bauch unten und der Strich oben oder umgekehrt? Vielleicht war das aber auch die 9? Beim Rechnen braucht Jule immer wieder ihre Finger zum Abzählen. Schreibt das Mädchen von der Tafel ab, so vertauscht sie Buchstaben oder es fehlen welche oder gar ganze Endungen. Auch beim Lesen macht Jule nur langsame Fortschritte. Es ist schwer für sie, alle Buchstaben richtig hintereinander zu lesen, manchmal überspringt sie einen. Häufig geht Vieles gleichzeitig durch Jules Kopf, so dass sie sich gar nicht mehr auf einzelne Buchstaben oder einzelne Zahlen konzentrieren kann. So schreibt sie oft drauf los. Leider sind damit weder ihre Eltern, noch ihre Lehrerin und auch nicht Frau Schick aus der Hausaufgabenbetreuung zufrieden. Das macht Jule zunehmend traurig, manchmal aber auch richtig ärgerlich. Sie gibt sich doch große Mühe, was aber offensichtlich niemand erkennt.

Die Ergebnisse von Jules Hausaufgaben sind immer weniger zufriedenstellend. Deshalb beschließt Jules Mutter früher aus der Arbeit nach Hause zu kommen, um mit ihrer Tochter gemeinsam die Hausaufgaben zu erledigen. Jule ist das erste Schulkind in der Familie und ihre Eltern sind zunehmend verunsichert. Sie hatten immer den Eindruck, dass ihre Tochter ein cleveres Kind sei. Sie ist lebhaft und anstrengend, in ihrem Zimmer herrscht meist ein riesiges Chaos, aber sie ist kreativ, schnell im Denken und sie kann Dinge gut kombinieren. Also will sich die Mutter nun intensiver um Jules Lernsituation kümmern. Bald zeigt sich jedoch, am Ergebnis der Hausaufgaben ändert sich dadurch nicht viel. Was sich ändert, ist die allgemeine Stimmung zu Hause in der Familie. Die Mutter wird zunehmend strenger. Sie lässt Jule noch mal schreiben und rechnen, was nicht ordentlich aussieht, sondern geschmiert, wie sie es nennt. Und Jule hat zunehmend weniger Lust auf Schule und Hausaufgaben. Sie verzögert den Start der Hausaufgaben immer weiter in den Nachmittag hinein, indem sie erst noch etwas trinken muss, noch einmal auf die Toilette geht und dann hat sie schließlich wieder Hunger. Sitzt sie endlich am Küchentisch vor ihrem Heft, so driftet sie mit ihrer Konzentration schnell ab, schaut aus dem Fenster und wird von ihrer Mutter ermahnt, nun weiter zu arbeiten. Die Hausaufgaben ziehen sich schließlich im zweiten Schuljahr am Nachmittag über zwei Stunden und länger hin. Wenn dann auch noch Aufgaben, wie das Lesen von Uhrzeiten auf einem analogen Zifferblatt hinzukommen, geht bei Jule gar nichts mehr. Die Eltern werden immer unzufriedener mit dem Leistungsverhalten ihrer Tochter. Manchmal schreit die Mutter sie gar aus voller Verzweiflung an, was ihr meist anschließend Leid tut, weil sie dann Jules Verzweiflung spürt. Jule schreit immer häufiger zurück und manchmal brüllt sie auch als erste all ihren Frust laut heraus. Dann wirft sie ihre Hefte vom Tisch und die Stifte an die Wand. Der Vater versucht abends die Wogen zu glätten, wenn er nach Hause kommt. Aber auch er verzweifelt schließlich daran, am Wochenende nachzuholen, was unter der Woche an Lernaufgaben nicht erledigt werden konnte, weil Jule zu langsam oder zu erschöpft ist. Schließlich werden Jules Lern- und Hausaufgabenprobleme zum bestimmenden Thema zwischen den Eltern, was Jule noch trauriger macht. Sie bleibt nun häufig allein in ihrem Zimmer. Aber auch in der Schule gibt es zunehmend mehr Probleme. Jule ist viel langsamer als die anderen Kinder. Sie schafft es meist nicht in der vorgegebenen Zeit von der Tafel abzuschreiben. Oder aber sie schreibt alles ganz schnell, aber dann fehlen meist einige Wörter und es kann auch niemand wirklich entziffern, was sie geschrieben hat. Jule hat auch zunehmend Streit mit ihren Mitschülern. So rempelt Jule schon mal einen Mitschüler auf dem Schulhof oder beim Durchgehen durch die Türe an. Sie ist aber meist selbst überrascht darüber. Die anderen Kinder beschweren sich dann, manche fühlen sich gar provoziert, weil sie meinen, Jule mache das vorsätzlich. Jule weiß aber häufig gar nicht so genau, warum die anderen Kinder so reagieren, denn sie fühlt sich unschuldig an der Situation. Die Reaktionen der anderen Kinder ärgern sie aber immer häufiger, so dass sie zunehmend aggressiv reagiert und die anderen Kinder schubst und laut beschimpft.

Das Elterngespräch mit der Lehrerin

Frau Weiner hatte Jules Eltern immer beruhigt und gemeint, das Mädchen habe Startschwierigkeiten, wie so manches andere Kind auch. Aber das werde schon noch. Die Mutter solle zu Hause mit ihr nachholen, was sie in der Schule nicht geschafft habe und mit ihr regelmäßig üben. Frau Weiner glaubt an Jule, da sie das Mädchen für intelligent hält. Aber am Ende des zweiten Schuljahres meint Frau Weiner, dass Jule wohl mehr Unterstützung brauche, denn sie falle nun sehr deutlich in ihren Leistungen ab, im Vergleich zu ihren Mitschülern. Besonders ihr Arbeitstempo sei zu langsam und Frau Weiner könne dies nicht mehr auffangen. Vielleicht habe Jule eine Lese- und Rechtschreibstörung und Frau Weiner empfiehlt eine entsprechende Testung machen zu lassen. Vielleicht sollte Jule besser die zweite Klasse wiederholen, bevor sie das Lerntempo in der dritten Klasse dann ganz frustriere. Aber Jule ist schon frustriert, sie zieht sich selbst immer mehr zurück oder sie wird zunehmend schnell aggressiv. Schließlich sagt sie ihrer Mutter nach einem erneuten Streit um die Hausaufgaben, dass sie eben »dumm« sei und eine »Versagerin«. Die Eltern spüren deutlich, dass Jule neben den Lernproblemen immer mehr Selbstwertprobleme entwickelt, was ihnen ernsthafte Sorgen bereitet. Sie beschließen sich Hilfe von außen zu holen, da sie allein nicht mehr weiterwissen.

Zunächst wird die Schulpsychologin eingeschaltet, die mit Jule eine Lese- und Rechtschreibtestung sowie einen Intelligenztest durchführt. Der Test zeigt, Jules Intelligenz liegt bei einem IQ-Wert von 102 und ist damit durchschnittlich. Eine Minderbegabung wird somit als Grund für ihre Lern- und Leistungsprobleme ausgeschlossen. Bei der Lese- und Rechtschreibtestung sind ihre Leistungen so auffällig, dass Jule eine Lese- und Rechtschreibstörung attestiert bekommt. Jule geht ebenfalls zu einer augenärztlichen Untersuchung, sowie zu einer Höruntersuchung bei einem Hals-Nasen-Ohrenarzt. Diese Untersuchungen bleiben ohne Befund. Das Mädchen besucht daraufhin regelmäßig den Förderunterricht zur Rechtschreibung in seiner Schule und absolviert einmal pro Woche ein Rechtschreibtraining in einem Nachhilfeinstitut, über das gesamte dritte Schuljahr hinweg. Ebenfalls erhält sie Ergotherapie über ein Jahr. Die Erfolge sind trotz dieser Maßnahmen nur sehr mäßig vorhanden. Am Ende der dritten Klasse beschließen die Eltern eine umfangreiche Diagnostik in unserer Praxis durchführen zu lassen.

Aus dem Gespräch mit den Eltern und der Auswertung von Fragebögen gehen zahlreiche Auffälligkeiten hervor. Wir stellen hier die Wichtigsten zusammen, die häufig im Zusammenhang mit einer Sehverarbeitungsstörung auftreten:

Kleinkindalter:

- Jule ist nicht gekrabbelt, sondern vom Sitzen gleich ins Laufen gekommen.
- Sie lief lange unsicher, stieß sich häufig an Gegenständen an.

Kita-Alter:

- Jule zeigte zahlreiche Unsicherheiten: Beim Herunterlaufen von Treppenstufen stolperte sie häufig, da sie offensichtlich häufiger eine Stufe übersah, sie eckte oft an Gegenständen an, wenn sie an diesen vorbeilaufen wollte, sie wollte noch lange an der Hand eines Erwachsenen laufen.
- Sie malte ungern, vor allem malte sie vorgegebene Formen nicht gern aus.
- Jule puzzelte nicht gern.
- Das Mädchen war unsicher im Einschenken von Gläsern, die sie häufig randvoll füllte.
- Jule zeigte eine auffällige Feinmotorik und eine verkrampfte Stifthaltung beim Malen.

Auffälligkeiten im Schulalter:

- Auffällige Feinmotorik und verkrampfte Stifthaltung
- Lage/Raum-Probleme auf dem Blatt und damit Probleme, z. B. ein »d« von einem »b« zuverlässig unterscheiden zu können
- Beim Schreiben können die Linien oft nicht eingehalten werden.
- Unregelmäßiges, unsauberes Schriftbild
- Anhaltend viele Fehler beim Abschreiben, freiem Formulieren und bei Diktaten
- Beim Schreiben von Worten werden Buchstaben oder Endungen weggelassen.
- Buchstaben und Zahlen werden verdreht oder vertauscht.
- Schwierigkeiten beim Zeichnen geometrischer Figuren
- Schwierigkeiten beim Erlernen der Uhrzeiten auf der Analoguhr

- Kein gutes Zeitgefühl
- Sehr langsames Arbeitstempo
- Kurze Konzentrationsspanne
- Jule kann nicht lange einen Gegenstand oder einen Text an der Tafel oder auf dem Blatt fokussieren.
- Sie geht selten in den Blickkontakt und kann diesen nicht lange halten.
- Sie ist unmotiviert, das Lesen und Schreiben zu lernen.
- Auffallend geringer Selbstwert: Sie erlebt sich selbst als Versagerin.
- Chaotische Arbeitsweise
- Chaos im Kinderzimmer, im Schulranzen und manches Mal im Kopf
- Jule hat Schwierigkeiten im Aufbau von Strukturen oder Ordnungssystemen.
- Sie hat ein schlechtes Gedächtnis: Was zu Hause gelernt wird, ist häufig am nächsten Tag in der Schule nicht mehr abrufbar.
- Sie kann nicht mit Spontanität umgehen.
- Sie hat Schwierigkeiten beim Fangen und Werfen von Bällen.
- Sie hat soziale Schwierigkeiten.

Was läuft in Jules Gehirn ab?

Wie wir bereits beschrieben haben, müssen die äußeren Sinnesorgane, wie die Augen, keinerlei Auffälligkeiten aufweisen, und trotzdem kann es zu Beeinträchtigungen des Sehens in teilweise beträchtlichem Ausmaß kommen, wie im Beispiel von Jule. Bei ihr liegen gleich mehrere Probleme in der Sehinformationsverarbeitung vor. Jule hat ein Problem durch unterschiedliche Verarbeitungsgeschwindigkeiten hinter dem linken und dem rechten Auge. Jule hat somit das gleiche Problem wie Paul, das Kindergartenkind aus unserem vorherigen Beispiel. Darüber hinaus weist Jule auch noch eine binokulare Fusionsstörung auf. Auf das Problem mit den unterschiedlichen Verarbeitungsgeschwindigkeiten hinter dem rechten und dem linken Auge sind wir bereits bei dem vorherigen Beispiel von Paul eingegangen. Eine binokulare Fusionsstörung bedeutet, dass ein latentes Schielen bei diesem Kind vorhanden ist. Dieses latente Schielen findet im Unterschied zum »konstanten« Schielen (dem Strabismus) nur in geringfügigem Maße statt, meist unter Anstrengung und das auch nur ab und zu. Der Schielfaktor ist oft nur so kurz vorhanden, dass er nicht, oder nur selten von außen zu beobachten ist. Beim latenten Schielen rutscht mal ein Auge nach innen oder außen, oben oder unten weg, sehr kurzfristig, um dann wieder in seine »normale« Stellung zurück zu gehen.

Zur Problematik dieses latenten Schielens gibt es unterschiedliche Ansichten: Die Facharztgruppe der Augenärzte ist sich über die Auswirkungen dieses Problems untereinander nicht einig. In der Regel wird dies deshalb vom Augenarzt weder diagnostiziert, noch korrigiert. Es wird argumentiert, dass das latente Schielen immer nur sehr kurz vorhanden sei und deshalb keine Sehbeeinträchtigung zur Folge habe. Denn die sehr kurzfristigen Beeinträchtigungen würde das Gehirn jeweils ausgleichen. Soweit die Ansicht vieler Augenärzte.

Bezogen auf die Sehinformationsverarbeitung im Gehirn hat ein latentes Schielen unter Umständen jedoch eine große Auswirkung. Denn das Gehirn kompensiert dauerhaft die Auswirkungen des latenten Schielens nicht ohne Folgen. Diese Auswirkungen können allerdings individuell sehr unterschiedlich sein, deshalb ist hier eine genaue Diagnostik, die die Verarbeitungsprozesse im Gehirn einschließt und über die augenärztliche Untersuchung hinausgeht, sehr wichtig. Somit müsste bei einem latenten Schielen also interdisziplinär gearbeitet werden. Die Zusammenhänge hierzu beschreiben wir im Kapitel Diagnostik (siehe Kapitel 4) ausführlich.

Die für das beidäugige Sehen zuständigen Verarbeitungsprozesse im Gehirn sind bei Jule wahrscheinlich viel früher bereits nicht richtig aufgebaut worden. Die Folgen schon kleinerer Fehlentwicklungen im Verlauf der Gehirnreifung werden häufig erst während einer viel späteren Entwicklungsphase deutlich, so wie im Beispiel von Jule. Die entsprechende Vernetzung für das beidäugige Sehen erfolgt normalerweise im Säuglings- und Kleinkindalter. Der Aufbau der Feinmotorik, die zum Malen und später zum Schreiben erforderlich ist, erfolgt erst im Alter von drei bis sechs Jahren. Ohne eine gute Funktionalität des beidäugigen Sehens können die feinmotorischen Fertigkeiten aber dann nicht adäquat aufgebaut werden. Die Feinmotorik braucht als stabile Basis eine gute, zuverlässige Vernetzung mit den Informationen der Sehverarbeitung, die über beide Augen an das Gehirn geliefert werden.

Die zu beobachtenden Probleme eines Kindes können somit ihre eigentliche Ursache in einem ganz anderen Bereich haben, als es von außen zu beobachten wäre. Hat ein Kind also im Vorschulalter Probleme bei motorischen Aktivitäten, wie z. B. dem Fangen eines Balls, Malen, Basteln, Schreiben, kann die Ursache hierfür ein verzögerter Aufbau in der Entwicklung der visuellen Verarbeitung sein. Es geht hier also um eine stabile Vernetzung mehrerer Felder im Kortex, die mit der Fertigkeit des Ballfanges zu tun haben. Die Ursache für z. B. das Ballfang- oder Malproblem liegt dann nicht in der Motorik der Hände oder Arme oder anderer motorischer Probleme des Kindes, sondern in der Informationsverarbeitung des Sehens und der weiteren Vernetzung mit der Motorik im Gehirn. Eine verlangsamte, fehlerhafte Motorik ist hier also ein Sekundärproblem, das in der beeinträchtigten Sehverarbeitung als die primäre Störung ihre Ursache findet. Deshalb kann auch in diesem Fall die ergotherapeutische Arbeit in der Motorik des Kindes, egal ob in der Grob- oder Feinmotorik, nur wenig ausrichten. Auch das andere Problem von Jule, Abstände nicht richtig einschätzen zu können und somit häufig andere Kinder im Vorbeigehen anzurempeln, hat dieselbe Ursache. Auch das ist primär ein Problem der Sehverarbeitung, und auch hier des beidäugigen Sehens. Das Gehirn errechnet über die Informationen, die es von beiden Augen geliefert bekommt, blitzschnell, in welchem Abstand ein Mensch um einen Gegenstand oder andere Menschen herum gehen muss, ohne diese anzurempeln oder gar dagegen zulaufen. Werden wegen der Fehlstellung der Augen falsche Daten ans Gehirn geliefert, so stimmt die Abstandsberechnung nicht mehr. Das betroffene Kind rempelt somit schon mal andere Kinder an und wundert sich selbst darüber, oder fühlt sich gar von dem anderen Kind angerempelt. Auch beim Fangen eines Balls geht es um die richtige Berechnung von der Geschwindigkeit und der zurückzulegenden Strecke des Balls und seiner Flugbahn, in Koordination mit der Motorik der Arme, Hände und Finger, um den Ball im passenden Moment fangen zu können. Hierfür ist die genaue und anhaltende Fokussierung des Balls mit beiden Augen notwendig. Dabei müssen beide Augen parallel geführt werden. Sowohl die Weitergabe, als auch die Verarbeitung muss hinter beiden Augen in derselben Geschwindigkeit funktionieren. Für das Gelingen dieser sehr schnellen, aufeinander aufbauenden Abläufe im Gehirn sind die entsprechenden Netzwerke und ihre Verbindungen untereinander wichtig. Informationsverarbeitungen in unterschiedlichen Feldern des Kortex, zum Beispiel in den visuellen, auditiven oder motorischen Arealen müssen vernetzt funktionieren. Es geht also um die richtige, zeitgleiche Verarbeitung unterschiedlicher Informationen in einzelnen Bereichen und Netzwerken des Gehirns und die Kommunikation weiterer Netzwerke miteinander. Wenn es beispielsweise an einer Stelle in der Sehverarbeitung zu einem Fehler kommt, so sind auch die weiteren Abläufe fehlerhaft. Für den Schreibprozess bedeutet dies, dass die Abstände zwischen Wörtern beim Schreiben schwierig einzuhalten sind. Buchstaben oder Wortendungen werden oft nicht wahrgenommen und somit ausgelassen, Zeilen können nicht eingehalten werden. Auch zunehmende soziale Schwierigkeiten eines Kindes können aufgrund einer visuellen Informationsverarbeitungsstörung entstehen.

Dadurch, dass Jule in zwei Bereichen der visuellen Verarbeitung im Gehirn Probleme hat, müssen auch beide Bereiche therapeutisch behandelt werden, um Jule eine entsprechende Hilfestellung zu ermöglichen. Auf die entsprechenden therapeutischen Maßnahmen gehen wir im Kapitel »Therapien« ein (siehe Kapitel 5).

Jonas war immer gut in der Schule

Jonas ist der Stolz seiner Eltern. Sein Übertrittszeugnis von der Grundschule auf das Gymnasium besteht aus zwei Zweiern, jeweils in Sport und in Kunst. Ansonsten hat er nur Einser vorzuweisen. Selbstverständlich wechselt Jonas auf das Gymnasium. Die fünfte Klasse verläuft dort zufriedenstellend. Die Noten sind nicht mehr außergewöhnlich gut, es kommt nun die eine oder andere »befriedigende« Note in Hauptfächern dazu, insgesamt bleibt Jonas aber ein guter Schüler. Was sich bei dem Jungen verändert, ist sein Verhalten. Es verändert sich nicht schlagartig – aber schleichend. Jonas ist zunehmend schlecht gelaunt und schnell reizbar. Zuhause will er meist seine Ruhe haben. Er verzieht sich oft auf sein Zimmer, dort schläft er oder tut einfach gar nichts. Es kommt häufiger als früher zu Streit mit der zwei Jahre jüngeren Schwester Josi, und dieser wird dann von Jonas ausgehend auch schon mal durch laute Schreierei begleitet. Jonas liest zunehmend ungern und auch nur noch wenig. In der sechsten Klasse kommt eine zweite Fremdsprache hinzu und es beginnt ein allgemeiner, deutlicher Leistungseinbruch für ihn in der Schule. Er erhält nun auch mal »Fünfer« in Klassenarbeiten und seine Laune entwickelt sich zu Hause zu einem Dauertief. Wenn die Eltern ihn nun fragen, ob er seine Hausaufgaben erledigt habe oder sich schon für die bevorstehende Klassenarbeit vorbereite, kommt es meist sofort zu Streit. Jonas Mutter bietet ihre Unterstützung beim Lernen an, zum Beispiel bei der Vokabelabfrage, aber Jonas lehnt alles ab. Er möchte es allein erledigen. Auffallend ist Jonas zunehmendes Chaos in seinem Zimmer und im gesamten Haus. Auch vergisst er immer häufiger Hausaufgaben zu erledigen und er verliert häufiger Sachen. Freunde rufen kaum noch an. Er muss regelmäßig an sein Fußballtraining erinnert werden, das er immer häufiger ausfallen lässt. Deutlich sichtbar ist die Gewichtszunahme des Jungen seit einem Jahr. Die Eltern beschreiben, dass Jonas schon immer viel und gerne Süßes gegessen habe, aber mittlerweile sei er geradezu süchtig danach. Er würde sich hier an keine Absprachen mit den Eltern halten. Auf dem Schulweg gebe er sein Taschengeld für Süßigkeiten aus und zu Hause würde er dann heimlich Chips und Schokolade aus der Vorratskammer nehmen. Auf Nachfrage der Eltern gestehe er dies aber nie ein. Unter seinem Bett, unter der Matratze, in Schubladen und Taschen würde die Mutter immer wieder eine Vielzahl von Bonbon- oder Schokoladenpapieren finden. Die Eltern kommen mit Jonas in unsere Praxis, weil sie wissen möchten, ob es sich bei ihrem Sohn um einen frühen, heftigen Pubertätsschub handele oder ob Jonas vielleicht ganz andere Probleme habe.

Jonas beschreibt selbst, dass er zunehmend durch die Schule gestresst sei. Früher sei ihm alles zugeflogen, er hätte nie lernen müssen. Das habe sich verändert. Er habe sehr viele Unterrichtsfächer und manche Inhalte müssten nun gelernt werden. Aber er wisse nicht, wie Lernen funktioniere. Er könne sich nicht vor ein Buch setzen und konzentriert langweiligen Lernstoff lesen. Entweder habe er bereits alles im Unterricht durch Zuhören verstanden und abgespeichert, so wie früher, oder er habe ein großes Problem. Er würde sogar jetzt Rechtschreibfehler machen, die ihm früher nicht passiert wären. Das Lesen von langen Texten sei anstrengend und teilweise würde er dann sogar doppelte Buchstaben wahrnehmen oder der Text würde nach einer gewissen Zeit vor seinen Augen zu schwimmen beginnen. Er selbst habe innerlich das Gefühl von ganz viel Druck. Dieses Druckgefühl ließe sich durch Süßigkeiten beruhigen. Deshalb müsse er viel Süßes essen, um nicht so schnell zu explodieren. Er sei häufig sehr müde und habe oft Bauchweh. Und er fühle sich auch zu nichts mehr motiviert. Was ihm früher Spaß gemacht habe, dazu hätte er heute oft keine Energie mehr. Er möge häufig auch nichts mehr mit Freunden unternehmen, auch das sei ihm zu anstrengend. Im Fußball sei er auch viel schlechter als früher, so dass er dort nicht mehr hingehen möchte.

Jonas beschreibt, dass er bereits versucht habe, seinen Eltern all das zu erklären. Sie könnten es aber nicht verstehen. Sie hätten die Meinung, dass es doch früher auch geklappt habe, er ein intelligenter Junge sei und nun einfach mehr tun müsse. Besonders sein Vater zeige wenig Verständnis und dann würde er mit ihm schimpfen und ihm zum Beispiel sagen, dass er einfach faul sei. Da gebe es dann schon mal laute Auseinandersetzungen, auch wenn es um die Ordnung in seinem Zimmer ginge. »Meine Eltern können sich einfach nicht vorstellen, wie es mir geht. Ich kann es ja auch selbst nicht verstehen«, beschreibt Jonas seine Situation zu Hause. Er würde selbst sehr gerne wieder aus dieser Situation herauskommen, er wisse aber nicht wie.

Jonas ist ein sehr intelligenter Junge, der sich bereits im Alter von 12 Jahren nicht nur mit seiner Situation und seinen Problemen auseinandersetzen kann, sondern auch seine Gefühle authentisch beschreibt. Diese Fähigkeit wird häufig bei Kindern nicht entsprechend gewürdigt, sogar oft gar nicht ernst genommen. Dabei ist dies eine sehr gute Voraussetzung für eine positive Kommunikation und

Interaktion innerhalb der Familie. Allerdings müssen Kinder das Gefühl haben, mit ihren Problemen gesehen und gehört zu werden und sich somit ernst genommen fühlen. Erwarten Eltern jedoch, dass das Kind ihre Wünsche und Gefühle und vielleicht sogar ihre Ängste wahrnimmt und diese auch noch verstehen und darauf eingehen soll, so ist das sehr unrealistisch. Ein solches Wunschdenken von Eltern führt oft zu Problemen. Jugendlichen in Jonas Alter fehlt die Erfahrung der Erwachsenen. Deshalb können sie hierauf auch nicht zurückgreifen. Es gibt also noch keinerlei neuronale Vernetzung hierzu. Diese müssen sich erst Schritt für Schritt in den nächsten Jahren durch verschiedene Erfahrungen aufbauen. Setzen die Eltern dies jedoch bereits in Jonas Alter voraus, so wird keine gemeinsame Kommunikationsebene gefunden werden können. Auf der anderen Seite fühlt sich Jonas von seinen Eltern mit seinen Problemen nicht richtig gesehen und verstanden und er ist mit seiner Situation selbst überfordert. Streit und Frustrationen auf beiden Seiten sind dann häufig das Ergebnis.

Aus den Beschreibungen der Eltern und der Auswertung von Fragebögen zur Entwicklung von Jonas, gingen einige Auffälligkeiten hervor, die auf eine Sehverarbeitungsstörung hinweisen können.

Die Auffälligkeiten waren für die Eltern erst in den vergangen zwei Jahren deutlich geworden:

- Erhöhte Müdigkeit
- Schlappheit
- Lustlosigkeit, Schwierigkeiten Motivation aufbauen zu können
- Herausgehen aus sozialen Kontakten
- Konzentrationsprobleme
- Gereiztheit bei Anforderungen
- Jonas erhält zunehmend schlechte Noten und hat Lernprobleme, was für das Umfeld überraschend ist.
- Seine Rechtschreibung verschlechtert sich, obwohl sie bereits ganz gut aufgebaut war.
- Er hat früher Vieles durch gutes Zuhören im Unterricht gelernt, das reicht jedoch nicht mehr aus.
- Er hat früher nicht viel gelernt und trotzdem gute Noten erhalten.

- Er weiß nicht wie Lernen funktioniert, da dies in der Grundschule nicht gebraucht wurde.
- Langes Lesen ist anstrengend für ihn.
- Sehen von doppelten Buchstaben oder Verschwimmen des Textes
- Sucht nach Süßem
- Süßes wirkt beruhigend auf ihn.
- Jonas spürt einen inneren Druck.
- Er kann die eigene Situation nicht verstehen.
- Er will die Situation ändern, weiß aber nicht wie das gehen kann.
- Er fühlt sich unverstanden von seinem Umfeld (Familie, Freunde, Schule).
- Trotz des Wunsches nach Veränderung, bekommt er diese nicht hin.
- Er fühlt sich hilflos.

Was läuft in Jonas Gehirn ab?

Unsere Untersuchungsergebnisse zeigen eine recht ausgeprägte Sehverarbeitungsstörung im Bereich der Blicksteuerung bei Jonas. Die Blicksteuerung ist eine reine Gehirnleistung, die unbewusst und automatisiert abläuft. In der Wissenschaft wird sie als Sakkadenbewegung bezeichnet. Der Mensch bewegt ständig seine Augen in verschiedene Richtungen. Beide Augen bewegen sich dabei weitgehend synchron, also in dieselbe Richtung. So kann der Mensch nicht mit einem Auge nach rechts und mit dem anderen nach links schauen. Wenn es ein Problem in der Blicksteuerung gibt, so können die Augen nicht bewusst synchron und ruhig von links nach rechts gleiten oder umgekehrt. Diese Bewegung ist vielmehr eine holprige Bewegung, die immer wieder einige kleine Sprünge zeigt. Je größer und einfacher strukturiert das zu betrachtende Objekt ist, desto geringer ist die Beeinträchtigung durch solche Blicksprünge. Sind die Blicksprünge jedoch sehr holprig und sehr groß und das zu betrachtende Objekt ist recht klein, wie z. B. die geschriebenen Buchstaben eines Textes, dann ist das Lesen für den Betroffenen anstrengend. Besonders zu Anfang des Leseaufbaus hat die Blicksteuerung eine wichtige Bedeutung. Da müssen beide Augen synchron jeden einzelnen Buchstaben abscannen, damit das geschriebene Wort als

Ganzes zu erkennen und zu verstehen ist. Gibt es keine oder nur unzureichende Blicksprünge beim Abscannen durch die Augen, so gehen beim Lesen Informationen verloren, indem z.B. ein Buchstabe übersprungen wird. Es fehlen also manchmal einzelne Buchstaben, bis hin zu einzelnen Silben in einem Wort oder auch ganze Wörter in einem Satz. Kinder mit einem Blicksteuerungsproblem entwickeln in der Regel Leseprobleme, Rechtschreibprobleme und Rechenprobleme.

Warum Jonas keine Lese- und Rechtschreibstörung oder Rechenprobleme bereits in der Grundschule entwickelt hat, ist eine berechtigte Frage. Jonas Gehirn hat offensichtlich sehr viel und sehr lange durch hohe Intelligenz kompensieren können. Denn Jonas verfügt über einen Intelligenzquotienten von 138. In der Regel ist der Leseaufbau so strukturiert, das zunächst jeder Buchstabe in einem Wort einzeln abgescannt wird, ist dieser Aufbau abgeschlossen, werden kleine Wörter als ein Wortbild abgescannt und bei längeren Wörtern werden Silben gescannt und schließlich werden nur noch der erste, ein mittlerer und der letzte Buchstaben eines Wortes gescannt, wenn die Lesekompetenz voll automatisiert aufgebaut ist. Die Blicksprünge dürfen beim Lesen also größer sein, wenn die Lesefertigkeit automatisiert ist. Jonas hat wahrscheinlich in seinem Leseaufbauprozess schnell Wortbilder erfassen können und ist so schnell in die Automatisierung des Lesens gekommen. Das ist tatsächlich eher die Ausnahme bei einer so ausgeprägten Blicksteuerungsproblematik wie Jonas sie zeigt. Die Kompensation, die sein Gehirn permanent leistet, kostet viel Energie. Mit zunehmenden Anforderungen in der Schule wird das Problem einer fehlerhaften Blicksteuerung dann deutlicher. Wenn eine weitere Fremdsprache hinzukommt und in fast allen Fächern zunehmend das Lesen und Verstehen von langen Texten in einer kleineren Schriftgröße erwartet wird, stellt dies eine erhöhte Belastung der Blicksteuerung und damit auch einen erhöhten Energieverbrauch dar. Die zusätzlich notwendige Energie versucht Jonas unbewusst durch einen sehr hohen Konsum von Süßigkeiten (Glukose) zu gewinnen (Peters & Junge 2011). Jonas kann gut im Unterricht zuhören, denn er verfügt über ein sehr leistungsfähiges Hörverarbeitungssystem. Darüber speicherte er besonders während seiner Grundschulzeit Hörinformationen gut ab und setzte sie entsprechend für Lernprozesse um. Das ermöglichte ihm eine gute Kompensation, worüber er einen Teil seiner Defizite in der Sehverarbeitung ausgleichen konnte. Dieses System funktionierte bei Jonas so gut, dass er während seiner Grundschulzeit zu Hause nicht zusätzlich lernen musste, um gute Noten in der Schule zu erhalten. Aber je höher der Umfang der zu kompensierenden Leistung wird, desto anstrengender wird dieser Vorgang. Mit dem Eintritt ins Gymnasium wurde es für Jonas deutlich anstrengender und mit Beginn der sechsten Klasse war das System überfordert und konnte nicht mehr so funktionieren wie zuvor. Deshalb hatte Jonas in seinem gesamten Energiehaushalt einen massiven Einbruch, den auch ein enorm hoher Zuckerkonsum nicht mehr auffangen konnte. Deutlich wurde dies auch an einem veränderten Verhalten des Jungen. Er kam müde aus der Schule und zog sich sozial zurück. Er brauchte nun am Nachmittag Schlaf, hatte keine Motivation mehr etwas zu unternehmen und wollte nicht einmal mehr zum Fußballtraining gehen. Diese Verhaltensänderungen waren sowohl für die Eltern, als auch für Jonas, schwer zu verstehen, solange nicht klar war, welche Gründe es hierfür gibt. Durch eine Verbesserung der Blicksteuerung wird sich der Energieaufwand für Jonas wieder reduzieren. Das funktioniert nicht sofort, es ist vielmehr ein Prozess, der durchaus einige Monate oder gar ein gutes Jahr dauern kann. Auch wenn die hohe Kompensationsleistung während der Grundschulzeit für Jonas vorteilhaft war, so wendet sie sich nun zu einem Nachteil. Dieses Dilemma ist bei sehr intelligenten Kindern mit einer Sehverarbeitungsstörung oft zu beobachten. Ihre Probleme tauchen später auf, sehr häufig erst in der vierten Klasse der Grundschule oder sogar erst in der sechsten Klasse am Gymnasium. In diesen beiden Klassen erhöhen sich die Anforderungen meist drastisch, wofür die Kompensationsanstrengungen dann oft nicht mehr ausreichen. Das Verarbeitungssystem ist dadurch überfordert, deutliche Symptome sind für das betroffene Kind zu spüren und für seine Umwelt zu beobachten. Viele betroffene Kinder stürzen an dieser Stelle, ohne ersichtlichen Grund von außen, in ihrem Leistungsverhalten ab. Da die Symptome eher in einem völligen Energieeinsturz zu beobachten sind, meist von häufigen Kopfschmerzen oder auch häufiger Übelkeit begleitet, wird von einer kognitiven Überforderung des Kindes ausgegangen. Eine entsprechende Diagnostik in Bezug auf eine Informationsverarbeitungsstörung kann zeigen, ob z.B. eine Seh- und/oder Hörverarbeitungsstörung die Ursache für den Energieeinbruch und damit für die verminderte Leistungsfähigkeit des Kindes ist.

Eine Klassenwiederholung oder ein Schulwechsel lösen dieses Problem jedenfalls nicht. Für Jonas ist es wichtig, über eine entsprechende therapeutische Maßnahme hinaus auch Lernstrategien und Lernstrukturen aufzubauen, wenn er später das Abitur schaffen möchte. Denn dies wird seine, wenn auch sehr gute Intelligenz auf Dauer allein nicht kompensieren können.

3.2 Beispiele aus der Praxis: Hörverarbeitungsstörungen

Im Folgenden berichten wir ausführlich über typische Auffälligkeiten und Verhaltensweisen bei Hörverarbeitungsstörungen im Kindes- und Jugendalter, und zwar anhand des Beispiels von Philipp. Der Junge hat Schwierigkeiten Lesen, Schreiben und Rechnen zu lernen, obwohl er durchschnittlich intelligent ist. Er hat eine deutliche Hörverarbeitungsstörung (AVWS).

Philipp hat keine Lernerfolge

Als Philipp zu uns in die Praxis kommt, ist er acht Jahre alt und besucht bereits zum zweiten Mal die Kombiklasse eins und zwei einer Montessori-Schule. Zu diesem Zeitpunkt kann er weder Lesen, noch Schreiben, noch Rechnen. Er war aufgrund von Entwicklungsverzögerungen zunächst ein Jahr von der Einschulung zurückgestellt worden. Die Eltern entschieden sich dann für die Einschulung in eine Montessori-Schule, da sie sich hier mehr Verständnis und Unterstützung für Philipp mit seinen Entwicklungsproblemen erhofften. Auch wenn er diese Unterstützung in der Schule von seiner Lehrerin bekommt, so ist für Philipp trotzdem sowohl der Lese-

als auch Rechtschreibaufbau, sowie das Rechnen extrem anstrengend und wenig erfolgreich. Wird ihm ein Laut vorgesprochen, so kann er diesem meist keinen entsprechenden Buchstaben zuordnen. Im sozialen Bereich ist Philipp zunehmend ein Außenseiter. Er hat keine Freunde in der Klasse, wird zu keinem Kindergeburtstag eingeladen und auch zu Hause möchte er mit keinem anderen Kind mehr spielen. Der Junge wirkt meist so, als säße er unter einer Glasglocke, die einen direkten Kontakt zwischen ihm und seinem Umfeld verhindert. Auf Ansprache reagiert er meist verzögert. Dann gibt es aber auch andere Situationen, in denen Philipp in unangemessener Form den Kontakt zu Gleichaltrigen sucht, in dem er »aufdreht« und andere Kinder sich durch ihn provoziert fühlen. Der jüngere Bruder wird schließlich zu Philipps alleinigem Spielkameraden.

Was war bei Philipp zu berücksichtigen?

Philipp sei ein sehr ruhiger Säugling gewesen. Dies war er auch noch im Kleinkindalter, denn er sprach nicht. Als er schließlich im Alter von zweieinhalb Jahren die ersten Worte herausgebracht habe, wären diese verwaschen und undeutlich gewesen. Das hielt auch noch während der Kita-Zeit an. Die Hörbefunde beim HNO-Arzt waren stets unauffällig. Auffällig war jedoch, dass der Junge im Alter von einem bis fünf Jahren wiederholt Mittelohrentzündungen hatte, die stets antibiotisch behandelt wurden. Die Erzieherinnen hatten die Eltern auf weitere Probleme in Philipps Entwicklung aufmerksam gemacht. Bestimmte Buchstaben fielen dem Jungen in der korrekten Aussprache schwer, wie »s« oder »sch«, »r«, »l« und »b« und »p«. Zudem habe Philipp sich in der Kita immer wieder zurückgezogen und am liebsten allein spielen wollen. Wenn andere Kinder laut tobten, habe Philipp sich die Ohren zugehalten. Durch ergotherapeutische und logopädische Maßnahmen im Rahmen der Frühförderung wurde Philipp in der Kita unterstützt. Zudem wurden eine Reihe standardisierter Testverfahren mit ihm durchgeführt, die im Ergebnis eine Entwicklungsverzögerung zeigten. Die Unterstützungsmaßnahmen wurden auch nach Philipps Einschulung weiter fortgesetzt, sie griffen jedoch extrem langsam, oder gar nicht. Die Befürchtung der Eltern war nun, dass Philipp eine Lernstörung habe oder geistig minderbegabt sein könnte. Obwohl die Mutter betonte, sie habe eigentlich immer das Gefühl gehabt, dass ihr Sohn nur die richtige Unterstützung bräuchte.

In der Diagnostik zeigte sich, dass Philipp noch nicht alle Buchstaben kannte, obwohl er nun seit fast zwei Schuljahren die Schule besuchte und seine Lehrer sich große Mühe mit ihm gaben. Philipp schien nichts behalten zu können. Er hatte bis zu diesem Zeitpunkt kaum eigene Impulse für schulische Lernprozesse aufgebaut. Was er mühevoll im Unterricht lernte oder zu Hause mit seiner Mutter übte, hatte er bereits nach sehr kurzer Zeit wieder vergessen.

Die Mutter hatte das richtige Gefühl, denn in unserer Diagnostik stellte sich heraus, dass Philipp eine massive Hörverarbeitungsstörung hat und nicht minderbegabt ist.

Philipp war über die ersten Therapiestunden hinweg sehr ruhig. Er nahm zunächst wenig Kontakt auf. Fragen beantwortete er nur sehr kurz mit »Ja« oder »Nein«, »Weiß nicht« oder mit Kopfschütteln. Fragte man ihn, wie es in der Schule war, kam stets ein »gut« als Antwort. Nichts Weiteres. Fragte man nach, was er am Wochenende gemacht habe, kam ein: »Nichts.« Es war mühsam Philipp zum Sprechen zu bringen, denn jede einzelne Satzformulierung bereitete ihm offensichtlich große Mühe. Sein Wortschatz war entsprechend gering. Er zeigte auch immer wieder Wortfindungsschwierigkeiten. Es war Philipp anzumerken, dass er sehr unter Druck stand. Denn der Junge wollte unbedingt Lesen, Schreiben und Rechnen lernen und er war bereit alles dafür zu geben.

Neben einer guten Zusammenarbeit mit den Eltern gibt es einen guten Austausch mit Philipps Schule. Und Philipp hat eine Schulbegleiterin, die ihn während der Schulzeiten im Unterricht und der Freiarbeit unterstützt. Durch eine gute interdisziplinäre Zusammenarbeit zwischen Lehrern, Schulleitung, Schulbegleiterin und Therapeuten kann der Junge sehr gut gefördert werden (siehe Kapitel 6 »Fördermöglichkeiten betroffener Kinder«).

Therapeutisch starteten wir mit einer Wahrnehmungstherapie (siehe Kapitel 5). Wir entwickelten zu dem ein Übungskonzept, das er sowohl zu Hause, als auch in der Schule trainieren konnte. Erste kleine Erfolge zeigten sich. Zum Durchbruch kam es jedoch durch die Kombination mit der Lasertherapie. Mit dieser therapeutischen Methode konnte Philipps Hörverarbeitung enorm verbessert werden. Mit der zunehmenden Verbesserung der Hörfähigkeit zeigte sich auch eine deutliche Verbesserung seiner Feinmotorik. Über die bessere Feinmotorik bekam Philipp ein regelmäßiges Schriftbild. Offensichtlich kam es nun auch zunehmend zu weiteren Verknüpfungen der Hör- und Sehverarbeitung und auch zu motorischen Netzwerken im Gehirn. Denn Philipp begann nun gehörte Buchstaben nicht nur visuell zuordnen, sondern auch schreiben zu können.

Innerhalb eines Therapiejahres ist Philipp in den zuverlässigen Aufbau aller Buchstaben gekommen und er liest bereits einfache Texte über zwei Seiten, in großer Schrift. Es gelingt ihm zunehmend besser, einfache Textinhalte zu erfassen. Den Rechenaufbau von Plus- und Minusaufgaben im Hunderterraum schaffte Philipp innerhalb eines Jahres. Zudem ist er mittlerweile sehr gut im Kopfrechnen. Der Energieaufwand zur Erbringung dieser Leistungen ist deutlich gesunken, wenngleich er doch noch immer überdurchschnittlich hoch ist. Das zeigt sich besonders durch häufiges Gähnen und einer abnehmenden Motivation, sowie einem überdurchschnittlich schnell erschlaffenden Muskeltonus. Philipp braucht deshalb noch entsprechende Pausen beim Lernen. Auch wenn der Junge enorme Fortschritte innerhalb eines Jahres machte, so ist der Prozess noch nicht abgeschlossen. Es bedarf der weiteren therapeutischen Unterstützung um z.B. die Erweiterung seiner Konzentrationsspanne, eine Verbesserung der Interaktion zu Gleichaltrigen und mehr Eigenwahrnehmung aufzubauen.

Folgende Auffälligkeiten zeigten sich in Philipps Entwicklung:

Kleinkindalter:

- Philipp schlief sehr viel.
- Er begann sehr spät zu Sprechen.
- Er hatte wiederholt Mittelohrentzündungen.

Kita-Alter:

- Ein verzögerter Sprachaufbau
- Ein verzögerter Aufbau der Feinmotorik
- Eine verzögerte Entwicklung der sozialen Interaktion
- Er reagierte häufig nicht gleich bei Ansprache.
- Er bekam viele Dinge nicht mit, z. B. was die Erzieherinnen in der Gruppe sagten.
- Er hörte nicht zu, wenn Bücher vorgelesen wurden.
- Er war Einzelgänger.
- Er vermied Gruppen.
- Er hielt sich die Ohren zu, wenn es laut wurde.
- Im Vorschulalter hatte er noch Schwierigkeiten in der Aussprache bestimmter Buchstaben.

Schulalter:

- Philipp hat eine sehr geringe Aufmerksamkeitsspanne.
- Er ist schnell ablenkbar durch äußere Geräusche.
- Er braucht meist etwas länger, bis er auf verbale Ansprache reagiert.
- Er versteht manche Wörter falsch.
- Er hat einen auffallend geringen Selbstwert.
- Er braucht ein sehr zuverlässiges Ordnungsprinzip, mag keine Veränderungen.
- Er kann nicht mit Spontanität umgehen.
- Er hat ein schlechtes Gedächtnis: Was zu Hause gelernt wird, ist nach wenigen Minuten oder Stunden wieder weg.
- Er hat soziale Schwierigkeiten, hat keine Freunde.
- Er ermüdet schnell bei den Hausaufgaben oder bei schulischen Lernprozessen.
- Er wirkt nach dem Schulunterricht stets erschöpft.
- Er hat keine Motivation zur Leistungsanstrengung.
- Er braucht viel Unterstützung und Zuwendung durch die Eltern.
- Es ist kaum eigener Antrieb vorhanden, um in Lernsituationen zu gehen.
- Er braucht viel Sicherheit durch Bezugspersonen.
- Er traut sich selbst wenig zu.

- Er hat Probleme in der sozialen Interaktion mit Gleichaltrigen.
- Er reagiert aggressiv bei Überforderung.
- In der eins-zu-eins-Beziehung und einer ruhigen Umgebung fällt Philipp das Zuhören deutlich leichter.

Was läuft in Philipps Gehirn ab?

Die Ohren zeigten bei Philipp keinerlei Beeinträchtigung, wie es ein Hals-Nasen-Ohrenarzt bestätigte. Philipps Problem liegt an der langsamen und sehr auffälligen Hörverarbeitung im Gehirn. Das Problem entsteht durch unterschiedliche Verarbeitungsgeschwindigkeiten hinter dem linken und dem rechten Ohr. Der Junge kann dann die gesprochenen Wörter nur unzureichend analysieren, Konsonanten sind für ihn schwer zu unterscheiden. Informationen, die er hört, sind für ihn meist verzögert mit einem sinnhaften Inhalt zu verstehen, manchmal ergibt das Gehörte für ihn aber auch gar keinen eindeutigen Sinn. Für Philipp ist es anstrengend zuzuhören. Je länger er zuhören muss, desto mehr werden die gesprochenen Worte zu einem Sprachsalat in seinem Gehirn. Die sprachliche Entwicklung hatte sich bei ihm sehr verzögert aufgebaut. Es zeigten sich Einschränkungen im aktiven und passiven Wortschatz. In der Logopädie bestätigte sich diese Symptomatik. Der Junge hatte noch lange Wortfindungsstörungen, da er nur einen unzureichenden Zugriff auf seinen phonologischen Speicher hatte. Aufgrund seines Hörfilterproblems kann Philipps Gehirn nur schwer und lückenhaft Hintergrundgeräusche in ihrer Intensität filtern. Auch dieses Defizit trägt zu einem Hör- und Sprachbrei in seinem Gehirn bei. Eine klare Abspeicherung im Gedächtnis ist für ihn deshalb auch nur lückenhaft möglich. Nur wenn die Lehrkraft ihn von vorn anspricht, auf seine Größe geht, es leise im Raum ist und ihre Formulierungen kurz, knapp und eindeutig sind, hat er eine Chance sie sowohl akustisch als auch inhaltlich spontan zu verstehen. Dann ist es für ihn auch einfacher den Inhalt des Gesagten zu behalten. Gesprochene Informationen zu behalten fällt Philipp auch deshalb schwer, weil die Verbindung zwischen den Seh- und Hörnetzwerken in seinem Gehirn nicht gut miteinander vernetzt sind. Die Leseprobleme und sein noch lückenhaftes Leseverständnis gehen ebenfalls darauf zurück, dass die Verbindung der gehörten und der gesehenen Buchstaben im Gehirn nicht gut miteinander verbunden sind.

Da Philipp aufgrund seiner Mittelohrentzündungen in der Vergangenheit viele Hörabspeicherungen fehlen, müssen diese nachgeholt und teilweise unter der neuen Hörsituation abgespeichert werden. Das führt zu einer weiteren Vernetzung der Hörnetzwerke. Hierzu bedarf es gezielter Therapien um Philipp die Chance zu geben, seine Entwicklungsdefizite aufzuholen.

Philipps Hörfilterproblem führt auch dazu, dass er sehr geräuschempfindlich ist. Er meidet Gruppen, da diese ihm meist zu laut sind. Toben und schreien Kinder in seiner Umgebung, so hält er sich oft die Ohren zu, da es unerträglich laut für ihn ist. Die anderen Kinder sind zudem meist zu schnell für seine auditive Verarbeitung. Bis er verstanden hat, worum es geht, sind die anderen Kinder in ihrem Gespräch oder Spiel schon wieder weiter. Somit reagiert Philipp verzögert und damit für die anderen Kinder nicht adäquat. Seine Reaktionen passen oft nicht zum Erlebensmoment der anderen Kinder, die schon wieder beim Nächsten sind, wenn Philipp noch auf das erste reagiert. Somit bleibt er häufig allein zurück.

Eine deutlich entspanntere Umgebung bietet sich Philipp in der Autowerkstatt seines Opas. Hier ist es ruhig und er darf manchmal mithelfen, was ihm Spaß macht. Dadurch ist hier alles weniger anstrengend für Philipp und seine Probleme zeigen sich nicht so deutlich. Philipp ist mit seinem Opa in der eins-zu-eins-Beziehung in einem kleinen, ruhigen Raum. Hier darf er seinem Opa helfen, ohne dabei viel reden zu müssen. Und auch der Opa redet nicht viel auf Philipp ein. Das ist für Philipp deutlich weniger anstrengend. Dem Opa fallen deshalb Philipps Probleme kaum auf.

3.3 Beispiele aus der Praxis: Ein bunter Mix an Auffälligkeiten

Die meisten Kinder mit einer Informationsverarbeitungsstörung haben Verarbeitungsstörungen in mehreren Sinnesbereichen. Eine Kombination von Seh- und Hörverarbeitungsstörungen sehen wir sehr häufig. Oft werden diese von grob- und/oder feinmotorischen Auffälligkeiten begleitet. Zusätzliche psycho-soziale Auffälligkeiten, verbunden mit einem geringen Selbstwert, Ängsten, sozialer Einsamkeit, Interaktionsproblemen, zurückgezogenem oder aggressivem Verhalten und anderes mehr sind ebenfalls häufig bei Informationsverarbeitungsstörungen zu beobachten. Es ist wichtig, in einer Diagnostik stets mehrere Bereiche zu berücksichtigen, um in der Therapie gezielt arbeiten zu können und erfolgreich zu sein. In diesem Zusammenhang sollte auch festgestellt werden, ob es sich bei den auffälligen Befunden um primäre Symptome oder um Sekundärstörungen handelt. Eine Sekundärstörung ist eine Begleitsymptomatik, die Ursache liegt jedoch in einem anderen Bereich. Wird dieses nicht unterschieden, so kann es sein, dass in der Therapie nur an einer Sekundärstörung gearbeitet wird. Die zugrundeliegende Ursache des Problems, also die auslösende Problematik, wird dann aber häufig übersehen. Ein anhaltender Therapieerfolg ist unter dieser Vorgehensweise nicht zu erwarten. Es gibt Kinder, die auffällige Befunde sowohl in der Seh- als auch in der Hörverarbeitung haben. Das Basisproblem ist aber bei manchen dieser Kinder die Störung in der Sehinformationsverarbeitung. Die Hörverarbeitung ist dann eine Sekundärstörung, die sich über längere Zeit hinweg auf der Grundlage der Sehverarbeitungsstörung aufgebaut hat. Das kann aus folgendem Grund geschehen: Weil die Sehverarbeitung einen extrem hohen Energieaufwand benötigt, steht der Hörverarbeitung zunehmend weniger Energie zur Verfügung, weshalb sich dann in diesem Verarbeitungsbereich ebenfalls eine Störung entwickeln kann. Bei diesen Kindern ist es meist ausreichend, therapeutisch allein in der Sehverarbeitung zu arbeiten. Die Hörverarbeitungsprobleme bauen sich ab, sobald das Energieproblem durch eine verbesserte Sehverarbeitung aufgelöst ist. Oder auch umgekehrt, so dass die Hörverarbeitungsstörung die primäre Störung ist und sich hierauf eine Sehverarbeitungsstörung aufbaut. Es gibt aber auch viele Kinder mit auffälligen Befunden in der Seh- und auch der Hörinformationsverarbeitung, die jeweils ein massives eigenes, primäres Problem in jedem der beiden Verarbeitungsbereiche haben. Dies erfordert therapeutisch in beiden Bereichen zu arbeiten, um die Situation erfolgreich zu verändern. Motorische Auffälligkeiten, besonders in der Feinmotorik sind häufig zusätzlich zu beobachten, vor allem bei einer Sehverarbeitungsstörung. Auch hierbei ist die Unterscheidung ebenfalls sehr wichtig, ob es sich bei den motorischen Einschränkungen um sekundäre Störungen handelt oder um eine eigenständige Basisstörung. Aus unserer Erfahrung heraus können wir berichten, dass in der Kombination mit einer Sehverarbeitungsstörung besonders die feinmotorischen Auffälligkeiten sekundäre Störungen sind. Durch eine Verbesserung der Sehverarbeitung verbessert sich häufig auch die Feinmotorik, ohne dass zusätzlich mit dem betroffenen Kind daran gearbeitet wurde. Wir möchten aber nicht unerwähnt lassen, dass es neben einer Seh- und Hörverarbeitungsstörung, primäre Störungen in anderen Verarbeitungsbereichen gibt. Diese bedürfen dann einer eigenen Therapie. Psychosoziale Auffälligkeiten im Zusammenhang mit Seh- und/oder Hörverarbeitungsstörungen sind oft sekundäre Störungen, die sich auf der Grundlage einer oder mehrerer Verarbeitungsstörungen aufgebaut haben und durch diese weiter aufrechterhalten werden (Vergl. hierzu den Elternbericht »Bericht von Marie und ihrer Mutter« im Kapitel 7). Da es selbstverständlich auch eine Reihe anderer Auslöser für psychosoziale Auffälligkeiten gibt, ist dies aber auch nicht immer automatisch der Fall. Deshalb ist auch hier eine entsprechende differenzierte Diagnostik über alle diese Bereiche notwendig.

Es kann also Kombinationen von Auffälligkeiten aus unterschiedlichen Sinnessystemen geben. Ebenfalls sind Kombinationen von Problemen der Sinnesorgane, wie den Augen und Ohren in Verbindung mit anderen Informationsverarbeitungsstörungen möglich. Wenn z. B. ein konstantes Schielen (Strabismus) bei einem Kind vorhanden ist, so ist das zunächst ein Augenproblem, um das sich der Augenarzt kümmert. Bei Betroffenen kommt es jedoch in den meisten Fällen zwangsläufig auch zu Sehverarbeitungsproblemen. Es müsste hier zusätzlich zu dem, was der Augenarzt in Hinsicht auf das Schielen der Augen leistet, die Sehverarbeitung im Gehirn angeschaut und womöglich therapiert werden. Oder der Augenarzt diagnostiziert eine Hornhautverkrümmung (Astigmatismus) oder eine Weitsichtigkeit (Hyperopie). Hier kann es völlig unabhängig von diesen Diagnosen zusätzlich eine Sehverarbeitungsstörung geben, für den Hörbereich gilt dasselbe entsprechend.

Einen bunten Mix an Auffälligkeiten zeigen überproportional häufig frühgeborene Kinder. Diese haben nicht nur überdurchschnittlich häufig Netzhautprobleme, weshalb sie in den ersten Lebensjahren regelmäßig untersucht werden sollten. Nach unserer eigenen Erfahrung aus der Praxisarbeit zeigen Frühgeborene überdurchschnittlich oft Seh- und/oder Hörverarbeitungsprobleme. In diesem Zusammenhang möchten wir über Emil berichten:

Emil kam zu früh auf die Welt

Emil ist ein Zwillingskind. Wegen einer befürchteten Unterversorgung und anderer Probleme, die während der Schwangerschaft auftraten, erblickten Emil und seine Zwillingsschwester Klara in der 34. Schwangerschaftswoche per Kaiserschnitt das Licht der Welt. Emil war leichter und kleiner als Klara und insgesamt der weniger entwickelte Zwilling. Er verbrachte die ersten zwei Wochen seines zarten Lebens im Brutkasten und konnte schließlich drei Wochen nach seiner Geburt die Klinik verlassen. Emils Entwicklung verlief in den folgenden Monaten, unter Berücksichtigung seiner Situation, zufriedenstellend. Die Eltern sorgten sich noch lange um seine Entwicklung, auch wenn er langsam aber stetig an Gewicht zunahm und wuchs. Emil holte bis ins Kita-Alter seinen Gewichts- und Größenrückstand gut auf. Auffallend im Kleinkindalter war aber die sehr verlangsamte Sprachentwicklung des Jungen und seine ausgeprägte Geräuschempfindlichkeit. Jedes kleine Geräusch lenkte ihn ab, schlafen konnte er nur, wenn es absolut still war. Im Kita-Alter hatte Emil vielfache Mittelohrentzündungen, die schließlich zum Einsetzen von Paukenröhrchen führten. Auffallend war hier die geringe Schmerzempfindlichkeit des Jungen, weshalb die Mittelohrentzündungen den Eltern häufig erst spät auffielen. Emil wurden schließlich auch Polypen entfernt, seine Geräuschempfindlichkeit hielt jedoch weiterhin an. So hielt er sich in der Kita häufig die Ohren zu. Seine Sprache war undeutlich und sein Wortschatz gering für sein Alter. Es gab trotz logopädischer Unterstützung nur sehr langsame und begrenzte Fortschritte. Außerdem fiel Emil zunehmend durch sein unangepasstes Verhalten auf, da er sich nicht an Regeln halten konnte, weder in der Kita, noch zu Hause. Er benötigte viel Zuwendung von den Erzieherinnen und später von den Lehrern, als auch von seinen Eltern. Diese konnten Emil nie aus den Augen lassen, da sein Verhalten gegenüber anderen Kindern oft nicht berechenbar war. Emil zettelte schnell Streit an und reagierte unangemessen aggressiv. Zunehmend fiel er auch durch seine Tollpatschigkeit auf.

Zum Zeitpunkt der Einschulung war Emil ein kräftiges Kind, das bereits zu leichtem Übergewicht neigte. Dieses äußere Erscheinungsbild täuschte darüber hinweg, dass Emils gesamte Entwicklung noch immer nicht gut aufgeholt war. Emils Gehirn war in seiner Entwicklung noch lange nicht »schulreif«, wie sich schon bald zeigte. Der Junge hatte große Lernprobleme und zeigte deutliche Verhaltensauffälligkeiten. Er war mit den meisten Anforderungen der ersten Klasse noch sehr überfordert. Seine sprachliche Ausdrucksweise machte ihm weiterhin zu schaffen und er kam nicht in den Lese- und Rechtschreibaufbau, auch das Rechnen und der Schreibprozess machten Schwierigkeiten. Emil konnte die Zeilen im Heft nicht einhalten, zeigte eine verkrampfte Stifthaltung und lehnte es ab zu malen. Er hatte zudem eine hohe Lichtempfindlichkeit, rieb sich häufig die brennenden Augen und blinzelte hin und wieder. Der hinzugezogene Augenarzt konnte keine Auffälligkeiten an den Augen bei Emil feststellen. In der Schule zeigte der Junge zunehmend aggressives Verhalten. Er beschimpfte Mitschüler und Lehrer, zeigte Imponierverhalten und hielt teilweise grundlegende Regeln nicht ein. Seine Klassenlehrerin musste manchmal andere Kinder vor Emil schützen. Das führte bereits in der ersten Klasse zu zahlreichen Gesprächen zwischen der Schule und den Eltern, sowie bereits mehreren Ausschlüssen vom Unterricht. In dieser Situation kamen die Eltern mit Emil zur Diagnostik in unsere Praxis. Emil erhielt die Diagnosen einer Hör- und Sehverarbeitungsstörung und einer Selbstregulationsstörung.

Was läuft in Emils Gehirn ab?

Gerade zu früh geborene Kinder sollten in Bezug auf ihre Schulreife im Alter von fünf bis sechs Jahren auch in Hinsicht auf ihre Gehirnreife untersucht werden. Hierüber geben die üblichen Parameter bei den entsprechenden Vorsorgeuntersuchungen oder den Schuleingangstestungen bislang nur wenig Hinweise. Noch weniger kann dies allein durch den äußeren Eindruck des Kindes beurteilt werden. Auch wenn ein Vorschulkind die entsprechende Körpergröße und das notwendige Körpergewicht erreicht hat, bedeutet dies nicht, dass es auch über eine entsprechend notwendige Gehirnreife verfügt. Dies zeigte sich auch bei Emil. Die jeweiligen Verarbeitungsgeschwindigkeiten hinter dem linken und dem rechten Auge, sowie hinter dem rechten und linken Ohr waren extrem langsam und bei weitem nicht altersentsprechend. Hinzu kam, dass die Verarbeitung hinter beiden Ohren jeweils in unterschiedlichen Geschwindigkeiten abliefen. Das Gleiche galt für die Sehverarbeitung hinter den beiden Augen. Emils Gehirn konnte auch kaum Hintergrundgeräusche filtern. Da die Verarbeitungsgeschwindigkeiten zu dem auch noch sehr langsam waren, ist davon auszugehen, dass Emils Gehirn noch nicht die notwendige Reife eines Grundschülers besaß. Weiterhin schienen die Verbindungen zwischen den Seh- und Hörnetzwerken, sowie der Motorik noch nicht gut genug aufgebaut zu sein, um den Anforderungen der Schule entsprechen zu können. Emil zeigte in seinem Verhalten auch eine Selbstregulationsstörung. Der Junge schien durch die viel zu hohen Anforderungen an seine noch schwach vernetzten visuellen und auditiven Verarbeitungssysteme schnell in Stresssituationen zu kommen, die er noch nicht selbständig regulieren konnte (siehe Kapitel 4.4 zu Stressdiagnostik). So waren das Aggressionsverhalten und die Unberechenbarkeit des Jungen die Folge seiner permanenten Überforderung. In dieser Situation konnte Emil keine eigenen Lösungskonzepte für Alltagsanforderungen in der Schule entwickeln. Sein Gehirn brauchte noch weitere Entwicklungszeit, in einer ruhigen Umgebung. Es wäre für Emil gut gewesen, wenn er für mindestens ein Schuljahr vom Schuleintritt zurückgestellt worden wäre. Hierdurch hätte er weitere Entwicklungszeit gewinnen können, bevor er in die für ihn stressauslösende Schulsituation gekommen wäre. Da er sich aber bereits am Anfang der zweiten Klasse befand, als er zu uns kam, konnte seine Einschulung nicht rückgängig gemacht werden. In einer guten Zusammenarbeit mit der Schule und den Eltern konnte Emil über ein Schuljahr hinweg therapeutisch intensiv betreut werden. Dies erwies sich als eine sehr gute Lösung, denn so gab es eine realistische Chance, um mit Hilfe gezielter Wahrnehmungstherapien Emils Situation in der Schule und zu Hause zu verbessern. Die gute interdisziplinäre Zusammenarbeit mit Emils Schule war eine elementar wichtige Fördergröße in der weiteren schulischen Entwicklung des Jungen. Ob es jedoch möglich sein wird, die Defizite des Jungen komplett aufzuarbeiten, kann noch nicht abschließend beurteilt werden.

Minderbegabung und Verarbeitungsstörungen

Auch bei minderbegabten Kindern kann es entsprechende Verarbeitungsstörungen in einem oder mehreren Bereichen geben, die aber nicht zwangsläufig mit der Minderbegabung in Zusammenhang stehen müssen. So ist es durchaus möglich, dass ein minderbegabtes Kind keinen oder kaum einen Lese- oder Rechtschreibaufbau leisten konnte, weil es eine zusätzliche visuelle Informationsverarbeitungsstörung hat, was aber nicht in Verbindung zur Minderbegabung stehen muss. Verarbeitungsstörungen sind meist nicht die Ursache für eine Minderbegabung, sondern eine zusätzliche Beeinträchtigung. Leider wird dies häufig nicht differenziert. Eine Verarbeitungsstörung ist aber oft auch bei minderbegabten Kindern gut zu behandeln. Hierdurch wird es möglich eine Reihe von Problemen, die unter Umständen auch in den kognitiven Bereich des Kindes hineinspielen, zu beheben.

Minderbegabungen bei Kindern können viele unterschiedliche Ursachen haben. Es geht dabei häufig um strukturelle Probleme im Gehirn, so dass das Gehirn in seiner Entwicklung während der Schwangerschaft mit Einschränkungen aufgebaut wurde. Es kann zu Verletzungen gekommen sein, oder auch zu einer Minderdurchblutung des Gehirns, z. B. durch Sauerstoffmangel, oder es gab während der Geburt Probleme oder eine gravierende Verletzung in der Folge eines Unfalls. Neben diesen Ursachen, die zu einer Minderbegabung führen, können die betroffenen Kinder zusätzlich eine Informationsverarbeitungsstörung aufgebaut haben, die weitere Lernbeeinträchtigungen zur Folge haben kann. Informationsverarbeitungsstörungen sind jedoch keine strukturellen Störungen, sondern ausschließlich funktionelle Beeinträchtigungen. Bei einer Informationsverarbeitungsstörung geht es nicht um ein Problem oder eine Verletzung der Gehirnstruktur, es geht ausschließlich um Einschränkungen der Funktionen während der Verarbeitung von Informationen im Gehirn. Es geht dabei um Verarbeitungswege, Blockaden, Vernetzungen und anderes mehr. Wir haben in unserer Praxis die Erfahrung gemacht, dass bei manchen kognitiv minderbegabten Kindern eine Diagnostik von auditiven und visuellen Verarbeitungsstörungen durchaus sinnvoll sein kann. Denn sollte eine Informationsverarbeitungsstörung in einem oder mehreren Verarbeitungsbereichen vorliegen, können Lernprozesse hierdurch zusätzlich beeinträchtigt werden. Dies ist jedoch unter Umständen mit einer gezielten therapeutischen Unterstützung zu verbessern. Und eine mögliche Weiterentwicklung der kognitiven Leistungen bei minderbegabten Kindern ist häufig mit einem gesteigerten Selbstwert verbunden. Ob eine solche Untersuchung sinnvoll ist, hängt von der individuellen Beeinträchtigung des Kinds ab. Eine ausführliche Besprechung im Vorfeld einer Diagnostik ist zu empfehlen, um eine gute Abwägung über den Sinn und den zu erwartenden Erfolg vornehmen zu können. Hierzu das folgende Beispiel aus der Praxis:

Jasmin möchte rechnen lernen

Jasmin ist mittlerweile 15 Jahre alt und gilt als minderintelligent. Sie besucht als Integrationskind die sechste Klasse einer Montessori-Schule. Jasmins Eltern kamen gemeinsam mit ihr zu uns. Sie wollten abklären lassen, ob die kognitive Entwicklung ihrer Tochter noch weiter gefördert werden könnte oder ob ihre Möglichkeiten erschöpft seien. Jasmin war zu diesem Zeitpunkt bereits 13 Jahre alt. Sie konnte sehr gut lesen, allerdings hatte sie kein gutes Leseverständnis. Sie verstand meist nicht den zusammenhängenden Sinn eines Textes und konnte den Inhalt somit auch nicht nacherzählen. Das größte

Problem sahen die Eltern allerdings darin, dass Jasmin nicht rechnen konnte. Die Eltern hofften, dass ihre Tochter irgendwann in der Lage sein würde, zumindest Plus- und Minusaufgaben im Kopf zu rechnen. So könnte sie dann auch den Umgang mit Geld erlernen und selbständig einkaufen gehen. Dafür braucht Jasmin aber ein gewisses Zahlenverständnis. Das Mädchen verfügte jedoch über keinerlei Zahlenvorstellung. Sie hatte gelernt kleinere Rechenaufgaben zu lösen, indem sie diese an ihren Fingern abzählte. Dies gelang Jasmin daher bis zur Zahl zehn mehr oder minder gut. Sie hatte also keinerlei innere Visualisierung aufgebaut, was sich durch das nicht vorhandene Lese- und Zahlenverständnis zeigte. So konnte Jasmin auch nur schwer Dinge, die sie zum Beispiel einige Tage zuvor erlebt hatte, in einem verständlichen Zusammenhang erzählen. Jasmin fehlte die Fähigkeit diese Bilder in ihrem Kopf zu einer Vorstellung oder einem stabilen Gesamtbild zusammenzusetzen. Diese Fähigkeit wird unter anderem auch für Rechenoperationen benötigt. Die hierfür zuständigen Zellnetzwerke waren offensichtlich nicht richtig aufgebaut oder nicht entsprechend vernetzt, so dass sie in derselben Taktung miteinander arbeiten konnten. Hinzu kam, dass Jasmin große Probleme in der Lage- und Raum-Orientierung zeigte. Rechts von links, manchmal auch oben oder unten zu unterscheiden fiel ihr schwer. Ein zuverlässiges Richtungsdenken ist für die meisten mathematischen Operationen aber wichtig. Hinzu kam eine begrenzte Konzentrationsspanne mit einer hohen Ablenkbarkeit durch äußere Reize. Außerdem war Jasmin recht langsam in allen Prozessen. Um zum Beispiel benötigte Arbeitsmaterialien auf den Tisch zu legen, brauchte sie oft recht viel Zeit. Und doch hatte sie meist ohne Ermahnung schließlich alles zusammengetragen, was notwendig war. Das Umfeld brauchte also Geduld und Zutrauen zu Jasmin. War dies gegeben, konnte meist recht gut mit ihr gearbeitet werden.

In der Diagnostik zeigte sich, dass bei Jasmin sowohl eine Sehverarbeitungsstörung, als auch eine binokulare Fusionsstörung vorlagen. Da Jasmin über eine gute Blicksteuerung verfügte, konnte der rein mechanische Leseaufbau gut erfolgen. Für uns stellte sich nun die Frage, ob es möglich sein würde, die offensichtlich bislang nicht ausreichend gebahnten Zellnetzwerke, die Jasmin zum Aufbau einer inneren Visualisierung braucht, soweit zu stimulieren, dass hier eine weitere Verdichtung, Vernetzung und Kommunikation dieser Netzwerke untereinander stattfinden kann. Wir entwickelten hierzu einige Hypothesen, also theoretische Möglichkeiten, wie dies im Rahmen einer Therapie umzusetzen wäre. Demnach sahen wir eine Chance Jasmin zu unterstützen. Eine Garantie, dass dies funktionieren würde, konnten wir jedoch nicht geben. So besprachen wir es auch mit den Eltern und diese willigten ein, es über einige Therapiestunden hinweg auszuprobieren. Zunächst war es jedoch wichtig, die Basisfertigkeiten, also die Sehverarbeitung von Jasmin zu verbessern. Hierfür zogen wir unter anderem einen spezialisierten Augenoptiker hinzu, der Jasmin eine entsprechende Prismenbrille anpasste. Wir trainierten mit ihr die »Lage-Raum-Orientierung« und verbanden dies mit der Sehverarbeitung und der motorischen Verarbeitung, bei Reduktion anderer Reize. Zudem arbeiteten wir verhaltenstherapeutisch an einer Verbesserung ihrer Aufmerksamkeitsspanne und fokussierten Konzentration. Jasmin brachte schon bald eine gute Eigenmotivation mit, solange die therapeutischen Prozesse nicht zu anstrengend wurden, so dass sie in der Regel gut zu motivieren war. Die Therapie funktionierte, langsam, zu Anfang etwas mühsam und anstrengend für Jasmin, aber das Mädchen machte Fortschritte. Nicht alles blieb gleich gefestigt, es gab hin und wieder kleine Rückschritte, so dass Jasmin einzelne Dinge vergaß und diese wiederholt werden mussten. Das war meist nach längeren Pausen, z. B. nach den Sommerferien der Fall. Wir befanden uns teilweise in einem »Schaukeleffekt«, indem es mal nach vorn, dann auch wieder zurück ging. Insgesamt waren jedoch eindeutige Fortschritte festzustellen. Und vor allem fühlte Jasmin sich selbst erfolgreich. Sie spürte, sie kann etwas lernen. Nach drei Monaten rechnete Jasmin Plusaufgaben im Zahlenraum von zwanzig, mit visueller Unterstützung durch Rechenkarten, ohne zur Hilfenahme ihrer Finger. Als wir die Therapie begonnen hatten, hatte Jasmin noch keine Vorstellung, welche einzelne Zahl im Zahlenraum von zwanzig größer oder kleiner war als eine andere. Der Prozess ging weiter, sehr langsam, aber in die richtige Richtung. Nach einer fast dreijährigen Therapie ist Jasmin soweit, dass sie Plus- und Minusaufgaben im zehntausender Bereich zuverlässig allein rechnen kann, und sie rechnet ebenso selbständig kleine Textaufgaben in diesem Bereich. Sie erkennt also aufgrund der Textvorgaben, welche Art des Rechnens sie anwenden muss, und sie setzt dieses Wissen mittlerweile selbständig um. In Anbetracht der Tatsache, dass Jasmin in fünf Schuljahren nicht über das Abzählen ihrer Finger hinaus im Zehnerraum rechnen konnte, ist ihre Entwicklung sicherlich eine beachtliche Leistung, auf die sie selbst sehr stolz ist. Hervorzuheben ist eine weitere sehr erfreuliche Entwicklung bei Jasmin: Mit der Verbesserung seiner Rechenfertigkeiten zeigte das Mädchen eine deutliche Entwicklung der inneren Visualisierungsfähigkeit. Es fällt Jasmin zunehmend leichter, auch komplexere Dinge aus der Vergangenheit zusammenhängend zu erzählen. So berichtete sie nach ihren letzten Ferien, dass sie ihre Tante im Ausland besucht habe. Eigentlich sei es nicht wirklich ihre Tante, sondern die Tante ihrer Mama, also die Schwester der Oma. Dass Jasmin spontan zu dieser komplexen und korrekten Beschreibung fähig ist, zeigt uns, dass sich die Visualisierungsfähigkeit in Jasmins Gehirn deutlich weiterentwickelt hat.

Glaubenssätze überwinden

Auffallend war bei Jasmin, dass sie zu Beginn der ersten Therapiestunden häufig zunächst blockierte und Verhaltensmuster zeigte, wie: »Das kann ich doch sowieso nicht. Das ist zu schwer für mich. Das weiß ich sowieso nicht«. Sie musste häufig erst motiviert werden, aktiv in die einzelnen Therapieschritte hineinzugehen, bis sie ihre Erfolge spüren konnte, und dann auch zunehmend an sich selbst glaubte. Nach den ersten Therapiestunden hatte Jasmins Mutter hinterfragt, ob es wirklich sinnvoll sei mit Jasmin zu arbeiten, und ob Jasmin eine echte Chance habe ins Rechnen zu kommen. Mit dieser Art von Unsicherheit und den hieraus entstehenden Gefühlen kommen wir in unserer Praxis besonders häufig bei Eltern mit einem minderbegabten Kind in Berührung. Tiefsitzende Gefühle von Angst und Versagen werden immer wieder bei den Eltern aktiviert. Somit ist es verständlich, dass auch Therapieprozesse zunächst verunsichert angegangen und hinterfragt werden, wie: »Mache ich hier mit meinem Kind überhaupt das Richtige?«, »Was in den letzten Jahren nicht funktionierte, kann doch nun auch nicht mehr funktionieren?«.

Viele tiefsitzende Glaubenssätze, die meist mehr bei den Müttern verankert sind und häufig gar nicht mehr bewusst wahrgenommen werden, können unbewusst Gefühle und das Handeln steuern. Entstanden sind diese Glaubenssätze oft aus vielen schmerzenden Erfahrungen, die die Eltern in der Entwicklung ihres Kindes machten. Die Eltern hätten gern so Vieles für ihr Kind verändert oder von ihm abhalten wollen. Sie fragen sich was sie falsch gemacht haben, zu welchem Zeitpunkt sie vielleicht etwas verpasst haben. Hätte es eine Möglichkeit gegeben, dass es vielleicht doch anders gekommen wäre? Aber es lag nicht in ihrer Macht. Das zu akzeptieren ist meist ein schmerzvoller und teilweise auch langer Weg. Wir bewundern aufrichtig Eltern, wie die Eltern von Jasmin, die diesen oft sehr anstrengenden Weg auf sich nehmen und ihr Kind in Liebe begleiten und unterstützen. Ihr engagiertes Verhalten, das viel Einfühlungsvermögen, vor allem aber permanent enorme physische und psychische Energie abverlangt und eine besondere eigene Entwicklung erfordert, hat so viel mehr Respekt und Anerkennung verdient, als diese Eltern in der Regel erhalten.

Die negativen Glaubenssätze sind oft zäh und die Kinder spüren diese Glaubenssätze ihrer Eltern. Und das kann zu Blockaden beim Kind führen. Um sich frei entwickeln zu können, braucht auch Jasmin das Zutrauen ihrer Eltern. Ebenso wie die Erlaubnis dies sorgenfrei tun zu dürfen. Diese Glaubenssätze sind aber nicht nur häufig bei Eltern vorhanden, sondern oft auch in der Schule. Als Integrationskind ist Jasmin in einer besonderen Situation, und dies steckt oft auch in den Köpfen von Lehrern und Mitschülern fest, ohne dass diese es bewusst wahrnehmen würden. So wurden wir aus Jasmins schulischem Umfeld gefragt, ob wir tatsächlich glaubten, dass Jasmin nicht geistig minderbegabt sei und sich etwa schulisch noch weiter entwickeln könne. Ja, wir glaubten tatsächlich, dass ihre kognitive Situation noch eine weitere Entwicklungschance hat, wenn wir den Sehverarbeitungsprozess verbessert bekommen. Und es ist für Jasmin enorm wichtig, dass ihre Umwelt die kleinen Erfolgsschritte ehrlich wahrnimmt und dies an Jasmin rückmeldet, ob im Schulalltag, zu Hause, in der Therapie oder auch in anderen Zusammenhängen. Nicht als ein »WIR schaffen das«, sondern als ein »DU schaffst das«, »Ich sehe, wie gut DU dich entwickelst«, »DU bist stark, fleißig und gut«, »Wenn DU mich wirklich brauchst, bin ich immer für dich da, aber hier brauchst DU mich nicht. Das schaffst DU schon allein«, »DU kannst dich sicher fühlen, denn allen anderen liegt dein Wohl am Herzen. Sie haben dabei genau im Auge, was DU brauchst und was dich weiter unterstützen kann«, »Lass dich ein auf diesen Prozess, WIR (deine Eltern) tun das auch. DU darfst dich in diesem geschützten Raum frei entwickeln, ohne unsere Kontrolle, aber mit unserem Vertrauen«.

Jasmins Minderbegabung werden wir nicht aufheben können. Aber darum geht es in diesem Prozess auch nicht. Es geht darum, Jasmin im Aufbau einer inneren Visualisierungsfähigkeit zu unterstützen. Denn auf dieser Grundlage kann sie zunehmend Rechenprozesse erlernen und ein grundlegendes Textverständnis aufbauen. Hierüber kann es ihr auch gelingen, Zusammenhänge noch besser zu verstehen und zu verbalisieren. Es könnten langfristig Prozesse aufgebaut werden, die Jasmin mehr Selbstbewusstsein und mehr Selbständigkeit bringen. Eine Grundlage für diesen Prozess ist, dass Jasmin das Vertrauen ihrer Eltern und Lehrer spürt, sowohl in ihre Fähigkeiten, als auch in ihre Entwicklungsmöglichkeiten. Auf dieser Grundlage ist bestmöglich umzusetzen, was Jasmins Eltern und die meisten anderen Eltern sich für ihr Kind wünschen, wenn sie zu uns in die Praxis kommen: Das Kind soll sich im Rahmen seiner Möglichkeiten weiter entwickeln können. Und die Therapie soll einen gezielten weiteren Anstoß hierfür geben.

Schon bald stellte Jasmins Mutter einige kleine aber deutliche Erfolge bei ihrer Tochter fest. Die Freude der Mutter darüber, dass sich bei Jasmin etwas weiterentwickelte, und das Wahrnehmen eigener Erfolge halfen dem Mädchen zunehmend Spaß am Rechnen aufzubauen.

Unabhängig davon, ob ein Kind hochbegabt, durchschnittlich intelligent oder minderbegabt ist, die meisten Eltern bauen Glaubenssätze im Laufe der Erziehung auf. »Unser Sohn ist enorm intelligent, er ist nur zu faul und tut nichts für die Schule. Das ist sein Problem.«, »Ich kenne meine Tochter, sie würde niemals eine Brille tragen, egal, ob ihr diese hilft oder nicht. Das wird sie sofort ablehnen. Oh je, das arme Kind, wie es damit auch aussehen würde …«, »Wöchentlich in die Therapie zu gehen, damit ist mein Kind völlig überfordert.«

Viele Glaubenssätze entstehen bei den Eltern aus Angst, Unsicherheit, eigenen schlechten Erfahrungen, die auf die Kinder übertragen werden, oder aus einem übertriebenen Schutzbedürfnis heraus. Schlimmstenfalls können die Glaubenssätze der Eltern zur Entwicklungsbremse beim Kind führen, ohne dass es die Eltern selbst realisieren. Kinder sind nicht in der Lage die Glaubenssätze ihrer Eltern zu verändern, vielmehr werden sie diese zunehmend übernehmen. Denn sie sind oft ein ständiger Begleiter. Und so fragen auch manche Eltern, ob es denn tatsächlich wichtig sei, dass ein minderbegabtes Kind oder ein minderbegabter Jugendlicher bestmöglich Lesen, Schreiben oder Rechnen lernt, wenn dieses doch so aufwendig ist. Die Anstrengung sei überflüssig, dem Kind würde doch eh später eine rechtliche Betreuungsperson zur Seite gestellt und es würde nichts selbständig unterschreiben dürfen, argumentierte kürzlich eine Mutter uns gegenüber. Ja, es ist unseres Erachtens notwendig auch minderbegabte oder geistig beeinträchtigte Kinder und Jugendliche bestmöglich auch kognitiv zu fördern, um ihnen mehr Lebensqualität zu ermöglichen. Auch wenn die Fortschritte langsam vorangehen, in kleinen, vielleicht sogar nur winzigen Schritten, oder sogar richtig anstrengend sind. Es bringt für die Betroffenen mehr Autonomie und unterstützt vor allem ihren Selbstwert. Und es kann darüber hinaus auch Einfluss auf ihr Verhalten haben.

3.4 Besondere Herausforderungen im Alltag

Zu Beginn des Buches haben wir bereits erwähnt, dass Verarbeitungsstörungen sehr unterschiedlich sein können, da sie in unterschiedlichen Verarbeitungsbereichen vorkommen und jeweils auch dimensional betrachtet werden müssen. Es macht einen großen Unterschied wie ausgeprägt, also in welcher Dimension eine Verarbeitungsstörung vorhanden ist. Somit sind die Probleme, die eine solche Störung mit sich bringt, häufig von einem Kind zum nächsten unterschiedlich. Außerdem reagieren Kinder, je nach individuellem Temperament und Kompensationsmöglichkeiten, unterschiedlich auf die Herausforderungen und Beeinträchtigungen, die eine Verarbeitungsstörung mit sich bringt.

Kinder mit großen Beeinträchtigungen in der Seh- und oder Hörverarbeitung haben jedoch mit zahlreichen Herausforderungen im Alltag zu kämpfen, da ihre Beeinträchtigungen enorme Ausmaße erreichen können. Dies wird von außen aus der Umwelt des jeweiligen Kindes selten entsprechend wahrgenommen. Da wird häufig nur beobachtet und dann dem Kind rückgemeldet, was es alles nicht kann oder falsch macht, weil es zu unmotiviert oder gar faul sei, zu unkonzentriert sei oder sich gar vorsätzlich provozierend verhalten würde. Anhand des Beispiels von Felix möchten wir nur einige (von vielen anderen) Herausforderungen im Alltag eines betroffenen Kindes darstellen.

Motivationsprobleme: Und immer ist der Akku leer

Felix war im Kindergartenalter ein aufgeweckter Junge. Seitdem er in der Schule ist, scheint er oft energielos zu sein und kann wenig Motivation im Alltag aufbringen, erst recht nicht für Lernprozesse und die Erledigung seiner Hausaufgaben. Felix' Mutter ist eigentlich sehr geduldig. Aber manchmal reißt auch ihr der Geduldsfaden. Egal, ob es um die Erledigung der Hausaufgaben geht, um das Aufräumen des Zimmers, der Beteiligung an kleinen Aufgaben im Haushalt, ums Zähneputzen oder das Füttern der Katze, die Felix übrigens unbedingt haben wollte, um die er sich aber nicht mehr kümmert – der

Junge muss stets zu jeder Tätigkeit aufgefordert und angeschoben werden. Und die erste Antwort auf die Aufforderung der Mutter: »Felix, räume bitte jetzt dein Zimmer auf«, ist: »Ja, gleich«. Und die Antwort auf die Erinnerung: »Felix, du solltest doch dein Zimmer aufräumen«, ist: »Ja, gleich«… Kennen Sie solche Situationen zu Hause? Dann wissen Sie genau wie es weitergeht. Aber den weiteren Ablauf wollen wir nun gar nicht im Detail beschreiben. Wir möchten vielmehr erklären, was genau bei einem Kind mit einer Seh- und Hörverarbeitungsstörung, wie Felix sie hat, abläuft. Zum besseren Verständnis soll folgendes Beispiel dienen:

Stellen Sie sich vor, Sie machen eine Fahrradtour. Während ihre Freunde auf tollen Rennrädern mit 21 Gängen sitzen, fahren Sie auf einem Fahrrad, bei dem die Gangschaltung meist nur im ersten Gang funktioniert. Aber das Wesentliche in diesem Beispiel ist, dass weder Ihre Freunde noch Sie wissen, dass Ihr Fahrrad überwiegend nur im ersten Gang funktioniert. Alle Beteiligten denken also, dass sie die gleichen technischen Voraussetzungen haben. Sie werden auf dieser Fahrradtour wenig Spaß entwickeln, denn die Tour wird für Sie richtig anstrengend. Sie müssen viel mehr in die Pedale treten, einen höheren Kraftaufwand leisten und trotzdem werden Sie nur langsam vom Fleck kommen. Kurzfristig funktionieren dann auch mal höhere Gänge, aber das hält nicht lange an. Ihre Freunde hingegen werden locker und mit einem deutlich geringeren Kraftaufwand schnell davonfahren. Auch andere Fahrradfahrer werden Sie auf der Strecke überholen und entspannt an Ihnen vorbeiziehen. Ihre Freunde warten zwischendurch immer mal wieder auf Sie und mit der Zeit werden sie Unmut entwickeln. Denn Ihre Freunde werden wahrscheinlich versuchen Sie anzutreiben, Ihnen gute Ratschläge zu geben, was Sie an Ihrer Technik verbessern könnten und schließlich vielleicht auch sagen: »Nun streng dich doch einfach mal ein bisschen mehr an…«. Aber all das hilft nichts. Im Verlauf der Fahrradtour werden Sie schneller erschöpft sein als alle anderen und Ihre Motivation für diese Tour wird deutlich sinken, vielleicht beschließen Sie sogar, irgendwann aufzugeben, falls sich die Möglichkeit dazu ergibt. Spätestens am Ende der Tour sind Sie nicht nur sehr müde und frustriert, auch die Stimmung mit ihren Freunden wird nicht die beste sein. Denn Sie haben das Gefühl, niemand würdigt Ihren hohen körperlichen Einsatz und ihr Durchhaltevermögen, was Sie unfair finden. Aus der Sicht Ihrer Freunde haben Sie die gesamte Tour behindert und waren eine Spaßbremse. Ihre Motivation auf eine nächste Fahrradtour unter diesen gleichen Bedingungen wird sicherlich gegen Null gehen.

Vergleichbar geht es Kindern mit einer oder mehreren Verarbeitungsstörungen unter anderem auch beim Aufräumen des Zimmers, der Erledigung von Hausaufgaben, der Mitarbeit im Unterricht …

Nun stellen Sie sich vor, unser Gehirn bestünde aus einer Vielzahl unterschiedlich großer Zahnräder und diese hätten dieselbe Funktion wie eine Fahrradgangschaltung. Es würden jedoch jetzt noch viel mehr Gänge als beim Fahrrad zur Verfügung stehen. Wenn diese Gangschaltung funktioniert, d.h. die richtige Umsetzung der Informationen zeitgenau passiert, so werden diese schnell, ohne hohen Energieaufwand und mit wenigen Reibungsverlusten im Gehirn weitergeleitet. Es entsteht innerhalb weniger Millisekunden in den entsprechenden Regionen des Gehirns ein bewusster Seh- oder Höreindruck. Und alles läuft sozusagen wie »geschmiert«. Nun stellen Sie sich vor, bei einem Kind wie Felix funktionieren diese Zahnräder im Kopf teilweise nur im ersten Gang, also die Verarbeitung der Informationen im Gehirn passiert sehr langsam und mit einem hohen Energieaufwand, bis z.B. in der Sehverarbeitung ein bewusstes Bild entsteht. Ein Teil der Zahnräder funktioniert auch im zweiten und dritten Gang und bei einer geringen Anzahl von Zahnrädern funktionieren alle Gänge uneingeschränkt. Zwar auch nicht immer, aber zumindest ab und zu. Bei allen anderen Menschen aus der Umgebung von Felix funktionieren immer alle Gänge gleichermaßen uneingeschränkt. Niemand in Felix' Umgebung kann ihm ins Gehirn schauen (zumindest nicht ohne technischen medizinischen Aufwand) und so beobachtet die Umgebung von Felix nur seine Verhaltensweisen und stellt fest:

Felix ist häufig langsamer als andere Kinder in seinem Alter, oft scheint er nicht richtig zuzuhören oder richtig hinzuschauen. Seine Konzentrationsfähigkeit ist nicht sehr ausgeprägt und es dauert länger als bei anderen Kindern, bis Felix eine Information so abgespeichert hat, dass er sie zuverlässig immer wieder direkt abrufen kann. Felix ist ein kleiner Chaot, entsprechend sieht sein Zimmer aus und er mag es nie aufräumen. Denn er weiß nicht, was er tun muss, damit das Zimmer anschließend ordentlich aussieht. Hierfür müsste Felix eine »Übersicht« entwickeln. Und wie man bereits sieht hat das Wort »Übersicht« von seinem Wortstamm her etwas mit »sehen« zu tun. Für alle Ordnungs- und Struktursysteme braucht der Mensch eine Übersicht, er braucht also eine gute Sehverarbeitung. Eine gute Übersicht beim Aufräumen würde z.B. dazu führen, dass die Legosteine in die rote Kiste kommen und die Spieltiere in die grüne Kiste. Diese Kisten werden dann ins Regal gestellt. Bücher kommen in gar keine Kiste, sondern gleich ins Regal und DVDs sollen in die Schreibtischschublade. Manchmal funktioniert es sogar recht gut, dann schafft es Felix zumindest die Legosteine und die Spieltiere jeweils in die richtigen Kisten zu stecken und diese ins Regal zu räumen. Und Felix' Eltern denken dann »Wow, jetzt hat er es endlich begriffen, jetzt ist der Knoten geplatzt …!« Und dann schafft es Felix auch einmal einen Text relativ sauber abzuschreiben und nur wenige Fehler bei seinen Lernwörtern zu machen. Aber dann funktioniert es plötzlich wieder gar nicht mehr, und Felix fällt in die alten Verhaltensweisen zurück und niemand kann sich erklären, woran es liegt. Strengt er sich vielleicht einfach nicht an oder provoziert er sogar, fragen sich dann seine Eltern oder vielleicht auch die Lehrerin. Das gilt übrigens nicht nur für Aufräumsituationen, sondern auch für manche Lernsituationen, das Packen des Schulranzens, das Füttern der Katze, bestimmte Aufgaben im Haushalt und viele andere Alltagssituationen, die eine Struktur haben und eine entsprechende Übersicht verlangen. Aber auch wenn es darum geht, dass die Mutter Felix bittet, er möge ein Glas Marmelade und Kartoffeln aus dem Keller holen und auf dem Weg dorthin seine schmutzigen Schuhe mitnehmen, gibt es Probleme. Felix kommt vielleicht mit der Marmelade zurück aus dem Keller, den Rest weiß er nicht mehr. Denn hierfür bräuchte Felix eine gute Hörverarbeitung, was auch beinhaltet, dass gehörte Informationen zuverlässig im Hörspeicher ankommen und wieder abgerufen werden können.

Felix leistet bei all diesen Anforderungen stets einen hohen Energieaufwand, nimmt große Anstrengungen und Frustrationen in Kauf, ohne dass dieser hohe Aufwand von der Umwelt gesehen oder gar gewürdigt würde. Ähnlich unserem Fahrradfahrer, der meist im ersten Gang hängen bleibt und sich im wahrsten Sinne des Wortes »abstrampelt«. Felix' Eltern sind häufig mit seiner Leistung unzufrieden und sagen ihm das auch klar und deutlich. Aber Felix weiß nicht wie er es besser machen könnte. Sein ganzes Bemühen steht meist in keinem Verhältnis zum Erfolg. Und somit hat er recht schnell gelernt, diesen Anforderungen aus dem Weg zu gehen, indem er sie vermeidet. Und wenn nun die Mutter Felix auffordert sein Zimmer aufzuräumen, so möchte er diese Tätigkeit gern ganz nach hinten schieben. Vielleicht hat er sogar die Hoffnung, dass sie von allen Beteiligten vergessen wird. So könnte Felix um einen hohen Energieaufwand mit anschließender Frustration und eventuellem Ärger mit der Mutter, herumkommen. Je häufiger sich diese Schwankungen in Felix' Leistungsfähigkeit zeigen, desto unsicherer wird der Junge in allem was er tut. Bis er schließlich zunehmend Machtkämpfe anzettelt, um gar nichts mehr tun zu müssen, was ihn viel Energie kostet und seine Eltern eh nie zufriedenstellt.

Wir können das Gehirn in seinen Funktionsweisen und damit in seinen einzelnen Arbeitsabläufen im Alltag von außen nicht beobachten. Daher sehen wir nicht, wie das Gehirn des jeweiligen Kindes funktioniert. Wir sehen nur die jeweiligen Ergebnisse in Form des Verhaltens und der Leistungen eines Kindes.

Rechtschreibung mit Hindernissen

Felix' Schulkameraden, seine Familienmitglieder und Freunde sitzen alle auf gut funktionierenden Schnellrädern, während Felix meist im ersten Gang hängenbleibt und allen hinterherfährt. Dass es bei Felix im Gehirn länger dauert, bis eine schnelle Übersetzung von einem kleinen zu einem größeren Zahnrad möglich wird, sieht natürlich niemand in seiner Umgebung. Denn es kann ihm niemand ins Gehirn schauen. So wird auch meist der enorm hohe Energieaufwand, den Felix aufbringen muss, um manche Informationen innerhalb des Gehirns dorthin zu transportieren, wo sie verarbeitet werden, nicht wahrgenommen. Und sind die Informationen dann an der richtigen Stelle angekommen, kann es sein, dass genau an dieser Stelle das Gehirn auch immer nur im zweiten und dritten Gang arbeitet. Deshalb dauert es länger und es ist energieaufwendiger für Felix, diese Informationen abzuspeichern und somit im Gedächtnis zu verankern.

Bei einer anderen Informationsverarbeitung im Gehirn, bei der es einen besseren Verschaltungsweg mit schnellerer Umsetzung gibt, z. B. beim Bauen mit Legosteinen, kommt Felix in den siebten Gang und es funktioniert entsprechend alles schneller und besser. Das langsame Arbeitstempo, die schwache Konzentrationsfähigkeit und das schlechte Gedächtnis haben Ihren Ursprung also nicht in Felix' Faulheit oder Trägheit oder darin, dass der Junge grundsätzlich zum Lernen keine Lust hätte. Vielmehr arbeiten bestimmte Zellnetzwerke in Felix' Kopf nicht zusammen und im Takt miteinander, was Felix' Gehirn permanent ausgleichen muss, mit dem Preis eines enorm hohen Energieaufwandes und einiger zusätzlicher Probleme.

Auch wenn das menschliche Gehirn nicht aus Zahnrädern besteht, die wie eine Fahrradgangschaltung funktionieren, kann dieses Bild der Zahnräder helfen, die Probleme und die damit verbundene Basisstörung von Kindern mit einer Seh- und/oder Hörverarbeitungsstörung zu verstehen. Statt der Zahnräder besteht unser Gehirn aus über hundert Milliarden Nervenzellen, die sich zu Netzwerken zusammenschließen müssen, und sich auf unterschiedlichen Gehirnebenen miteinander verbunden austauschen und miteinander kommunizieren. Informationen, die nun vom Auge kommen, werden von einer Nervenzelle zur nächsten geleitet, um genau in dem Bereich von Nervenzellnetzwerken anzukommen, die primär für die Verarbeitung von visuellen Informationen zuständig sind. Hier werden sie zu einem bewussten Seheindruck verarbeitet und somit nehmen wir die Informationen, die über die Augen zur Verarbeitung hierher geliefert wurden, als einen Seheindruck wahr. Und das ist auch die Grundlage für alle schulischen Lernprozesse, die etwas mit der Sehverarbeitung zu tun haben. Es entsteht für uns z. B. ein Bild, das wir als Grundlage für unser Verhalten, wie zum Beispiel das Abschreiben eines Textes, brauchen. Wird dieses Bild im Gehirn verlangsamt oder lückenhaft aufgebaut, verbraucht das Gehirn viel Energie damit, den Bildeindruck eindeutiger und klarer hinzubekommen. Dadurch verlangsamt sich das Arbeitstempo des Kindes und wenn das Gehirn nicht alle Lücken im Bild ausgleichen kann, so wird das Kind Fehler beim Abschreiben machen. Einen Teil der Wörter wird das Gehirn richtig aufgebaut haben, diese kann Felix dann richtig abschreiben, manche Wörter werden falsch aufgebaut sein, da fehlen entweder Buchstaben oder Endungen, die Felix in der Folge dann auch nicht wahrnimmt. Und genauso wird Felix diese Wörter falsch abschreiben. Denn er schreibt sie genauso ab, wie er sie wahrnimmt, nämlich wie sie ihm sein Gehirn zeigt und nicht so, wie sie objektiv an der Tafel stehen. Wenn er also das Wort Schule ohne »e« hinten schreibt, heißt das nicht, dass Felix nicht wüsste, wie Schule geschrieben würde, nur in dieser Sekunde des Abschreibens zeigt sein Gehirn ihm ein falsch aufgebautes Wortbild und das sieht für Felix dann so aus: »Schul«.

Schau doch hin und lies vor, was dort steht

Das Gleiche gilt für Felix' Leseaufbau. Er hatte große Schwierigkeiten ins flüssige Lesen zu kommen. Auch da spielt sein Gehirn ihm so manchen Streich, indem es nicht immer alle Wortbilder genauso abbildet, wie sie tatsächlich auf dem Blatt stehen. Folgende Zeilen sollen als Beispiel dienen, um Felix' Leseprobleme zu verdeutlichen. Die Überschrift lautet: »Der Fußabtreter«. Der Text: »Mama kaufte einen neuen Fußabtreter, da der Alte sich in seine Einzelteile aufzulösen drohte.« Felix liest daraus: »Der Fußtreter. Mama kauft eine neue Fußtreter«. Felix stoppt kurz. Da sein Gehirn nach einem Sinn des Satzes sucht, aber keinen findet, geht er noch einmal mit den Augen zurück zum Satzanfang und beginnt erneut, jetzt noch langsamer: »Mama kauft einen neuen Fußtreter, da der Alte sich in Einzelteile auflösen droht.« Er geht mit den Augen wieder zurück bis zum Wort Einzelteile und liest noch einmal langsam und betont die einzelnen Silben: »auf-zu-lösen droht«. An diesem Beispiel bekommt man wohl eine Vorstellung davon, wie mühsam das Lesen für Felix ist. Er merkt immer wieder zwischendurch, dass Vieles, was er liest inhaltlich eigentlich keinen Sinn ergibt. Dann geht er noch mal zurück und versucht langsam noch einmal zu lesen und hofft, dass er den Sinn dann findet. Sein Gehirn verarbeitet aber nicht immer alle Informationen (Buchstaben) synchron, die es über beide Augen erhält. Manchmal tut es das, manchmal aber auch nicht. Es ist dabei weder berechenbar, noch bewusst zu steuern. Und was das Gehirn hier nicht synchron verarbeitet hat, das nimmt Felix auch nicht bewusst wahr, oder aber verzerrt und undeutlich. Einige Buchstaben kommen somit beim Lesen nicht zum richtigen Zeitpunkt oder nicht an der richtigen Stelle im Gehirn an. Und dann stehen sie auch für den Jungen im Moment des Lesens tatsächlich nicht auf dem Blatt. Meist fehlen Buchstaben am Ende, manchmal aber auch ganze Silben in der Mitte oder am Ende eines Wortes. Selbst wenn Felix jetzt den gesamten Text bis zum Schluss richtig lesen würde, so bleibt bei ihm das Wort »Fußtreter«, statt »Fußabtreter« im Gedächtnis hängen. Deshalb wird der Junge auch das Leseverständnis nicht richtig aufbauen können. Denn was ist ein Fußtreter und wie soll er sich in seine Einzelteile auflösen?

»Felix, erzähle mir bitte kurz, was in dem Text steht, den du gerade gelesen hast«, bittet ihn seine Mutter. Der Junge beschreibt: »Die Mama von den Kindern hat einen Fußtreter gekauft.« Felix scheint mit der Zusammenfassung des Textes fertig zu sein. »Und weiter?«, fragt die Mutter. »Weil der alte sich aufgelöst hat«, sagt Felix noch. »Was ist denn ein Fußtreter?«, möchte die Mutter wissen. »Weiß ich nicht.« – »Hast du das Wort schon mal gehört?« – »Nein«, antwortet Felix. »Was könnte das denn sein?« – »Keine Ahnung!«, gibt Felix zurück. »Was hast du dir denn vorgestellt, als du es gelesen hast?« – »Weiß ich doch jetzt nicht mehr«, sagt Felix nun schon leicht genervt. Die Mutter fragt weiter: »Bist du dir sicher, dass die Mama einen neuen Fußtreter gekauft hat?« – und sie versucht dadurch Felix noch einmal zum richtigen Lesen des Wortes zu bewegen. Felix versucht jedoch so schnell wie möglich dieses Gespräch zu beenden, indem er antwortet: »Meine Güte du nervst! Wenn dir das so wichtig ist, dann frag doch den, der den Text geschrieben hat!«

Was Felix meint, aber nicht ausspricht ist: »Ich verstehe es doch selbst nicht, und außerdem ist mir das hier alles zu anstrengend. Schluss, Ende der Diskussion und lass mich endlich damit in Ruhe!«

Rechenprobleme

Eine Sehverarbeitungsstörung bringt oft nicht nur Probleme beim Textverständnis oder dem Rechtschreibaufbau mit sich, sondern auch beim Rechenaufbau. Da Felix eine ausgeprägte Seh- und Hörverarbeitungsstörung hatte, funktionierte auch das Erlernen von Rechenprozessen nur schwierig und sehr schleppend für ihn. Kinder wie Felix, die im ersten Schuljahr rechnen, indem sie ihre Finger zur Hilfe nehmen und diese abzählen, um auf das richtige Ergebnis zu kommen, haben noch keine innere Visualisierung (Vorstellung von Zahlen und Größenordnungen) aufgebaut, die für Rechenprozesse grundlegend wichtig ist. Dabei handelt es sich um einen Entwicklungsprozess, der mit dem Schulstart oder kurz danach abgeschlossen sein sollte, um den Zehnerübergang oder das Rechnen im Hunderterraum zuverlässig aufbauen zu können. Diese innere Visualisierung ist auch ein Sehverarbeitungsprozess, der sich im Zuge der Reifung des Gehirns aufbaut, stabilisiert und sich mit anderen Verarbeitungsprozessen vernetzt. Ist dieser Entwicklungsprozess im Gehirn also nicht gut aufgebaut (vernetzt), so wird das Kind mit zunehmenden Anforderungen in der Schule zunehmende Probleme bekommen, die nicht durch häufiges Üben zu lösen sein werden. Um Rechenoperationen ausführen zu können ist es wichtig, sich Zahlenverhältnisse vorstellen zu können, was bedeutet, dass ein Bild (eine innere Vorstellung) über diese Verhältnisse aufgebaut werden muss. Bei vielen Kindern mit Problemen in der Sehverarbeitung funktionieren diese Prozesse nur sehr verlangsamt, manchmal auch gar nicht. Sie arbeiten beim Rechnen noch lange mit der Technik des Fingerabzählens, da sie alles bei jeder Rechnung immer wieder neu von außen »sehen« müssen. Sie können es sich nicht im Kopf vorstellen, haben also keine innere Visualisierung, wie eine Addition oder Subtraktion funktioniert. Auch das Textverständnis eines gelesenen Textes ist bei einer visuellen Verarbeitungsstörung oftmals sehr lückenhaft. Diese Kinder haben Schwierigkeiten Textaufgaben zu verstehen und diese in eine Rechnung umzusetzen. Denn sie bauen hierzu kein Bild zu den im Text beschriebenen Zusammenhängen auf. Das Einmaleins kann aber unter Umständen gut funktionieren, da dies über auditive Verarbeitungsprozesse gelernt und abgespeichert wird, nämlich in der Regel über das Auswendiglernen. Das kann also auch ohne innere Visualisierung funktionieren. Ein Verständnis dafür zu erlangen, wie das Einmaleins funktioniert, so dass manche Ergebnisse auch ohne sie auswendig zu lernen, hergeleitet werden können, funktioniert wiederum nur mit einer Beteiligung der inneren Visualisierung. Das Erlernen des Einmaleins war bei Felix ebenfalls zäh, da er sowohl eine Seh-, als auch Hörverarbeitungsstörung hatte.

Felix versuchte noch in der zweiten Klasse unter zur Hilfenahme seiner Finger zu rechnen. Teilweise versteckte er sie dabei unter dem Tisch, da es ihm unangenehm war, nicht so gut rechnen zu können, wie die meisten anderen Kinder in seiner Klasse. Das Ausrechnen von Rechenaufgaben dauerte extrem lange bei Felix, bei hoher Fehlerquote. Erklärungen am Zahlenstrahl halfen Felix nicht weiter. Häufiges Üben mit seiner Mama führte auch nicht zum erhofften Erfolg. Denn durch bloßes Üben von Rechenaufgaben kam Felix im Aufbau und der Stabilisierung seiner inneren Visualisierung nicht weiter. Hierzu brauchte Felix professionelle Unterstützung. Es galt nicht nur die Seh- und Hörverarbeitung im Gehirn zu stärken, sondern diese auch mit anderen Verarbeitungssystemen (u. a. der Motorik, Lage/Raum-Beziehungen u. a. m.) besser zu vernetzen.

Manchmal machen Kinder viele Fehler beim Rechnen, obwohl sie wiederum eigentlich ein gutes Zahlenverständnis haben. Dies zeigt das folgende Beispiel eines Jungen in der fünften Klasse, der einige Zahlen schriftlich zusammenrechnen soll (siehe Abb. 2). Das gelingt ihm meist nicht fehlerfrei, da er große Lage/Raum-Probleme und keine Orientierung auf dem Blatt hat, wie sein Rechenblatt zeigt. Hierbei handelt es sich also nicht primär um ein Rechenproblem. Mit diesem Jungen müsste eher in der Blicksteuerung und der Lage/Raum-Orientierung gearbeitet werden.

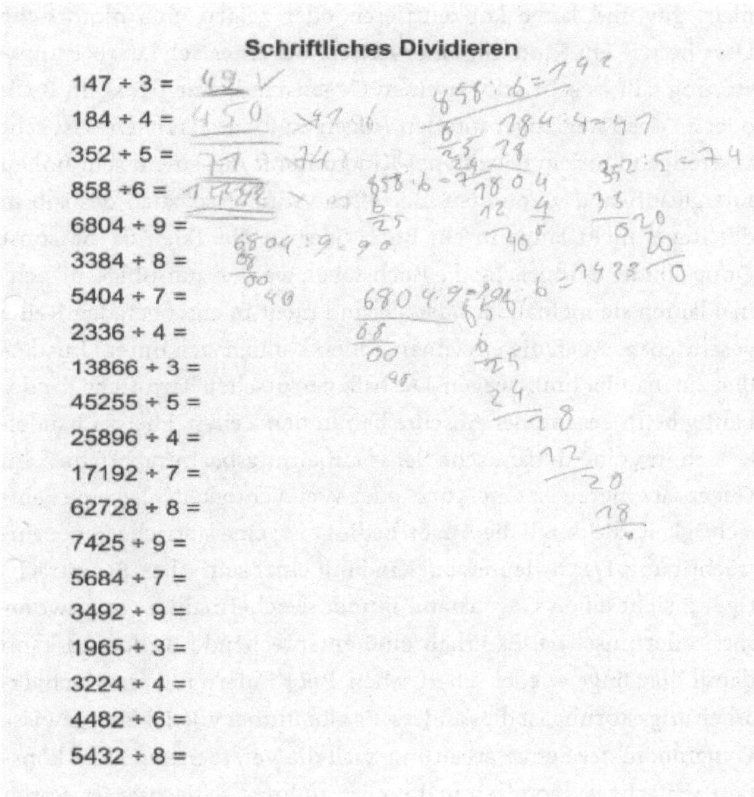
Schriftliches Dividieren

147 ÷ 3 =
184 ÷ 4 =
352 ÷ 5 =
858 ÷ 6 =
6804 ÷ 9 =
3384 ÷ 8 =
5404 ÷ 7 =
2336 ÷ 4 =
13866 ÷ 3 =
45255 ÷ 5 =
25896 ÷ 4 =
17192 ÷ 7 =
62728 ÷ 8 =
7425 ÷ 9 =
5684 ÷ 7 =
3492 ÷ 9 =
1965 ÷ 3 =
3224 ÷ 4 =
4482 ÷ 6 =
5432 ÷ 8 =

Abb. 2: Rechenblatt-Beispiel.

Aufmerksamkeits- und Konzentrationsprobleme

Kinder mit einer Seh- und/oder Hörverarbeitungsstörung wie Felix in unserem vorherigen Beispiel, fallen in der Schule besonders durch eine geringe Konzentrationsfähigkeit auf. Sie schauen häufig aus dem Fenster oder in der Klasse umher. Manchen scheint es langweilig zu werden, deshalb beginnen sie sich mit ganz anderen Dingen zu beschäftigen, sie lenken auch andere Kinder vom Unterricht ab, kippeln mit dem Stuhl, sind unruhig und zeigen manchmal hyperaktive Züge. Für viele Lehrer liegt deshalb schnell nahe, dass diese Kinder eine ADHS haben könnten. Kinder mit einer Seh- und/oder Hörverarbeitungsstörung können sich jedoch aus einem anderen Grund nicht gut und lange konzentrieren oder zeigen eine motorische Unruhe wie ein Kind mit einer ADHS. Bei einer Sehverarbeitungsstörung fällt es sehr schwer einen Gegenstand, einen Text im Buch oder an der Tafel länger mit den Augen zu fokussieren. Dies ist sehr anstrengend für ein betroffenes Kind und oft mit einem sehr hohen Energieaufwand verbunden. Betroffene Kinder schauen deshalb in der Regel nicht lange in ein Buch oder an die Tafel, da sie sonst Doppelbilder entwickeln, die Buchstaben werden »unruhig«, manchmal laufen sie ineinander oder sie sind nicht in einer geraden Reihe geschrieben. Auch die einzelnen Zeilen können sich unter Umständen zueinander hinbewegen. Deshalb verrutschen betroffene Kinder häufig beim Lesen oder Abschreiben in den Zeilen. Hierbei handelt es sich um eine dynamische Sehverarbeitungsbeeinträchtigung. Im Gegensatz hierzu ist eine Kurz- oder Weitsichtigkeit, also eine Fehlsichtigkeit, die durch die Augen bedingt ist, eine statische Sehbeeinträchtigung. Das bedeutet, ein Kind mit einer statischen Beeinträchtigung sieht einen Gegenstand immer gleichermaßen verschwommen oder unscharf. Es erhält eine entsprechende Brille und kann damit die Dinge wieder scharf sehen. Bei Kindern mit einer Sehverarbeitungsstörung ist dies anders. Es gibt immer wieder eine gewisse Dynamik in der Sehverarbeitung, weil die Verarbeitung nicht konstant schlecht ist, sondern mal besser und mal schlechter ist. Somit sind die Leistungen dieser Kinder, u. a. auch in ihrer Konzentrationsfähigkeit mal besser und mal schlechter. Manche Kinder beschreiben auch, dass sie schnell Kopfweh bekämen, wenn sie versuchten sich mehr zu konzentrieren und z. B. intensiver einen Text zu fokussieren. Die meisten betroffenen Kinder nehmen einen geschriebenen Text nicht als ruhige geschriebene Zeilen wahr. Häufig bewegen sich nach kurzer Zeit die Buchstaben, ganze Wörter oder sogar ganze Zeilen. Sie verrutschen minimal, bilden Wellen oder laufen ineinander. Die folgenden Abbildungen zeigen einige Varianten, wie ein Teil der Kinder mit einer massiven Sehverarbeitungsstörung Texte wahrnehmen. Je länger sie einen Text lesen müssen, desto intensiver wird das Problem, und damit ist es auch zunehmend anstrengender, die Situation zu kompensieren oder einfach auch nur auszuhalten. Indem die Kinder ins Weite schauen, z. B. aus dem Fenster, oder im Klassenraum umher, entspannt sich die Verarbeitungssituation wieder etwas. Jeder kann sich sicherlich vorstellen, wie schwierig es ist, unter diesen Bedingungen lesen, schreiben und rechnen lernen zu müssen. Nicht bei allen Kindern mit einer Sehverarbeitungsstörung sind die Probleme so groß, wie in den folgenden Abbildungen dargestellt. Wie wir bereits erklärt haben, ist dies eine dimensionale Betrachtung, das heißt Kinder können in unterschiedlichen Dimensionen betroffen sein und damit unterschiedliche Schweregrade aufweisen. Eine häufige Frage, die an dieser Stelle von Eltern gestellt wird, ist, warum das Kind dies denn nie zuvor den Eltern mitgeteilt habe, dass es »falsch« wahrnehme. Zur Beantwortung dieser Frage erinnern Sie sich bitte an unsere Ausführungen zu den Voraussetzungen einer guten Sehverarbeitung im Kapitel zur Informationsverarbeitung im Gehirn (siehe Kapitel 1). Die Bedingungen hierfür werden früh angelegt und reifen dann entsprechend schnell oder langsam und fehlerhaft, in einem sehr frühen Lebensalter. Die meisten Kinder mit einer Sehverarbeitungsstörung kennen daher keinen Unterschied, denn sie haben keinen Vergleich mit einer Zeit, zu der sie diese Beeinträchtigungen bewusst nicht gehabt haben. Manche Kinder fragen uns sogar in der Diagnostik: »Siehst du denn anders?« Wir hatten Kinder in der Praxis, die uns berichteten, dass manche Menschen drei Augen hätten und sie waren nach erfolgreicher Therapie sehr überrascht, dass alle Menschen tatsächlich nur über zwei Augen verfügen. Sehverarbeitungsstörungen sind nicht immer so ausgeprägt, aber auch bei einer geringeren Betroffenheit kann es sehr hart und anstrengend sein den Schulalltag zu meistern. Das gilt besonders für die Situation, wenn noch niemand das Problem der Sehverarbeitungsstörung eines betroffenen Kindes realisiert hat und das Kind immer wieder aufgefordert wird, sich doch nun endlich mal anzustrengen. Dabei sind die Konzentrationsprobleme ein sekundäres Symptom einer zugrundeliegenden Sehverarbeitungsstörung. Und wenn man sich die hier gezeigten Sehverarbeitungen betroffener Kinder anschaut, ist sehr leicht zu verstehen, dass diese schnell zu Aufmerksamkeits- und Konzentrationsstörungen führen können.

Es gibt unterschiedliche Wahrnehmungen der Kinder mit einer Sehverarbeitungsstörung. Häufig ist bereits an der Schreibweise eines Kindes zu erahnen, wie es wahrnimmt (siehe Abb. 3 und Abb. 4).

Kinder, bei denen in der Fokussierung die Buchstaben ineinanderlaufen, tun sich besonders schwer beim Lese- und Rechtschreibaufbau (siehe Abb. 5).

Dass unter diesen Sehverarbeitungsbedingungen ein Lese- und Rechtschreibaufbau nur sehr mühselig und fehlerhaft zu leisten ist, ist sicherlich sehr verständlich. Manche Kinder, die ein Problem in der Sehverarbeitung haben, aber über eine gute Hörverarbeitung verfügen, versuchen meist über die Hörverarbeitung die schlechte Sehverarbeitung zu kompensieren. Beim Rechtschreibaufbau funktioniert dies allerdings nicht so gut. Denn die deutsche Rechtschreibung

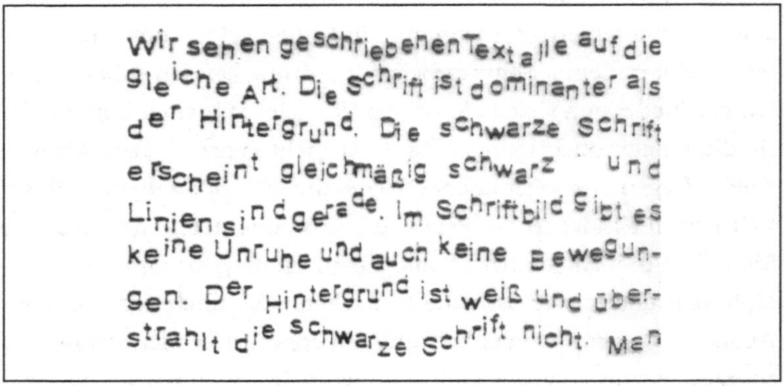

Abb. 3: Schaukeleffekt.

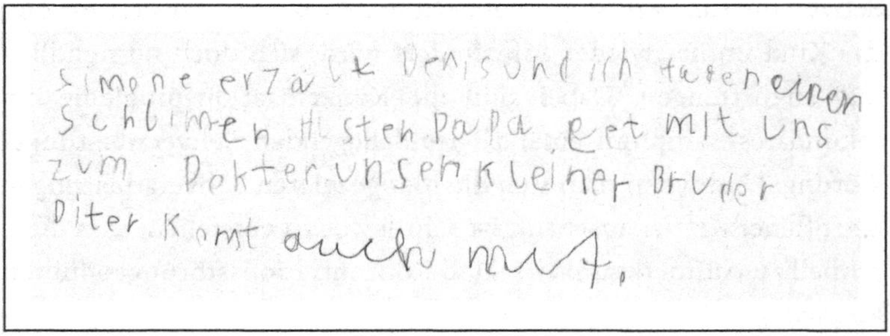

Abb. 4: Beispiel für Schreibweise bei einer Sehverarbeitungsstörung.

folgt häufig nicht dem Ausspracheprinzip, wie das folgende Beispiel (siehe Abb. 6) zeigt. Das Kind hat aufgrund einer Sehverarbeitungsstörung die Rechtschreibung komplett über das Hören aufgebaut und abgespeichert. Die Wörter sind auch nach dem phonologischen Prinzip richtig geschrieben, nämlich so, wie sie das Kind hört. Zu berücksichtigen ist dabei auch, dass die wenigsten Kinder in Deutschland »Hochdeutsch« sprechen.

Um eine zuverlässige Rechtschreibkompetenz aufbauen zu können, muss diese über die Sehverarbeitung abgespeichert werden. Das ist Kindern mit Sehverarbeitungsproblemen jedoch meist nicht möglich. Hier hilft auch kein Üben oder »normales« Rechtschreibtraining, sondern nur eine Therapie der Sehverarbeitung, verbunden mit einem entsprechenden Rechtschreibtraining.

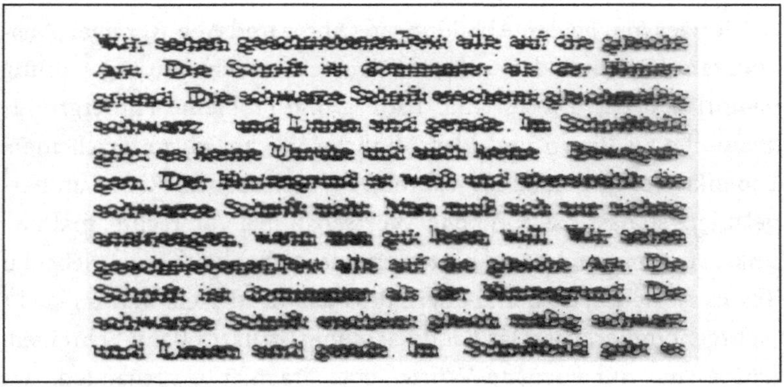

Abb. 5: Doppeleffekt.

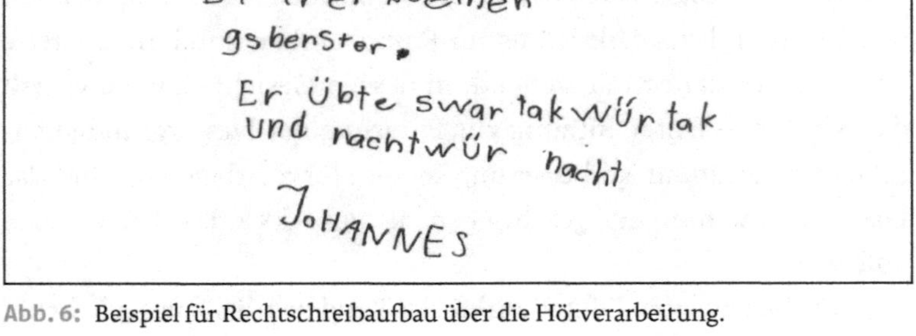

Abb. 6: Beispiel für Rechtschreibaufbau über die Hörverarbeitung.

Kinder mit einer Hörverarbeitungsstörung können meist dem Unterricht nicht konzentriert folgen, da sie nicht lange zuhören können, weil dies für sie enorm anstrengend ist. Sie brauchen häufige Pausen vom Zuhören. Da es ihnen grundsätzlich schwer fällt, Lautstärke zu regulieren oder Hintergrundgeräusche zu filtern, ist die Situation für diese Kinder im Unterricht auch bei Gruppenarbeiten anstrengend, während andere Kinder oder auch viele Lehrer diese Anstrengung dann gar nicht nachvollziehen können. Zum besseren Verständnis schauen Sie sich bitte noch einmal die Abbildung 5 an. Wenn Sie sich nun vorstellen, dass ein Kind mit einer Hörverarbeitungsstörung genauso hört, dass die einzelnen Wörter ineinandergehen und nicht mehr klar voneinander zu unterscheiden sind, kann man vielleicht den »Hörsalat« erahnen, der bei betroffenen Kindern im Gehirn ankommt, und den das Kind dann entzerren muss, um einen Sinn der gesprochenen Sätze zu erhalten.

Die nächsten beiden Abbildungen (Abb. 7 und Abb. 8) zeigen Auszüge eines Diktates, das ein Kind mit einer Hörverarbeitungsstörung geschrieben hat. Dieses Kind hatte große Probleme Hintergrundgeräusche zu filtern und klangähnliche Wörter zu unterscheiden. Die diktierende Person ist während des Diktates im Raum umhergelaufen, so dass das Kind den Wortschall mal von rechts, mal von links, von vorne oder von hinten erhielt. Anhand des geschriebenen Textes ist deutlich zu erkennen, dass das Kind viele Wörter nicht wahrgenommen hat. Das Kind hat wenig Struktur beim Schreiben, häufig sind nur einzelne Wörter oder Fragmente vorhanden, das Schriftbild ist ungleichmäßig, ebenso gibt es keine einheitliche Orientierung des Schreibens auf dem Blatt (siehe Abb. 7).

Dasselbe Kind hat einen Tag später dasselbe Diktat im selben Raum von derselben Person diktiert bekommen. Die Person lief nun nicht während des Diktierens im Raum umher, sondern diktierte den Text vor dem Kind stehend, in dessen Gesicht. Zudem erhielt das Kind eine Unterstützung zur Filterung der Hintergrundgeräusche und damit zur Verbesserung seiner Hörverarbeitung. Und das Diktat wurde morgens geschrieben, als der Akku des Kindes noch voll war.

Nach dem zweiten Diktat wirkte das Kind deutlich ausgeglichener

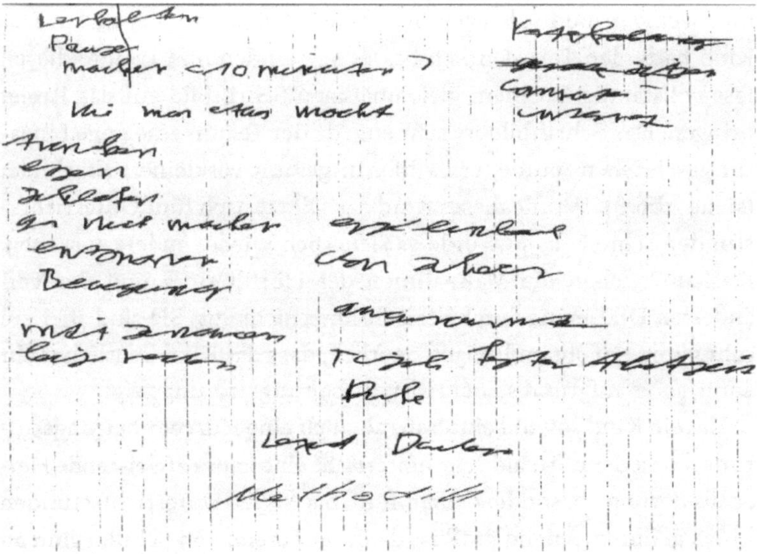

Abb. 7: Auszug aus einem Diktat, während die diktierende Person umherlief.

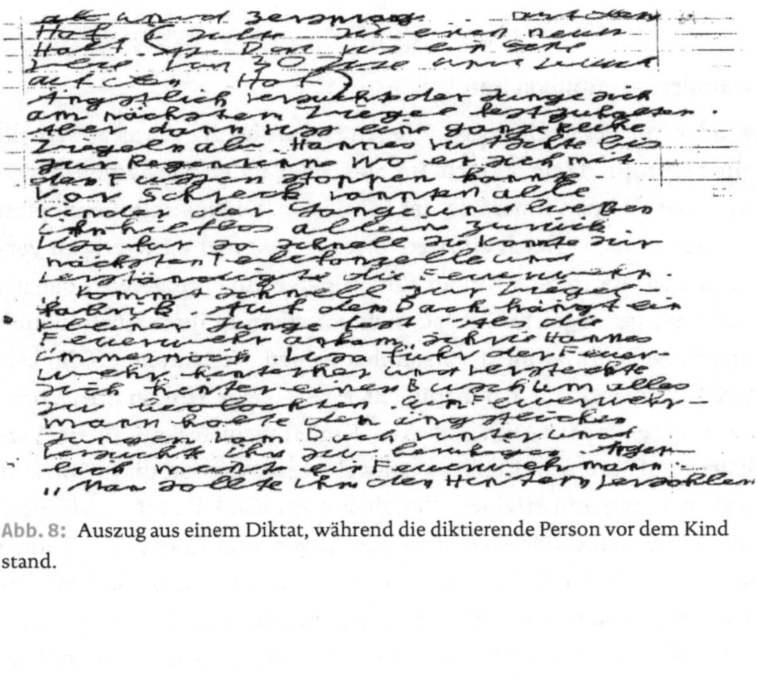

Abb. 8: Auszug aus einem Diktat, während die diktierende Person vor dem Kind stand.

und weniger müde als nach dem ersten Diktat am Tag zuvor. Das Kind hatte den Text deutlich besser verstanden und konnte diesen fast vollständig in einem gleichmäßigen Schriftbild auf das Papier bringen. Das Schriftbild ist sehr eng, da der Text in eine enge Lineatur geschrieben wurde, er ist hier insgesamt verkleinert abgebildet (siehe Abb. 8). Würde dieses Kind das Diktat nach fünf Unterrichtsstunden schreiben, so würde es sicherlich wieder anders aussehen. Deshalb reichen die Maßnahmen der Hörfilterung und des veränderten Diktierens durch die Lehrkraft nicht aus. Sie sind aber ein sehr guter Anfang und zeigen deutlich, dass das Kind deutlich mehr kann, als es aufgrund seiner Hörverarbeitungsstörung zeigt.

Hat ein Kind sowohl eine Seh- als auch eine Hörverarbeitungsstörung, so ist der normale Schulunterricht eine kaum zu leistende Herausforderung, besonders über fünf bis sechs Unterrichtsstunden hinweg. Entsprechend groß ist dann oft bereits von Schulbeginn an die Leistungseinschränkung. Mit einer solchen Beeinträchtigung haben auch sehr intelligente Kinder kaum eine Chance ihr vorhandenes Intelligenzpotential in der Schule zu zeigen und umzusetzen.

Verhaltensauffälligkeiten

Kinder mit Verarbeitungsstörungen stehen häufig etwas außerhalb einer Gruppe, da sie oft nicht im »Takt« der anderen schwingen können. Das ist auch innerhalb der Familie so. Die meisten Beteiligten können es nicht gleich erklären, da es erst einmal schwierig zu verstehen ist. Betroffene Kinder fühlen sich schnell ungerecht behandelt oder gar abgelehnt, da sie sich vor allem in ihrer Anstrengung nicht gesehen und nicht verstanden fühlen. Verhaltensauffälligkeiten sind bei einem Kind mit einer Seh- oder Hörverarbeitungsstörung sekundäre Auffälligkeiten. Kinder reagieren mit ihrem Verhalten auf ihre unmittelbare Umwelt, bzw. wie sie diese Umwelt wahrnehmen und erfahren. Verarbeitet ein Kind die Informationen, die es aus seiner Umwelt über die Augen und Ohren ins Gehirn geliefert bekommt, verlangsamt, oder in unterschiedlichen Geschwindigkeiten, so reagiert es auch entsprechend langsamer bzw. verzögert. Andere Kinder oder auch Erwachsene sind dann in ihrer eigenen Informationsverarbeitung schon weiter als das Kind. Kommt schließlich die Reaktion des betroffenen Kindes, so passt diese meist nicht mehr direkt zur Anforderung. Erwachsene können auf diese Gegebenheiten Rücksicht nehmen, vorausgesetzt, sie wissen von der Verarbeitungsstörung des Kindes. Kinder reagieren jedoch spontan und gehen meist nicht mehr auf die »verspätete« Reaktion des »verzögerten« Kindes ein, oder sie reagieren sogar unhöflich, da sie die Reaktion des »verzögerten« Kindes nicht als adäquat empfinden. Dabei reicht es aus, dass es sich um Verzögerungen im Millisekundenbereich bis hin zu einer Sekunde handelt. Das Kind mit der Verarbeitungsstörung macht dann in der Interaktion mit anderen Kindern die Erfahrung, dass es nicht mithalten kann. Oder es fühlt sich unwohl, weil es sich anders behandelt fühlt oder negativ auffällt, z. B. durch ein langsames Arbeitstempo, »verspätete« Antworten und schlechte Leistungen. Solange ein Kind mit einer Verarbeitungsstörung nichts über sein eigenes Problem weiß und die Reaktionen der anderen Kinder nicht einordnen kann, fühlt es sich ungerecht behandelt oder aus einer Gruppe ausgeschlossen. Es erlebt, dass andere Kinder eine positive Interaktion untereinander haben, das betroffene Kind bleibt oft außerhalb dieser Interaktion. Das kann zu Frustration, bis hin zu Aggressionen führen. Die anderen Kinder bemerken den Ausschluss des betroffenen Kindes und dessen Enttäuschung hierüber oft gar nicht so deutlich. Strategien, um die Aufmerksamkeit anderer auf sich zu lenken und zu beeindrucken, sind bei betroffenen Kindern oft, dass sie den »Klassenclown« mimen oder ein anderes übertriebenes Verhalten zeigen. Manchmal versuchen betroffene Kinder die Aufmerksamkeit und Zuwendung durch kleine oder übertriebene Geschenke zu erhalten. So werden z. B. große Mengen an Süßigkeiten am Kiosk gekauft um diese dann regelmäßig an Mitschüler verschenkt, von denen das betroffene Kind gern positiv wahrgenommen und in den Interaktionskreis anderer Mitschüler aufgenommen werden würde. Auch aggressives Verhalten gegenüber anderen Kindern kann als eine, meist verzweifelte, Lösungsstrategie entwickelt werden. Viele Kinder mit einer Seh- und/oder Hörverarbeitungsstörung werden mit zunehmendem Alter zu Einzelgängern. Sie fühlen sich als nicht »gleichwertig«, da sie in der Schule schlechtere Noten haben und trotz einer enormen Anstrengung keine Erfolge aufweisen können. Gruppen von Gleichaltrigen empfinden sie als anstrengend und ihnen selbst fehlt häufig die Energie, etwas mit anderen zu unternehmen. So kommt es zu Aussagen, wie: »Ich kann machen, was ich will, und habe nie Erfolg. Alle anderen sind immer besser als ich«, »Niemand mag mich«, »Ich bin einfach dumm«, »Ich bin ein Versager«. Und bei manchen Kindern kommt es auch zu Aussagen wie: »Am besten wäre ich nie geboren worden« oder »Ich will nicht mehr leben.« Die meisten dieser Kinder fühlen sich mit zunehmendem Alter hilflos, denn je älter sie werden, desto bewusster erleben sie, wie schnell sie täglich an ihre Leistungsgrenzen kommen, ohne zu wissen, wie sie ihre anstrengende und teilweise emotional bedrückende Situation verändern können. Der größte Frust dieser Kinder ist häufig eine eigene Unzulänglichkeit zu spüren, die ihnen täglich durch die Umwelt gespiegelt wird, sie aber keinerlei Instrumente an der Hand haben, etwas hieran zu verbessern. Wenn dann auch noch Druck von außen aufgebaut wird, durch hohe Lernanforderungen, Vorwürfe, Zuschreibungen wie: »Du bist einfach nur zu faul, jetzt streng dich mal an« und anderes mehr, bauen sich neben einer hohen Frustration oft auch Versagensängste auf. Das kann zur Lern- und Leistungsverweigerung, bis hin zur Schulverweigerung oder Aggressionsausbrüchen gegenüber anderen, oder zu selbstverletzendem Verhalten führen. Es entstehen Sekundärstörungen, die häufig in den psychiatrischen Bereich hineingehen. Wichtig wäre hier jedoch zunächst die zu Grunde liegende Primärstörung zu erkennen. Wird diese erfolgreich behandelt, lösen sich manche Sekundärstörungen auf. In einigen Familien oder Schulen entwickelt sich aber leider ein Teufelskreis aus Druck und Gegendruck, was letztendlich die Frustrationen und Aggressionen auf beiden Seiten erhöht. Eltern und Lehrer können die oft zunehmend unangepassten Verhaltensweisen des Kindes nicht nachvollziehen, da sie deren Ursprung nicht kennen. So fühlen auch sie sich unter Umständen ebenso hilflos und frustriert, wie das betroffene Kind. Wird z.B. aufgrund einer entsprechenden Diagnostik klar, dass ein Kind aufgrund einer Seh- und/oder Hörverarbeitungsstörung gar nicht in der Lage ist, den Anforderungen aus der Schule oder dem Elternhaus Folge zu leisten, so ändert sich meist sehr viel in der Interaktion. Die Sichtweise auf das Problem verändert sich, wenn Eltern und Lehrer erkennen, dass ein Kind nicht faul ist, provoziert oder verweigert, sondern dass es ganz im Gegenteil im Rahmen seiner Möglichkeiten einen täglichen Marathonlauf leistet. Das gilt vor allem für seinen enorm hohen Energieaufwand, was aber häufig weder durch Mitschüler, Eltern und Lehrer gesehen, noch gewürdigt wurde. Je nach Ausprägung der Problemlage kann eine familientherapeutische Intervention sinnvoll, manchmal sogar notwendig sein, um von Seiten der Eltern und des Kindes eine gegenseitige Wertschätzung und empathisches Verhalten (wieder) aufzubauen.

Wenn der Stress zu hoch wird

Familien leben in unserer Gesellschaft zunehmend mit einem »Zeitparadoxon«. Das bedeutet, in immer weniger Zeit soll immer mehr geleistet werden. Viele Familie bringt dies nahezu täglich unter Zeitdruck und es bleiben oft wenige Zeitressourcen für Entspannung, Regeneration, gemeinsame Mahlzeiten und positive Kommunikation. Kommt es bei den Eltern zu Überforderungssituationen, spüren das die Kinder deutlich. Sie fühlen sich dann oft abgewiesen, nicht ausreichend wahrgenommen und wenig wertgeschätzt. Frustration und das Gefühl von Isolation können eine Folge sein. Entwickeln sich solche Bedingungen zu Dauersituationen, so bieten sie keine guten Voraussetzungen für eine gesunde Entwicklung zu einer selbstsicheren und selbstwirksamen Persönlichkeit des Kindes.

Nicht nur in den Arbeitssituationen der meist berufstätigen Eltern findet eine zunehmende »Ökonomisierung« statt, sondern auch in der Schul- und Unterrichtsentwicklung hält eine zunehmende »Ökonomisierung« der Bildung Einzug. Betriebswirtschaftliche Innovationen werden teilweise auf die schulische Bildung übertagen. Leider wird dabei oft nicht berücksichtigt, dass sich die physische, psychische und neurobiologische Entwicklung der Kinder nicht gleichermaßen verändern und damit »ökonomisieren« lässt. Wenn ein Computer schneller komplexere Aufgaben erledigen soll, so muss sein Betriebssystem erweitert werden. Das Betriebssystem des

Menschen ist sein Gehirn. Dies ist nicht durch Aufstockung von Gigabytes in seinen Leistungen zu erweitern. Vielmehr benötigt es eine entsprechende Entwicklungszeit und gute Umweltbedingungen in der Familie und im Bildungssystem, um zu einem leistungsstarken Organ heranzureifen. Wenn hierfür die wichtigen Voraussetzungen fehlen und wichtige Entwicklungszeitfenster ignoriert werden oder sich Entwicklungsprozesse im Gehirn langsamer, verzögert aufbauen, kann es zu einer zeitweisen oder schlimmstenfalls permanenten Überforderung des Kindes oder des Jugendlichen kommen. Werden dann stetig hohe Anforderungen an ein Kind gestellt, so sind physischer und psychischer Stress meist die Folge.

Bei Überforderung stürzt das Betriebssystem eines Computers ab oder es hängt sich in einer »Dauerschleife« auf. Eine Unterbrechung der Überforderung wird hierdurch erreicht. Ist das Betriebssystem (Gehirn) des Kindes überfordert, so zeigt sich das meist durch ein inadäquates Verhalten (z. B. Aggression, Vermeidung, Clownerie) des Kindes. Hierdurch findet dann beim Kind eine Unterbrechung der Überforderung statt.

Die emotionalen und kognitiven Anforderungen an ein Kind sollten dem emotionalen und kognitiven Reifungszustand des Gehirns entsprechen. Oder anders ausgedrückt: Anforderungen an das Kind und der individuelle Reifezustand seines Gehirns sollten sich in einer Balance befinden. Bei anhaltend hohem Stress des Kindes oder einer inadäquaten Förderung (z. B. Angst durch zu hohen Leistungsdruck oder durch ein Trauma) wird die Gehirnentwicklung blockiert.

Deshalb sollten sich die Anforderungen an ein Kind idealerweise stets an der emotionalen und kognitiven Reife seines Gehirns orien-

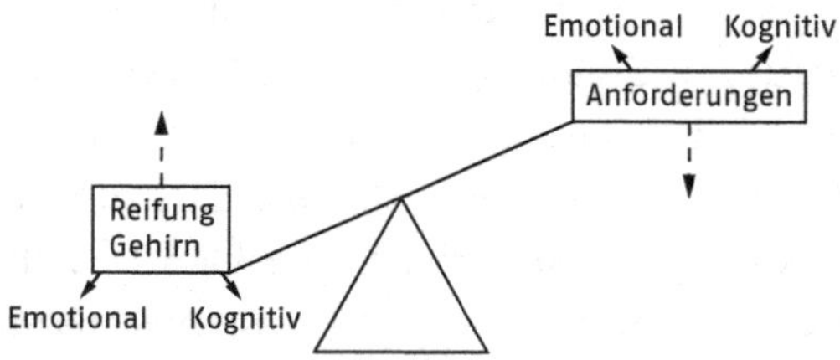

Abb. 9: Reifung des Gehirns und Anforderungen stehen zueinander in einer reziproken Beziehung.

tieren. Beides sollte also in einer Balance zueinander stehen. Inhaltlich spielt es dabei keine Rolle, aufgrund welcher zu hohen Anforderung eine Überforderungssituation und damit Stress entstehen. Anhaltender Stress in der Entwicklung des Kindes kann nicht nur die Gehirnentwicklung verzögern, sondern im Extremfall auch zu gravierenden Störungen und Erkrankungen führen.

Eine deutliche Zunahme von Stressreaktionen in Familien und besonders bei Kindern beobachten wir allgemein in unserer Praxisarbeit – unabhängig davon, ob bei einem Kind eine Verarbeitungsstörung vorliegt oder nicht. Kinder mit einer Verarbeitungsstörung bauen jedoch besonders schnell Stress auf. Da die Verarbeitungsbedingungen im Gehirn dieser Kinder bereits verzögert sind und einen hohen Energieaufwand benötigen, führt anhaltender Stress zu einer weiteren Verschlechterung ihrer Situation. Hierdurch kann es im Schulalter zu einem weiteren Leistungsverlust, Erhöhung der Konzentrationsprobleme, des aggressiven und/oder hyperaktiven Verhaltens, bis hin zu Depressionen, selbstverletzendem Verhalten, Schlafstörungen und chronischen Schmerzen und anderen sekundären Störungen kommen.

Burnout ist schon lange nicht mehr ein Überforderungssyndrom, das nur bei Erwachsenen auftritt. Zahlreiche Kinder zeigen ebenfalls deutliche Burnout-Symptome. Die Auswirkungen sind anhand bestimmter Parameter festzustellen. Es gibt technische Möglichkeiten diese darzustellen, beispielsweise durch die Herzraten-Variabilitätsmessungen (HRV). Kinder mit einer Verarbeitungsstörung und zusätzlich hohen familiären und/oder schulischen Stressbelastungen zeigen bei diesen Messungen in der Regel sehr auffällige Werte. Die Möglichkeiten der HRV-Messung stellen wir für den interessierten Leser im Kapitel zu Diagnostik dar (siehe Kapitel 4).

Die gesamte Familie ist betroffen

Nicht nur Kinder mit einer Verarbeitungsstörung, sondern auch ihre Eltern und Geschwister haben oft besondere Herausforderungen zu meistern. Was hier manche Eltern leisten, um ihr Kind zu unterstützen ist bewundernswert, findet aber leider oft kaum ausreichende

Beachtung. Effektive Unterstützungs- oder Hilfsmaßnahmen für Eltern mit betroffenen Kindern gibt es bislang kaum. Viele bleiben auf sich selbst gestellt. Das zeigt auch der folgende Bericht einer Mutter, deren Sohn unter einer Seh- und Hörverarbeitungsstörung leidet.

»Der Junge hat ein Problem, aber die ganze Familie leidet«, so beschreibt die Mutter von Leon die familiäre Situation. Für die beiden jüngeren Geschwister von Leon würde kaum noch Zeit am Nachmittag zur Verfügung stehen, da Leon so lange an seinen Hausaufgaben säße und diese auch nicht allein erledigen könne. Gerade jetzt, in der dritten Klasse, hätten die Anforderungen in der Schule für Leon so zugenommen, dass er vieles ohne die Unterstützung der Mutter nicht mehr leisten könne. Vor Schulbeginn hätte sie nie gedacht, in solch eine Situation geraten zu können, aber nun entwickle sie bereits manchmal Panik bei der Vorstellung, wenn erst der zweite Sohn in die Schule käme und dann der dritte in zwei Jahren. Sie und auch ihr Mann wüssten nicht, wie sie das bewältigen sollen. Manchmal fühle sie sich bereits wie in einem Burnout. So hätte sie sich ihr Leben eigentlich nicht vorgestellt. Der Alltag drehe sich schließlich fast nur noch um Lernen, Hausaufgaben und den Druck, bis zum nächsten Tag alles erledigen zu müssen. Ein eigenes, selbstbestimmtes Handeln mit Freude und Spaß bliebe dabei weitgehend auf der Strecke. Häufig führe das zu unangemessenen, frustrierten oder auch aggressiven Verhaltensweisen des betroffenen Kindes, das es überwiegend in der Familie zeige. Da wird der Frust auch schnell an den Geschwistern abgelassen, durch Provokation, Gebrüll und Geschrei, kleinen bis größeren »Gemeinheiten«. Die Eltern werden häufig hiervon nicht ausgeschlossen. Auch sie reagieren dann oft mit Gebrüll und Drohungen, obwohl sie es meist gar nicht wollen und genau wissen, dass diese Verhaltensweisen keine Lösung des Problems bringen. Aber die Stressbelastung des gesamten Familiensystems, die alle Mitglieder zu spüren bekommen, löse diese Reaktionen aus.

Sind es meist die Mütter, die sich um die Erledigung der Hausaufgaben kümmern oder zumindest um die Ergänzung der Aufgaben, die in der Hausaufgabenbetreuung nicht erledigt wurden, so versuchen die Väter häufig am Abend nachzuholen, was tagsüber nicht geschafft wurde. Manchmal haben die Väter auch die Aufgaben einer

Feuerwehr zu erledigen, indem sie einzelne Schwelbrände, die eine erhitzte Stressatmosphäre am Tag entstehen ließ, abends zu löschen haben.

Darüber hinaus bliebe dann noch das Putzen, Waschen, Einkaufen, Kochen und vieles mehr, was die Aufmerksamkeit der Eltern binde. Energiezehrende Aufgaben, die meist unter Zeitdruck zu erledigen seien. Am nächsten Morgen ginge es dann wieder zur Arbeit und auch hier müsse alles reibungslos funktionieren, das Geld für eine fünfköpfige Familie müsse schließlich verdient werden. Es bliebe wenig Zeit übrig, für ein harmonisches Miteinander, der Ton untereinander würde da auch schon mal rauer, sowohl gegenüber den Kindern, als auch zwischen den Elternteilen selbst. Was hier Leons Mutter über ihre Familie berichtet, beschreiben zahlreiche Eltern über ihre familiäre Situation. Überlastungen und Frustration nehmen zu. Der ein oder andere Elternteil berichtet auch, dass ihm in extremen Stresssituationen schon mal die »Hand ausgerutscht« sei, obwohl er es sehr schlimm fände, wenn ein Kind geschlagen würde.

Eigentlich erhofft sich jedes Familienmitglied etwas mehr Verständnis, mehr Unterstützung, mehr gesehen zu werden. Auch die Eltern wünschen sich gegenseitig mehr Unterstützung und Wahrnehmung durch den Partner, für das was sie täglich leisten und teilweise vielleicht auch so gar nicht mehr leisten möchten. Aber meist sind beide Elternteile gleichermaßen überfordert und deshalb häufig gar nicht mehr in der Lage das zu leisten, was der andere sich wünscht. Enttäuschte Reaktionen bleiben nicht aus. In einer ruhigen Atmosphäre können Leons Eltern ihre Situation reflektieren und erkennen, im Familienalltag würden sie jedoch nur reagieren und kaum noch reflektieren können, was sie verändern könnten. Schön, wenn es verständnisvolle, unterstützende Großeltern in der Nähe gibt. Der Bedarf einer Familie, wie der von Leon, ist jedoch meist zu hoch, als dass es allein durch die Großeltern auszugleichen wäre.

Bei zahlreichen Familien mit einem oder sogar mehreren Kindern, die eine ausgeprägte Verarbeitungsstörung haben, wird besonders im Schulalter dieser Kinder deutlich, dass die gesamte Familie häufig an ihre Grenzen kommt.

Extrem waren diese Situationen während der Corona-Pandemie und den damit zusammenhängenden Kontaktbeschränkungen und Schulschließungen im Frühjahr 2020 und Winter 2020/2021. Viele Familien litten unter hohem Druck, da die Eltern oft im Homeoffice arbeiten mussten und der Unterricht in den Schulen ausfiel. Kinder und Eltern saßen über Wochen gemeinsam zu Hause und waren auf ihre Wohnung fixiert. Die Eltern mussten sich intensiver mit ihren Kindern auseinandersetzen, besonders in Hinsicht auf Lernen und die Erledigung von Hausaufgaben. Die Außenbeziehungen, Sport- und Regenerationsmöglichkeiten außerhalb der Familie brachen über einen längeren Zeitraum weg. Viele Familien mit einem Kind mit einer Verarbeitungsstörung kennen ähnliche Situationen auch ohne Beschränkungen durch eine Pandemie.

Manche Eltern beginnen in dieser Situation, ihrer Paarbeziehung immer weniger Raum und Beachtung zu geben. Meist ist das gar kein bewusster Prozess, es passiert eher schleichend, da keine Zeit und Energie zur Verfügung steht. Die Erschöpfung ist am Abend groß und alles »andere« ist meist erst mal wichtiger. Die Beziehung der Eltern verliert sich im Alltagsstress und so scheitern schließlich zahlreiche Paarbeziehungen mit einem betroffenen Kind. In manchen Familien ist es auch so, dass ein Elternteil die Probleme des Kindes gar nicht so ernst nimmt oder diese erfolgreich verdrängt. Hierfür kann es viele Gründe geben, etwa die eigene Überforderung, dem Kind eine angemessene Unterstützung zu geben. Oder das Verhalten des Kindes spiegelt einem Elternteil die eigenen Unzulänglichkeiten, mit denen es sich aber nicht beschäftigen will. Vielleicht ist da auch ein eigenes Verarbeitungsproblem, mit dem man vielleicht schon selbst als Kind zu kämpfen hatte, woran man sich aber gar nicht mehr erinnern möchte oder das man längst verdrängt hat. Schließlich hat man doch nun im Erwachsenenalter eine einigermaßen gute Position gefunden, die man nicht ins Wanken bringen möchte. Unter diesen Gegebenheiten fühlt sich der andere Elternteil meist allein gelassen mit der Bewältigung der familiären Probleme und oft auch allein verantwortlich für die Entwicklung des betroffenen Kindes. Die notwendige Unterstützung kann es jedoch kaum allein bieten. Es kann zu Schuldzuweisungen, Wut und Frustration kommen. Was eigentlich dem Partner gilt, kann auch schon mal auf das Kind übertragen werden. Dieses fühlt sich in der Konsequenz meist schuldig an der Situation in seiner Familie, und dass sich die Eltern so oft streiten, mit manchmal schwerwiegenden Folgen. Eine neue Schublade tut sich auf, die weitere Stressfaktoren beinhaltet. Ein Teufelskreis beginnt seine Runden zu drehen. Familiendynamiken dieser Art, mehr oder weniger ausgeprägt, sind eher die Regel als die Ausnahme, wenn ein Kind mit Verarbeitungsstörungen zur Familie gehört. Auch wenn die meisten Eltern denken, nur ihr eigenes Familiensystem würde solche Probleme haben, andere würden sicherlich besser als Eltern mit solch einer Situation klarkommen. Manche Eltern befürchten sogar in dieser Situation als Eltern zu versagen und einige trauen sich nicht, ihre Probleme zu kommunizieren. Hier ist es besonders wichtig für Eltern zu erfahren, welch außergewöhnliche Arbeit sie leisten. Sie brauchen manchmal einen Spiegel, der ihnen ihre Belastung und riesigen Herausforderungen zeigt. Es liegt nicht an ihren Unzulänglichkeiten, oder dass sie schlechte Eltern wären, vielmehr liegt es an dem, was sie manches Mal fast Übermenschliches zu leisten haben und trotzdem jeden Tag die Herausforderungen neu wieder annehmen.

Verarbeitungsstörungen bei Kindern betreffen also nicht nur das Kind allein. In den meisten Fällen bringt diese besondere Situation so viele Herausforderungen und Anforderungen an alle Familienmitglieder mit sich, dass es zu einem familien-(therapeutischen) Thema wird. Eine rechtzeitige, entsprechende Unterstützung ist wichtig, denn gerade gute familiäre Beziehungen bieten nicht nur dem betroffenen Kind eine wichtige emotionale Stabilität, sondern der gesamten Familie Entlastung und ein gutes Fundament, um Verständnis, gegenseitige Anerkennung und Wertschätzung umsetzen zu können.

Neben angemessenen Therapien für das Kind empfehlen wir in diesen Situationen eine systemische Familientherapie, sie ist die bekannteste familienunterstützende Therapieform. Hier können Eltern ihre eigenen Bedürfnisse äußern und Wege aus der Stressspirale finden. Probleme können mit Hilfe familientherapeutischer Techniken neu betrachtet und aus einer anderen Perspektive reflektiert und Ängste relativiert werden. Auch Zeitressourcen und Inseln für die Paarbeziehung können oft erweitert, gestärkt und belebt werden (siehe Kapitel 6.1).

Viele Eltern sind so sehr mit den Herausforderungen, die in Zusammenhang mit der Verarbeitungsstörung des Kindes stehen, gefordert und teilweise auch überfordert, dass sie manchmal fürchten, zunächst gar nicht mehr die Energie für eine Familientherapie aufbringen zu können. Dabei kann gerade diese eine notwendige Entlastung für die Eltern bieten und zu einem deutlich stressfreieren Umgang aller Familienmitglieder untereinander im Alltag führen.

Haben Sie ein betroffenes Kind, so reflektieren Sie bitte regelmäßig ihre familiäre Situation und Ihre Paarbeziehung. Schieben Sie diese wichtigen Dinge nicht zur Seite, es kann sehr sinnvoll sein, gerade diesen Dingen eine hohe Priorität zu geben.

Alleinerziehende Eltern

Wir möchten hier noch einen kurzen Blick auf allleinerziehende Mütter und Väter werfen. Für sie gilt meist genau das Gleiche, nur noch intensiver. Alleinerziehende Eltern leisten häufig enorm viel, haben kaum einen Ausgleich und sind mit wichtigen Entscheidungen und Situationen oft allein gelassen. Ihnen fehlt zudem der Austausch, um vielleicht die ein oder andere Situation im Alltag aus einer anderen Perspektive gespiegelt zu bekommen. Holen Sie sich umgehende Unterstützung durch eine gute Diagnostik des Kindes und eine entsprechende familientherapeutische Begleitung. Vielleicht haben Sie auch eine(n) sehr gute(n) Freund(in) mit dem/der Sie diese Themen teilen können, einen Taufpaten des Kindes, der sich wirklich einbringt oder belastbare und verständnisvolle Großeltern, die Sie mit zur Familientherapie nehmen, damit diese in manchen Situationen des Alltags Ihnen dann gut zur Seite stehen können. Lebt ein Kind bei nur einem Elternteil oder wechselt es bei geteiltem Sorgerecht, z. B. im »Nestmodell«, regelmäßig zwischen beiden Elternteilen hin und her, so hat dieses Kind die Trennung seiner Eltern zu verkraften. Das bedeutet oft für Alleinerziehende auch an dieser Stelle teils hohen Herausforderungen gegenüber zu stehen.

KAPITEL 4

Diagnostik

Worum es in der Diagnostik geht

Bei allen drei Störungsbildern, die in diesem Buch beschrieben werden, der Seh- und der Hörverarbeitungsstörung sowie der ADHS, sind viele Symptome und Entwicklungsprobleme, sowie Verhaltensweisen betroffener Kinder ähnlich oder gar identisch. Deshalb ist es unseres Erachtens sehr wichtig, eine genaue, differenzierende Diagnostik durchzuführen. Denn so sehr sich die Symptome und Verhaltensweisen betroffener Kinder auch ähneln mögen, so unterschiedlich gilt es jedes dieser Störungsbilder zu behandeln. Eine differenzierende Diagnostik ist somit stets die Grundlage einer individuell angepassten und damit wirksamem Therapie.

4.1 Informationen zum Entwicklungsverlauf: Die Anamnese

Zunächst ist es wichtig, dass die Eltern das Verhalten und somit auch das Problemverhalten ihres Kindes beschreiben: im Alltag, zu Hause in der Familie, in der Schule und im sozialen Bereich mit anderen Kindern. Hierbei ist es gut zu reflektieren, welche dieser Auffälligkeiten die Eltern und die gesamte Familie belasten und warum das nach Meinung der Eltern so ist. Und es ist für eine Diagnosestellung wichtig zu wissen, was sich die Eltern im Rahmen der Untersuchung ihres Kindes erhoffen. Um ihnen hierfür eine Struktur an die Hand zu geben, eignen sich Fragebögen, die bereits vor einem ersten Gespräch in der Praxis in Ruhe zu Hause ausgefüllt werden. Differenzierte Informationen können darüber hinaus auch entsprechende

Beobachtungsfragebögen für die Kita oder die Schule bringen, die von den Eltern bei Bedarf an eine entsprechende Erzieherin oder Lehrkraft des Kindes weitergegeben werden können. Hierüber können weitere Informationen sowie Einschätzungen über die Situation und das Verhalten des Kindes in der entsprechenden Einrichtung in den Untersuchungsprozess einbezogen werden. Die Fragebögen dienen also in diesem Zusammenhang dazu, eine bessere Übersicht über die Problemlage des Kindes und die Fragestellung der Eltern zu erhalten. Aufgrund dieser Informationen wird dann entschieden, welche weiterführenden Testungen durchgeführt werden. Unsere Fragebögen und das Anamnesegespräch bieten also den Einstieg in eine weitere gezielte Diagnostik, denn aufgrund der Auswertung eines Fragebogens ist unserer Meinung nach keine zuverlässige Diagnose zu stellen.

Welche typischen Auffälligkeiten betroffene Kinder in ihrer Entwicklung zeigen können, ist bereits im Kapitel »Kinder mit einer Seh- oder Hörverarbeitungsstörung« (siehe Kapitel 3) dargestellt. Ein Anspruch auf die Vollständigkeit aller möglichen Symptome ist hier nicht gegeben.

4.2 Diagnostik einer ADHS

Wenden wir uns zunächst der allgemeingültigen diagnostischen Vorgehensweise für eine ADHS zu, die recht schnell durchzuführen ist. Sie ist unseres Erachtens aber leider noch immer wenig differenzierend zu ähnlichen anderen Störungsbildern. In diesem Zusammenhang ist es wichtig zu erwähnen, dass es für die medizinische Diagnostik grundsätzlich zwei gültige Klassifizierungsmanuale gibt, die alle körperlichen und psychischen Erkrankungen, Syndrome und Störungsbilder auflisten. Diese sind das ICD-10 (Internationale Klassifikation der Krankheiten, aktuell in der 10. Auflage) für die körperlichen und psychischen Erkrankungen und im englischsprachigen Raum gibt es das DSM-V (Diagnostic and Statistical Manual of Mental Disorders, aktuell in der 5. Auflage) für die psychischen Erkrankungen. Beide Diagnosemanuale verzeichnen die ADHS als ein psychiatrisches Störungsbild. Da bislang keine einheitlichen genetischen Biomarker für die Zusammensetzung einer ADHS definiert werden konnten, wird die Diagnose dieser Störung nur beschreibend vorgenommen. Das bedeutet, dass eine ADHS nach Vorgabe der internationalen Manuale (ICD-10 und DSM-V) nicht zu messen oder nachzuweisen ist, z. B. an Hand von Blutanalysen, technischen Messwerten, wie Gehirnstrommessungen (EEG) oder anderen physischen oder physiologischen Parametern.

So gibt das ICD-10 folgende Vorgaben um eine Diagnose ADHS zu stellen: Mit Hilfe eines Fragebogens werden neun Kriterien zu unaufmerksamem Verhalten, fünf Kriterien zu hyperaktivem Verhalten und vier Kriterien zu impulsivem Verhalten eines Kindes oder Jugendlichen abgefragt. Werden sechs oder mehr der neun Kriterien zur Unaufmerksamkeit, drei oder mehr der fünf Kriterien zur Hyperaktivität und eines oder mehr der vier Kriterien zur Impulsivität über einen Zeitraum von mindesten einem halben Jahr anhaltend beobachtet, so kann die Diagnose ADHS gestellt werden. Eine weitere Voraussetzung ist dabei noch zu beachten: Diese Verhaltensauffälligkeiten mussten bereits vor dem zwölften Lebensjahr aufgetreten sein. Wurde das Merkmal der Hyperaktivität beim Kind nicht beobachtet, aber die anderen Kriterien der Unaufmerksamkeit und Impulsivität sind entsprechend deutlich ausgeprägt, so lautet die Diagnose ADS, also eine Aufmerksamkeitsstörung ohne hyperaktive Züge. Sind weder die Hyperaktivität, noch die Impulsivität zu beobachten, aber die Unaufmerksamkeit, dann kann die Diagnose einer »einfachen Aktivitäts- und Aufmerksamkeitsstörung« gestellt werden.

Im amerikanischen Diagnostikmanual (DSM-V) ist die diagnostische Vorgehensweise so gefasst, dass zu den Bereichen Unaufmerksamkeit und Hyperaktivität jeweils neun zu beobachtende Verhaltensweisen genannt sind. Treffen jeweils mindestens sechs der jeweils neun genannten Kriterien zu, so sind die Voraussetzungen für die Diagnose ADHS gegeben. Werden weniger als sechs Kriterien beim hyperaktiven Verhalten beobachtet, aber mindestens sechs bei der Unaufmerksamkeit, so ist dies ausreichend für die Diagnose ADS.

Es gibt zahlreiche andere Erkrankungen und Störungsbilder bei denen Kinder gleiche Verhaltensweisen wie bei einer ADHS zeigen.

Dieser Sachverhalt wird jedoch in der diagnostischen Vorgehensweise zur Abklärung einer ADHS wenig berücksichtigt. In der regulären Diagnostik findet meist keine weitere Differenzierung beispielsweise zu einer Seh- und/oder Hörverarbeitungsstörung, teilweise auch nicht zu emotionalen Störungsbildern wie einer Bindungsstörung (Brisch 2009) statt. Diese diagnostische Vorgehensweise auf der alleinigen Grundlage der oben genannten Fragebogenmanuale, wird sowohl teilweise in Fachkreisen kritisch gesehen, als auch gesellschaftlich kontrovers diskutiert. Sicherlich ist diese Art der Diagnosestellung auch ein Grund dafür, dass die klinischen Diagnosezahlen einer ADHS in den vergangenen 20 Jahren extrem angestiegen sind.

4.3 Diagnostik der Seh- und Hörverarbeitung

Im Rahmen der Diagnostik gilt es herauszufinden, ob es sich überhaupt um eine Informationsverarbeitungsstörung im Gehirn handelt. Diese ist mit medizinischen Methoden zu messen, z.B. mit Hilfe der EKPs (funktionelles EEG). Falls eine Informationsverarbeitungsstörung vorliegt, gilt es dann zu unterscheiden, welcher Sinnesbereich primär betroffen ist und was die hieraus entstehenden Folgeerscheinungen sind oder ob sogar mehrere Sinnesbereiche betroffen sind. Denn Ursachen und Ausprägungen können sehr unterschiedlich sein. Entsprechend muss eine Therapie individuell angepasst werden, nur so kann eine gezielte Verbesserung der Situation des Kindes erfolgen. Dafür ist eine ausführliche, differenzierte Diagnostik notwendig.

Metapher zur Notwendigkeit einer differenzierten Diagnostik

Es ist wichtig eine Basisstörung (primäre Störung) von Symptomen (sekundäre Störung) zu unterscheiden, um zu wissen, an welcher Stelle die Therapie ansetzen muss. Warum dies wichtig ist, möchten wir mit Hilfe der folgenden Metapher verdeutlichen:

Stellen Sie sich das S-Bahnnetz in München vor. Wenn es hier auf der Stammstrecke zwischen dem Hauptbahnhof und dem Ostbahnhof zu einem technischen Schaden bei der S1 kommt und diese deshalb nicht mehr weiterfahren kann, so hat das sehr schnell auch Auswirkungen auf alle anderen S-Bahnen, die dieselbe Strecke nutzen. S2 und S3 kommen nun auch nicht mehr weiter, obwohl sie selbst gar kein technisches Problem haben. Aber die Schienen vor ihnen sind durch die stehengebliebene S1 blockiert. Würde man von außen beobachten, dass die S2 und S3 nicht mehr weiterfahren können und versuchen sie zu reparieren, würde sich der Stau aber nicht auflösen. Je nachdem, wie lange die S1 den S-Bahnverkehr auf dieser Strecke blockiert, desto größer werden die Ausmaße. Dies ist aber eine Folgeerscheinung und nicht die primäre Störung, die allein durch den technischen Schaden der S1 verursacht ist. Bald werden schon von vielen anderen S-Bahnzügen, wie der S4 und S6, das Isartor, der Stachus und schließlich vielleicht auch der Hauptbahnhof nicht mehr anzufahren sein. Andere S-Bahnzüge weichen rechtzeitig auf eine Ausweichstrecke aus. Hier können sie aber nur langsamer fahren, da mehrere Bahnen ausweichen, und sie haben durch diese Strecke einen weiteren Weg zurückzulegen. Im Ergebnis kommen schließlich alle S-Bahnen nicht nur verspätet oder auch gar nicht mehr am Ostbahnhof an, sondern auch an zahlreichen anderen Haltestellen gibt es Verspätungen und Ausfälle von S-Bahnen. Und die Bahnen haben auch nicht mehr alle Fahrgäste dabei, da einige unterwegs ausgestiegen sind, um auf andere Verkehrsmittel umzusteigen. Andere erreichen ihr Ziel vielleicht gar nicht mehr, weil sie zwischendurch umkehren oder sich verlaufen.

So und noch viel komplexer als es hier beschrieben wird, passiert es tatsächlich im Gehirn von Menschen mit Verarbeitungsstörungen: Informationen, die über die Augen oder die Ohren aufgenommen werden, stoßen in der weiteren Verarbeitung an Blockaden oder der Weg ist zu Ende und es muss ein Umweg genommen werden. Der Umweg dauert länger und einige Informationen gehen unterwegs verloren, so wie einige Fahrgäste ihre S-Bahn auf dem Umweg verlassen, weil sie auf andere Fahrangebote umsteigen. Das Verarbeitungsbild wird schließlich verspätet aufgebaut und es wird auch nicht mehr alle Informationen erhalten. Die S1 hat das technische

Problem und ist somit die Ursache. In unserem Beispiel wäre dies die Basisstörung, die behoben werden muss. Der Stau weiterer S-Bahnen, Umleitungen und die anderen beschriebenen Folgen sind sekundäre Störungen, die sich zwar an einer anderen Stelle, nämlich der S2, S3 und weiteren Bahnen zeigen, die sich aber nur aufgrund der Basisstörung der S1 entwickelt haben.

Die immer gleiche visuelle oder auditive Verarbeitungsstörung gibt es nicht. Das ist keine große Schublade mit dem Namen »Verarbeitungsstörungen«, in der immer das Gleiche drinsteckt. Vielmehr ist erst einmal eine Unterscheidung notwendig, welcher Anteil einer visuellen Verarbeitung und/oder welcher Anteil der auditiven Verarbeitung bei dem jeweiligen Kind gestört ist. Vergleichen wir das mit unserem Beispiel, so würde dies bedeuten zunächst herauszufinden, welche S-Bahn oder auch welches Gleis genau welches technische Problem hat und somit ursächlich für den Stau verantwortlich ist. Denn wird dieses Problem gezielt repariert oder diese Bahn abgeschleppt, können die anderen ohne weitere Hilfe die Fahrt fortsetzen. Und so ist es auch bei einer visuellen oder auditiven Verarbeitungsstörung wichtig zu wissen, welcher Bereich der Verarbeitung ursächlich betroffen ist, um dann eine gezielte Therapie vornehmen zu können. Sonst ist die Gefahr groß, nur die Sekundärstörungen zu behandeln, das würde aber das gesamte System nicht zu einem störungsfreien Ablauf bringen.

In den vergangenen dreißig Jahren hat sich enorm viel in der Gehirnforschung entwickelt. Auch wenn wir noch immer nicht alle Störungen erfassen, sind die Möglichkeiten in der Diagnostik und Therapie um einiges weitergekommen. Diese Erkenntnisse müssen nun bei den Patienten ankommen und unterstützend umgesetzt werden. Denn in einer guten, differenzierten Diagnostik geht es weitgehend darum zu unterscheiden, welches die Basisstörung ist und welches die sekundären Störungen.

Im Folgenden beschreiben wir einige Untersuchungsmethoden, die gute und vor allem differenzierte Aussagen über verschiedene Abläufe der visuellen und auditiven Verarbeitung und somit auch über ihre Störungsmöglichkeiten zulassen. Wir beschreiben diese Methoden recht oberflächlich und damit allgemeinverständlich, damit das Wissen um diese Möglichkeiten nicht nur für Fachleute zur Verfügung steht. Wenn wir z. B. von unterschiedlichen Verarbeitungsgeschwindigkeiten hinter dem rechten und dem linken Auge bzw. Ohr sprechen, so beinhaltet dieses zahlreiche unterschiedliche komplexe Vorgänge im Gehirn, die wir nicht detailliert aufführen. Denn dies würde zahlreiche zusätzliche Informationen bedeuten, die dann wieder jeweils in ihren Zusammenhängen und ihrer Komplexität zu erklären wären. Das wäre ein Buch für sich. Diese umfangreiche Fachliteratur gibt es, meist in englischer Sprache, oft aus den USA und Russland. Von deutschen Autoren gibt es bisher sehr wenig Fachliteratur hierzu, da das gesamte Thema der Verarbeitungsstörungen in Deutschland bislang kaum angekommen ist. Dem fachlich interessierten Leser geben wir am Ende dieses Abschnitts zur Messung und Darstellung der Seh- und Hörverarbeitung einen kleinen Exkurs zu diesem Thema mit entsprechenden Fachliteraturhinweisen, die zu einer intensiveren Auseinandersetzung und einem fachlichen Verständnis der dargestellten Themen beitragen sollen. Aber nun geht es zunächst weiter mit einer allgemein gefassten Übersicht.

Messungen und Darstellungen der Sehverarbeitung

Beschreibungen der Symptome eines Kindes, wie sie uns von den Eltern, Erziehern und Lehrkräften geschildert werden, können zielführend sein, sind aber nicht ausreichend für eine differenzierte Analyse. Ähnlich wie bei Herzerkrankungen oder bei anderen Organerkrankungen tragen technische Messungen dazu bei, die Funktionsweise eines Organs oder physische Zusammenhänge und ihre Wechselbeziehungen genauer darzustellen. Wir arbeiten mit einem spezialisierten EEG, das funktionelle Prozesse im Gehirn darstellt. Die EEG-Messungen finden nicht im Ruhezustand statt und auch nicht im Liegen. Sie finden statt, während die Betroffenen Wahrnehmungstätigkeiten ausführen, die bei ihnen auch sonst im Alltag ablaufen. »Schleichende«, das heißt im Laufe der Entwicklung zunehmend den Alltag belastende Beschwerden, sind meist funktionell. Auf das Gehirn bezogen bedeutet eine funktionelle Verarbeitungseinschränkung, dass das Gehirn keine Schädigung im Sinne einer Verletzung oder eines Tumors erlitten hat. Das könnte mit Hilfe einer MRT-Aufnahme festzustellen sein. Bei einer Störung der Informationsverarbeitung geht es vielmehr um Informationen, die nicht adäquat verarbeitet werden können, da die Weiterleitung in den Nervenbahnen z.B. verzögert stattfindet, so dass ein Seh- und/ oder Höreindruck im Gehirn nur verändert aufgebaut wird. Erinnern Sie sich hier bitte an die Metapher mit den S-Bahnen. Im Unterschied zur Verletzung des Organs Gehirn, z.B. bei einem Unfall oder einem Schlaganfall, oder auch bei akuten Infektionskrankheiten, wie einer Hirnhautentzündung, geht es bei Informationsverarbeitungsstörungen um dynamische Prozesse wie z.B. Verbindungen innerhalb unterschiedlicher Bereiche des Gehirns. Man kann dies mit Hilfe der funktionellen Magnetischen Resonanz-Tomographie (fMRT), der Positronenemissionstomographie (PET) oder eines funktionellen EEGs (Ereigniskorrelierte Potentiale, EKP) darstellen. (Friederichs & Wahl 2017, Buchner 2014, Müller et al. 2011). Dabei schauen wir uns objektive Messwerte (Parameter) an, die eine Teilbeschreibung der zentralen unbewussten und bewussten Informationsverarbeitung im Gehirn eines Patienten ermöglichen.

Gehirnpotentialmessung für die Sehverarbeitung

Eine Messung der Gehirnpotentiale ermöglicht die EEG-Technik. Damit kann der Aktvierungszustand des Gehirns beschrieben werden, also die Zusammenarbeit von Nervenzellen in bestimmten Netzwerken unter unterschiedlichen Bedingungen, z.B. wenn das Gehirn schläft, wenn es liest, schreibt oder auch lacht. Man kann dort auch erkennen, wenn Patienten mit Krampfanfällen außergewöhnliche hirnstromelektrische Entladungen aufweisen. In den folgenden Beschreibungen wird nicht mit dem gängigen Ruhe-EEG gearbeitet, sondern mit einem funktionellem EEG, den Ereigniskorrelierten Potentialen (EKP).

Wie schon beschrieben, geben Nervenzellen ständig Signale weiter. Die Arbeit einzelner Nervenzellen ist aber weniger von Bedeutung für das Gehirn. Wenn etwas Wichtiges wahrgenommen wird, dann feuern viele Nervenzellen in unterschiedlichen Gehirnarealen synchron. Das bedeutet, sie arbeiten im selben Takt. Über diese Synchronisierung bilden sich Verarbeitungsnetzwerke, die sich über unterschiedliche Stellen im Gehirn miteinander verbinden. Für ein besseres Verständnis, stellen Sie sich hier ein großes Orchester vor, das Beethovens 5. Symphonie spielt. Damit Sie als Zuhörer das Musikstück erkennen und genießen können, muss das gesamte Orchester sowohl in jeder einzelnen Sekunde aufeinander abgestimmt spielen, als auch die Abfolge des gesamten Stückes beherrschen. Es geht also sowohl um die Abfolge eines genauen Zusammenspiels, als auch um die feine Abstimmung der einzelnen Instrumentengruppen untereinander. Es müssen nicht nur die Geigen miteinander im Takt bleiben, sondern auch die Geigen mit den Kontrabässen, den Bläsern und allen anderen Instrumentengruppen. Jede Instrumentengruppe muss also den gemeinsamen Takt aufnehmen und halten. Die einzelnen Instrumentengruppen feuern sozusagen Informationen in das Gesamtsystem Orchester. Kommt hier etwas aus dem Takt, so wird es der Zuhörer deutlich hören. Aus dem Takt zu kommen bedeutet in der Informationsverarbeitung des Gehirns, aus der Synchronisation zu kommen, das hat ebenfalls Folgen.

Im Gehirn können wir analog Unstimmigkeiten von neuronalen Verarbeitungsprozessen erfassen und messen. Diese zwischen den Nervenzellen schnell stattfindenden Prozesse können in hierauf spezialisierten EEG-Untersuchungen (EKP) bildgebend dargestellt werden. Sehr vereinfacht ist es so zu beschreiben: Wir messen, wie »aufmerksam« die Nervenzellen miteinander arbeiten. Je mehr Nervenzellen synchron feuern, desto höher ist die elektrische Spannung, die in EEG-Potenzialen gemessen wird. Je größer die gemessene elektrische Spannung ist, desto mehr Nervenzellen arbeiten in einem Netzwerk synchron miteinander in der Ausführung ihrer definierten Aufgaben, und desto größer ist die Aktivität, die dann in die Verarbeitungsprozesse »geleitet« wird. Je geringer die gemessene elektrische Spannung ist, desto weniger arbeiten die Nervenzellen im Takt, sondern eher gegeneinander. In unserem Beispiel des Orchesters würde dies bedeuten, dass die Bläser in einem anderen Takt spielen würden als die Geigen.

Moderne computerisierte Verfahren können diese Daten auch in Bilder umsetzen. Auf den folgenden Bildern einer funktionellen

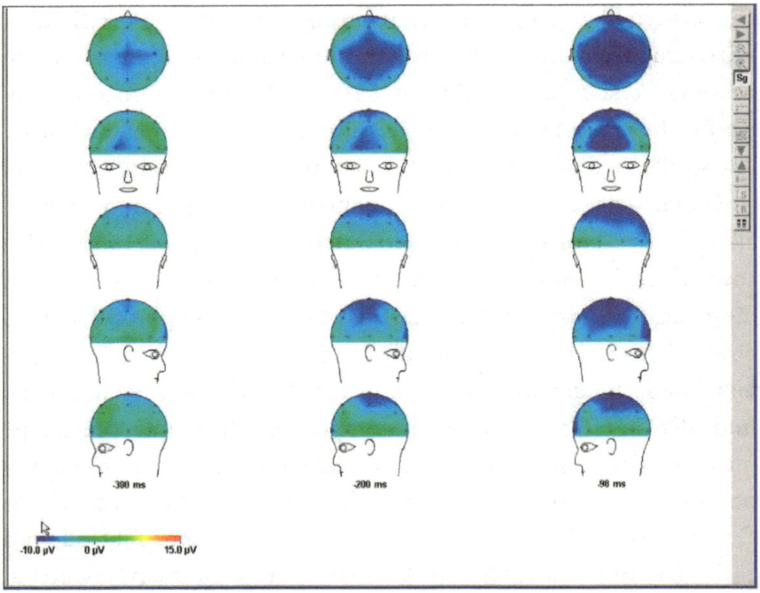

Abb. 10: Normalbefund einer funktionellen EEG-Messung (EKP): »beidäugige Sehverarbeitung«. Bildgebung der Ereigniskorrelierten Potentiale (EKP), in diesem Fall der Contingent negative variation (CNV) unter einer definierten visuellen Aufgabe (standardisierter Test); »beidäugige« Versuchsanordnung.

EEG-Messung (EKP) werden hohe elektrische Spannungen – also große Netzwerke einer gemeinsamen Taktung – in Blau dargestellt. Die Abbildung 10 zeigt einen »Normalbefund«.

Die farbliche Darstellung der Gehirnbilder reflektiert den Aktivierungsvorgang des Nervenzellnetzwerks für Nervenzellen, die für beide Augen zuständig sind, hier bei einem gesunden Probanden. Die Spannungsdifferenz wird farbig dargestellt (blau = hohe negative Spannung = synchrones Feuern der Nervenzellen; rot = hohe positive Spannung = asynchrones Feuern der Nervenzellen). Dazwischen liegen mittlere Spannungsdifferenzen, die durch die Farben grün bzw. gelb gekennzeichnet sind. Je größer die gemessene elektrische Spannung (in der Skala blau) ist, desto mehr Nervenzellen arbeiten in einem Netzwerk synchron miteinander in der Ausführung ihrer definierten Aufgaben. Je geringer die gemessene elektrische Spannung ist (im Bild beginnend mit grün über gelb zu rot), desto weniger

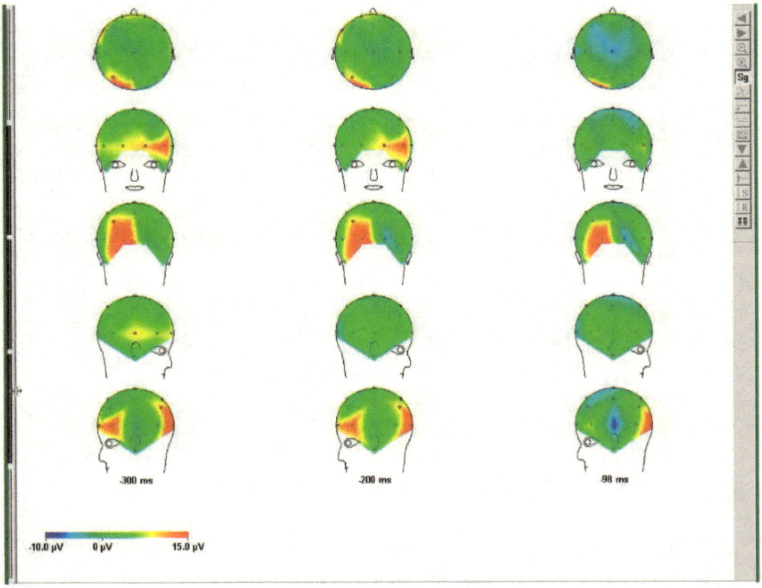

Abb. 11: Jonas' »beidäugige Sehverarbeitung«. Bildgebung der Ereigniskorrelierten Potentiale (EKP), in diesem Fall der *Contingent negative variation* (CNV) unter einer definierten visuellen Aufgabe (standardisierter Test); »beidäugige« Versuchsanordnung. Dies kann als auffälliger Befund bewertet werden. Die beidäugigen Nervenzellen erhalten ihre Informationen aus beiden Augen. Da die Informationen von beiden Augen auch nach der Aufteilung im Chiasma optikum in beide Hirnhälften verlaufen, kann man davon ausgehen, dass der Informationstransport in beiden Hirnhälften asynchron erfolgt.

arbeiten die Nervenzellen im Takt, sondern eher gegeneinander. Je größer die gemessene elektrische Spannung (in der Skala blau) ist, desto mehr Nervenzellen arbeiten in einem Netzwerk synchron miteinander in der Ausführung ihrer definierten Aufgaben.

Wenn wir uns nun Jonas' EKP-Verarbeitungsbildern (siehe Abb. 11 bis 13) zuwenden, so müssen wir uns daran erinnern, dass es für die Verarbeitung von Sehinformationen unterschiedliche Netzwerke gibt (s. Kapitel 1). Da der Mensch zwei Augen hat, nimmt jedes einzelne Auge für sich Informationen auf. Diese Informationen werden erst im Gehirn zusammengesetzt, hierfür sind unterschiedliche Nervenzellnetzwerke zuständig. Es gibt Nervenzellen, die für die beidäugige Sehverarbeitung zuständig sind, andere Netzwerke haben die

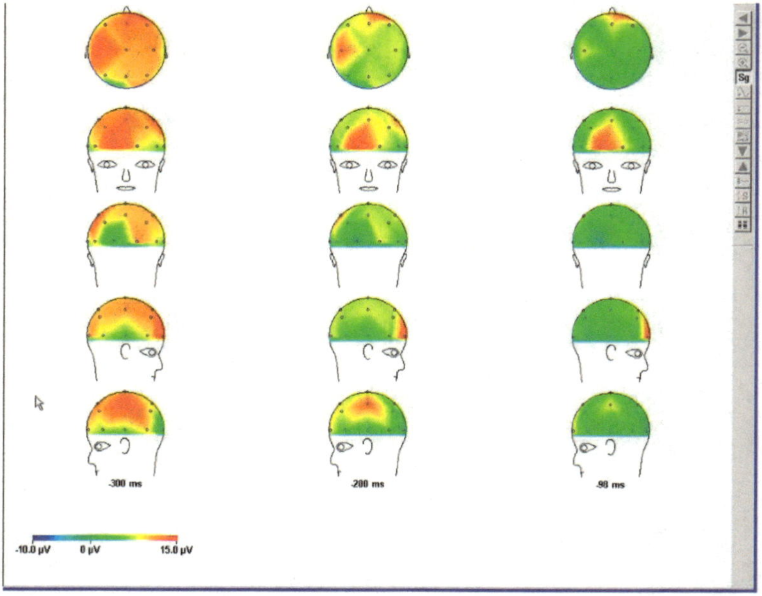

Abb. 12: Jonas, »rechtsäugig«: Bildgebung der Ereigniskorrelierten Potentiale (EKP), in diesem Fall der *Contingent negative variation* (CNV) unter einer definierten visuellen Aufgabe (standardisierter Test); »rechtsäugige« Versuchsanordnung. Dies kann als auffälliger Befund bewertet werden. Die farbliche Darstellung der Gehirnbilder reflektiert den Aktivierungsvorgang des Nervenzellnetzwerks für Nervenzellen, die für das rechte Auge zuständig sind. Die gemessene Spannungsdifferenz (im Bild grün/gelb/rot) spricht für eine geringe Synchronisation der für die definierte Aufgabenstellung zuständigen Nervenzellen. Da die Informationen von einem Auge nach der Aufteilung im Chiasma optikum getrennt in beide Hirnhälften verlaufen, kann man davon ausgehen, dass der Informationstransport hinter dem rechten Auge in beiden Hirnhälften asynchron erfolgt.

Aufgabe einäugig aufgenommene Informationen zu verarbeiten. Abb. 11 zeigt Netzwerke in Jonas' Gehirn, die für die beidäugige Informationsverarbeitung zuständig sind.

Neben den Nervenzellen, die für die beidäugige Sehverarbeitung zuständig sind, gibt es andere Netzwerke, die nur einäugig aufgenommene Informationen verarbeiten. Die Ergebnisse dieser Messung zeigen bei Jonas hinter dem rechten Auge ein Synchronisationsproblem, auch in der einäugigen Synchronisation. Hinter dem linken Auge zeigt sich dagegen ein »synchronisiertes« Bild. Das be-

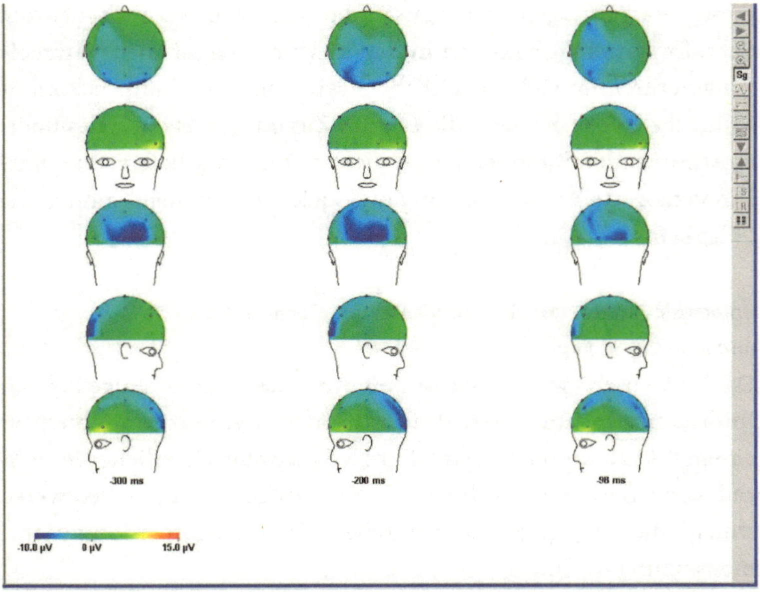

Abb. 13: Jonas, »linksäugig«: Bildgebung der Ereigniskorrelierten Potentiale(EKP), in diesem Fall der *Contingent negative variation* (CNV) unter einer definierten visuellen Aufgabe (standardisierter Test); »linksäugige« Versuchsanordnung. Die farbliche Darstellung der Gehirnbilder reflektiert den Aktivierungsvorgang des Nervenzellnetzwerks für Nervenzellen, die für das linke Auge zuständig sind. Die gemessene Spannungsdifferenz (im Bild blau) spricht für eine gute Synchronisation der für die definierte Aufgabenstellung zuständigen Nervenzellen. Da die Informationen von einem Auge nach der Aufteilung im Chiasma optikum getrennt in beide Hirnhälften verlaufen, kann man davon ausgehen, dass der Informationstransport hinter dem linken Auge in beiden Hirnhälften synchron erfolgt. Deshalb kann dieser Befund als unauffällig bewertet werden. Insgesamt (siehe beidäugige CNV, Abb. 11) kommt es zu einer dys-synchronisierten visuellen Informationsverarbeitung.

deutet, dass Nervenzellen für diese einäugigen Verarbeitungsprozesse nicht synchron »feuern« (siehe Abb. 12 und Abb. 13).

Zusammenfassend bleibt festzustellen: Der zeitliche Ablauf der Informationsverarbeitung im Verlauf des Weges von der Netzhaut bis in die Sehzentren des Gehirns ist bei Jonas wenig synchronisiert, sowohl was die beidäugige Sehverarbeitung betrifft, als auch die Sehverarbeitung hinter dem rechten Auge. Die Nervenzellen, die für diese Verarbeitungsprozesse zuständig sind, feuern nicht synchron. Sehinformationen kommen in den hierfür vorgesehenen Verarbeitungszentren im Gehirn zeitlich versetzt an. Das Gehirn bekommt somit die Informationen, die es zum Zusammensetzen eines übereinstimmenden Bildes benötigt, nicht zeitgleich geliefert. Eine zeitlich verzögerte Sehverarbeitung und vieles andere mehr können die Folge sein.

Unterschiedliche Verarbeitungsabläufe hinter dem rechten und dem linken Auge

Da der Mensch zwei Augen hat, nimmt jedes einzelne Auge für sich Informationen auf. Diese Informationen werden im Gehirn zu einem Bild zusammengesetzt. Dort haben unterschiedliche Nervenzellnetzwerke unterschiedlich definierte Aufgaben. Einige Netzwerke sind für die beidäugige, andere für die einäugige Informationszusammensetzung zuständig.

Bei Jonas werden diese Informationen nicht in derselben Geschwindigkeit und Taktung verarbeitet. So können die Informationen, die über das linke Auge kommen, schneller im Gehirn zu einem Bild aufgebaut werden, als die Informationen, die über das rechte Auge zum Gehirn kommen. In diesen Verarbeitungsprozessen ist also ein ziemliches Chaos vorhanden. Im Ergebnis können Doppelbilder entstehen. Diese dringen meist nur teilweise, manchmal auch gar nicht ins Bewusstsein. Jonas gibt auf Nachfrage an, dass die Buchstaben bei längerem Lesen verschwommen sind und auch »zappeln«. Das Gehirn kann aber mit Doppelbildern bzw. »zappelnden« Bildern nichts anfangen. Da es wiederum ein sehr flexibles Organ ist, mit einer gewissen dynamischen Fähigkeit, versucht es aus den Doppelbildern eine eindeutige Bildinformation herzustellen. Hier verfügt das Gehirn also über gewisse eigene Lösungskompetenzen. Allerdings funktioniert diese Lösung nur mit einem enormen Energieaufwand. Wenn alle Informationsverarbeitungsprozesse gut funktionieren und das Gehirn somit optimal funktioniert, verbraucht es im Entwicklungszeitraum des Kindes- und Jugendalters für seine Prozesse bis zu sechzig Prozent der gesamten Energie des Körpers. Das Gehirn ist also mit all seinen Funktionen generell ein riesiger Energiefresser. Muss es nun Fehlprozesse ausgleichen, so steigt der Energiebedarf weiter an (Peters & Junge 2011). Steht die entsprechende Energie zur Verfügung, so schafft es Jonas schneller, Dinge in seinem Umfeld wahrzunehmen und erhält eindeutige Bilder. Dieses System ist jedoch labil und kann sich schnell ändern. Sie erinnern sich: Wenn wir in der Informationsverarbeitung von Geschwindigkeit sprechen, so meinen wir Abläufe in Millisekunden oder Zehntelsekunden, also Abläufe, die hundert bis eintausend Mal schneller als eine Sekunde passieren. Und in diesen Geschwindigkeiten können sich auch Seheindrücke durch veränderte Verarbeitungs- und Energieprozesse verändern. Das meiste davon nimmt Jonas gar nicht bewusst wahr, da sein Gehirn vieles schon vorher wegfiltert, es bleibt also unbewusst. Aber das, was dann in Jonas' bewusster Wahrnehmung ankommt, sind unter Umständen Doppelbilder oder er sieht verschwommen oder »zappelig« und dann auch wieder ganz normal. Die visuelle Verarbeitung wird dadurch enorm anstrengend für den Jungen. Dieser ständige Wechsel, der sich in Bruchteilen von Sekunden abspielen kann, ist für ihn aber völlig normal, er kennt es nicht anders. Die unterschiedlichen Seheindrücke können betroffene Kinder wie Jonas oftmals gar nicht so genau beschreiben. Wenn der Energieverbrauch für Kinder mit einer visuellen Verarbeitungsstörung insgesamt zu hoch wird, fangen sie an zu gähnen, oder sie reiben sich verstärkt die Augen oder blinzeln. Bei vielen erschlafft die Muskulatur (Hypotonie). Das Gähnen kann also schon vermehrt morgens früh in der Schule auftreten und hätte dann nichts damit zu tun, dass das Kind ständig übermüdet zur Schule käme und wohlmöglich immer zu lang am Abend Fernsehen schauen oder am PC spielen würde. Das Gähnen ist vielmehr in diesem Fall ein Zeichen dafür, dass der Energieverbrauch für das, was das Kind momentan leistet, sehr hoch ist.

Andere Kinder bekommen schnell rote Augen, was auf eine zusätzliche Anstrengung der Augen hinweisen kann. Das wäre in diesem Fall eine sekundäre Folge aufgrund der fehlerhaften visuellen Verarbeitung im Gehirn. Sollen Kinder unter diesen Bedingungen Lesen oder Schreiben lernen, gehen sie häufig in die Verweigerung oder sind aufgrund dieser Bedingungen sehr langsam in allen Sehverarbeitungsprozessen. Bis sie ein stabiles Bild aufbauen, sind sie oftmals auch in der motorischen Bewegung verlangsamt und die Abläufe sind nicht fließend, beispielsweise beim Schreiben. Teilweise trifft das dann sogar auf das Hören zu. Das bedeutet, gehörte Informationen kommen sehr langsam an. Einige betroffene Kinder gehen sehr nah an das Leseblatt, als könnten sie die Schrift nicht gut erkennen. Mit dieser Verhaltensweise grenzen Kinder ihren Fokus ein. Je näher sie ans Blatt gehen, desto weniger Informationen werden über die Augen aufgenommen. Dadurch wird der Bereich, den sie anschauen müssen, kleiner und somit etwas übersichtlicher. Hierüber wird also die Informationsmenge begrenzt.

Jonas konnte diese Einschränkungen lange kompensieren. Bei Jule (im Beispiel aus Kapitel 3) traten die Probleme schon früher auf. Ein großes Problem ist es, unter diesen Bedingungen lesen und schreiben zu lernen. Jule hatte deswegen auch große Probleme, einen guten Lese- und Rechtschreibaufbau aufzubauen.

Stress in der Sehverarbeitung kann zur Einäugigkeit führen

Wir haben bereits beschrieben, dass das Gehirn in manchen Fällen Doppelbilder aufbaut. Das kann unter anderem dann der Fall sein, wenn die Informationen, die über das rechte und das linke Auge im Gehirn ankommen, hier in jeweils unterschiedlichen Geschwindigkeiten oder unterschiedlicher Taktung verarbeitet werden. Die Nervenzellen arbeiten nicht synchron miteinander oder anders ausgedrückt, die unterschiedlich aufgebauten Bilder können nicht zu einem stimmigen Bild zusammengesetzt werden. Wie wir bereits beschrieben haben, versucht das Gehirn immer wieder Doppelbilder auszugleichen und verbraucht dabei viel Energie. Ein häufiger oder gar anhaltender Energieverlust führt zu Stress. Damit das Gehirn nicht in einen Dauerstresslevel kommt, kann es dann die Informationsverarbeitung hinter einem Auge zeitweise abschalten. Der Betroffene wird für die Dauer der Abschaltung zu einem einäugigen Verarbeiter. In der Medizin wird dieser Vorgang »Suppression« genannt. Hierbei handelt es sich um einen unbewussten Prozess, der zentral, das heißt vom Gehirn, ausgeführt wird, unbewusst für den Menschen. Der Betroffene merkt gar nichts davon, somit merkt er auch erst einmal keinen bewussten Unterschied. Allerdings erhöht sich die Anstrengung für das Auge, das nun allein die Informationen aufnehmen und weiterleiten muss. Das kann zu einer Rötung dieses Auges führen. Gravierender ist jedoch, dass mit dem Abschalten der Informationsverarbeitung hinter einem Auge das räumliche Sehen nicht mehr stabil funktionieren kann. Der Mensch kann nur zuverlässig räumlich sehen, wenn beide Augen entsprechende Informationen an das Gehirn leiten und diese hier synchron verarbeitet werden. Räumliches Sehen wird für viele Tätigkeiten im Alltag gebraucht, z.B. beim Rauf- und Runterlaufen von Treppenstufen. Sie erinnern sich, dass Jonas damit ein Problem hatte. Hier müssen die Höhenunterschiede jeder einzelnen Stufe zur nächsten, durch beide Augen aufgenommen und an das Gehirn geleitet werden. Unter Auswertung dieser Informationen, wird das Kind dann seine motorische Koordination der unterschiedlichen Beinmuskulatur an die Höhe der Treppenstufen anpassen, damit es nicht stolpert. Jule war als Kleinkind lange sehr unsicher Treppen allein hinauf oder hinunter gegangen. Sie stolperte häufig, weil ihr Gehirn immer wieder die Informationsverarbeitung hinter einem Auge abschaltete und damit dem Gehirn »falsche« Daten für die Berechnung lieferte. Das verunsicherte Jule als kleines Kind. Passieren diese Abschaltungsprozesse bereits ab dem Kleinkindalter regelmäßig, führt dies zu »falschen« Verschaltungen und damit zu Entwicklungsverzögerungen bis hin zu Entwicklungsstörungen in mehreren vernetzen Bereichen der Sehinformationsverarbeitung. Dies wirkt sich so beispielsweise auf die Grobmotorik beim Treppensteigen, beim Ballfangen, beim Hüpfen und Springen über einen Gegenstand und zahlreichen anderen Bewegungen aus, die ein Kind in seiner gesunden Entwicklung unternimmt. Damit speichert es bestimmte Fertigkeiten im unbewussten Gedächtnis »falsch« ab und beherrscht sie somit schließlich nur unzureichend. In der Folge kommt es zu Kompensations- oder Vermeidungsprozessen des Kindes. Die unterschiedlichen Seheindrücke sind Kindern wie Jonas und Jule nicht bewusst. Deshalb können sie auch nicht wissen, warum manche grobmotorischen und feinmotorischen Fertigkeiten nicht gut funktionieren und auch häufiges Üben keinen Erfolg zeigt. Es werden somit auch eine

Vielzahl von Lernprozessen nicht adäquat abgespeichert. Fehlen die zuverlässigen Abspeicherungen, so können sie bei Bedarf auch nicht wieder abgerufen werden. Das Kind fängt diese Prozesse immer wieder von vorn an, da der Trainingseffekt fehlt oder nur minimal und sehr langsam aufgebaut wird. Auch ergotherapeutische Maßnahmen bleiben in diesem Fall ohne wesentlichen Erfolg, da andere grundlegende therapeutische Maßnahmen zunächst wichtiger sind. Wenn die entsprechenden Abspeicherungen beim Kind nicht ablaufen, können in der Folge die grundlegenden Fertigkeiten der weiteren kindlichen Entwicklung verzögert oder fehlerhaft sein, da viele einzelne Entwicklungsschritte aufeinander aufbauen. Hat sich die Feinmotorik bei einem Kind verzögert aufgebaut, wird sich das Malen oder später das Schriftbild langsamer und undeutlicher entwickeln und für das betroffene Kind wird der Schreibprozess anstrengender sein. Neben bestimmten grob- und feinmotorischen Entwicklungen ist jedoch auch ein gutes dreidimensionales Sehen für den Lese- und Schreibaufbau sowie für viele mathematische Prozesse notwendig.

Messungen und Darstellungen der Hörverarbeitung

In der Diagnostik ist es auch wichtig zu erfahren, wie die Informationsverarbeitung in den zuständigen Hörbereichen im Gehirn abläuft. Wir brauchen Erkenntnisse darüber, wie schnell oder langsam und wie synchron Nervenzellnetzwerke, die für die Hörverarbeitung zuständig sind, zusammenwirken.

Gehirnpotentialmessung für die Hörverarbeitung

Auch für den Hörbereich bieten die spezialisierten EEG-Untersuchungen und hier die evozierten Potentiale (EKP) entsprechende Aussagen. Bei Philipp (siehe Beispiel Kapitel 3) haben diese Untersuchungen gezeigt, dass die Informationen, die er über seine beiden Ohren aus der Umwelt aufnimmt, verlangsamt verarbeitet werden. Zusätzlich ist die Verarbeitungsgeschwindigkeit hinter jedem der beiden Ohren unterschiedlich. Vereinfacht dargestellt, kann es wie folgt beschrieben werden: Bei Philipp stimmen also Geschwindigkeit und Taktung in der Verarbeitung hinter seinen beiden Ohren nicht überein. So werden die Informationen, die über das rechte Ohr kommen schneller im Gehirn zu einem Hörverständnis aufgebaut, als die Informationen, die über das linke Ohr zum Gehirn kommen. Ein stabiles Gesamthörverständnis wäre für Philipp beim Schreiben eines Diktates notwendig, damit er den gehörten Text auch verständlich zu Papier bringen kann. Funktioniert das nicht, so ist er auch in der motorischen Schreibsituation verlangsamt. Er kommt dann auch hier in der Geschwindigkeit nicht mit.

Unterschiedliche Verarbeitungsabläufe hinter dem rechten und dem linken Ohr

Die Messung der Hörfunktion der Ohren selbst ergibt keinen auffälligen Befund. Das hatte auch der HNO-Arzt bestätigt. Denn dieser kann mit seinen routinemäßigen Untersuchungen nicht feststellen, was die Nervenzellnetzwerke im Gehirn leisten. Somit konnte er Philipps Hörverarbeitung im Gehirn nicht überprüfen, also den Bereich, in dem Philipps Probleme liegen. Anhand der Messung der elektrischen Spannung der Neuronen über das funktionelle EEG ist zu erkennen, in welchem Umfang sich Nervenzellnetzwerke entwickelt haben, die für die Hörverarbeitung zuständig sind. Die Messungen erfolgen nicht im Ruhezustand. Auch bei der Hörverarbeitung schauen wir uns den Vorgang im Gehirn an, wenn es in Aktion ist, also während es Informationen verarbeitet. Diese Untersuchungen laufen entsprechend den bereits beschriebenen Messungen im Sehverarbeitungsbereich ab. Der Computer setzt die Messergebnisse in Bilder um (Abb. 14 und Abb. 15). Auf diesen Bildern werden hohe elektrische Spannungen, also große Netzwerke einer gemeinsamen Taktung, in Blau dargestellt. Je schlechter die Taktung wird, desto gelber und roter wird die Farbdarstellung. In Philipps Fall wird das Zusammenspiel unterschiedlicher Nervenzellnetzwerke geringer bzw. die Nervenzellnetzwerke hinter dem rechten und linken Ohr arbeiten eher gegeneinander. Die Abbildungen stellen auch hier nur eine grobe Übersicht dar, die gesamten EEG-Messergebnisse bieten eine Fülle an weiteren Aussagen, die für den Diagnostiker von Interesse sind.

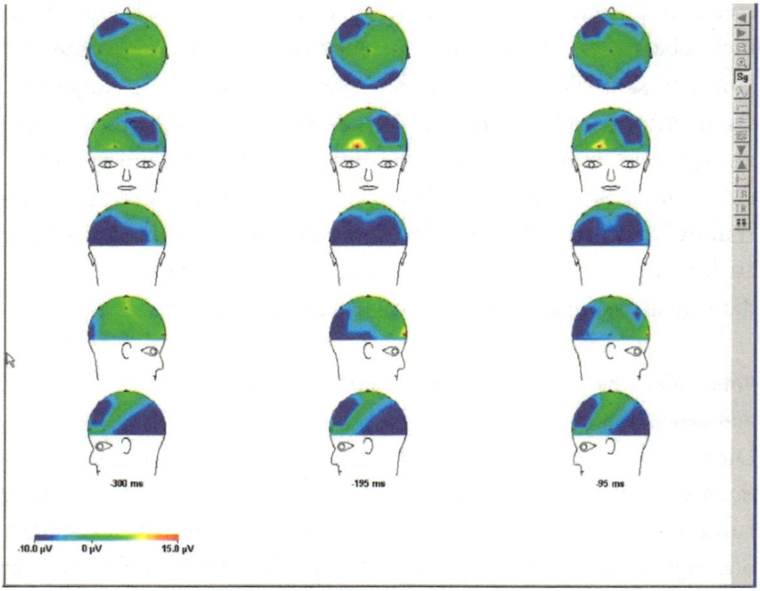

Abb. 14: Stimulation »rechtes Ohr«: Bildgebung der Ereigniskorrelierten Potentiale (EKP), in diesem Fall der *Contingent negative variation* (CNV) unter einer definierten auditiven Aufgabe (standardisierter Test); »rechtsohrige« Versuchsanordnung. Die farbliche Darstellung reflektiert den Aktivierungsvorgang des Nervenzellnetzwerks für Nervenzellen, die für die Ohren zuständig sind. Die Spannungsdifferenz wird farbig dargestellt (blau = hohe negative Spannung = synchrones Feuern der Nervenzellen; rot = hohe positive Spannung = asynchrones Feuern der Nervenzellen). Dazwischen liegen mittlere Spannungsdifferenzen, die durch die Farben Grün bzw. Gelb gekennzeichnet sind. Je größer die gemessene elektrische Spannung (in der Skala blau) ist, desto mehr Nervenzellen arbeiten in einem Netzwerk synchron miteinander in der Ausführung ihrer definierten Aufgaben. Je geringer die gemessene elektrische Spannung ist (in der Skala grün bis rot), desto weniger arbeiten die Nervenzellen im Takt, sondern eher gegeneinander. Die farbliche Darstellung reflektiert den Aktivierungsvorgang des Nervenzellnetzwerks für Nervenzellen, die für das rechte Ohr zuständig sind. Die gemessene Spannungsdifferenz (im Bild blau) spricht für eine gute Synchronisation der für die definierte Aufgabenstellung zuständigen Nervenzellen.

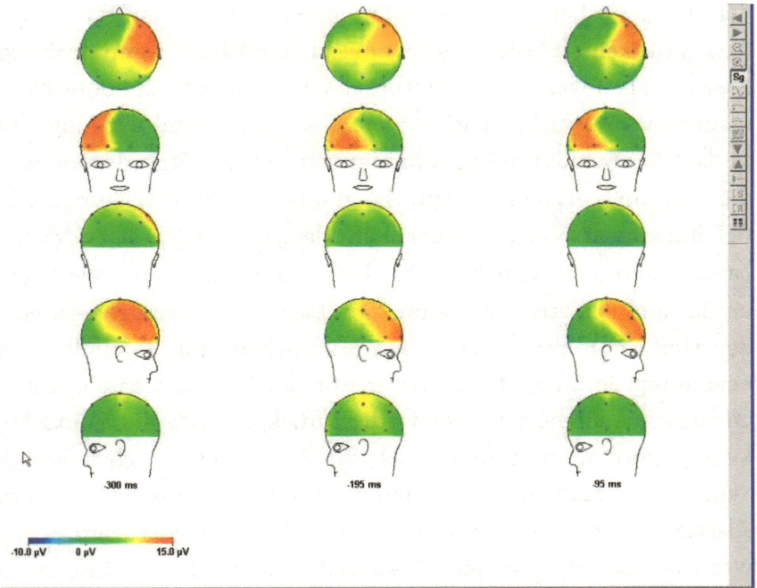

Abb. 15: Stimulation »linkes Ohr«: Bildgebung der Ereigniskorrelierten Potential (EKP) in diesem Fall der *Contingent negative variation* (CNV) unter einer definierten auditiven Aufgabe (standardisierter Test); »linksohrige« Versuchsanordnung. Die farbliche Darstellung reflektiert den Aktivierungsvorgang des Nervenzellnetzwerks für Nervenzellen, die für das linke Ohr zuständig sind. Die gemessene Spannungsdifferenz (im Bild grün/gelb, rot) spricht für eine geringe Synchronisation der für die definierte Aufgabenstellung zuständigen Nervenzellen. Insgesamt kommt es zu einer dys-synchronisierten auditiven Informationsverarbeitung.

Neben der Sehverarbeitung gehört die Hörverarbeitung zu einer der wichtigsten Kommunikationsvoraussetzungen, die den Menschen mit seiner Umwelt verbindet. Zu wissen, wie gut gehörte Informationen im Gehirn ankommen und dort verarbeitet werden, wie gut also ein bewusstes, klares Hören stattfindet, ist in vielen Lebensbereichen von Bedeutung. Kinder mit einer Hörverarbeitungsstörung sind nicht schwerhörig. Denn die Schwerhörigkeit ist über gestörte Prozesse im Innen- und Mittelohr definiert. Aber trotzdem verstehen Kinder mit einer Hörverarbeitungsstörung unter Umständen sehr wenig. Sie lesen häufig von den Lippen ab, um Hörinformationen richtig zu erfassen. Diese Kinder können beispielsweise allein aus der gehörten Information teilweise keine zuverlässigen Wortbilder bei einem Diktat aufbauen. Philipp erklärte uns auf Nachfrage, dass er die Lehrerin oft nur schwer verstehen könne, wenn sie durch die Klasse laufe oder mit dem Rücken zu ihm stünde. Er könne dann manche Worte nicht richtig hören. Und so verstand der Junge im Verlauf des Schulvormittags immer weniger den Sinn dessen, was die Lehrerin sagte. Und entsprechend waren Philipps Leistungen. Es fiel ihm schwer Wörter zu verstehen oder gar aufzuschreiben. Vielen Lauten konnte er keinen Buchstaben zuordnen. Da er viele Laute unklar und verzerrt wahrnahm, kam es nur sehr verzögert zu eindeutigen Zuordnungen zwischen Buchstaben und Höreindrücken bei Philipp. Somit fanden auch nur sehr verzögert zuverlässige Lerneffekte statt, auf die er immer wieder zurückgreifen konnte. Einzelne Wörter korrekt zu schreiben, schaffte Philipp auch nach fast zwei Schuljahren noch nicht. Kamen Hintergrundgeräusche aus dem Klassenzimmer hinzu, wurde es für Philipp noch schwieriger. Es war ausreichend, dass seine Tischnachbarin Nora im Schulranzen kramte und Tobi zwei Reihen vor ihm ab und zu mit seinem Stuhl rutschte, Tim mit seinem Radiergummi auf dem Tisch spielte und diesen leise quietschen ließ. Hinzu kam ein wenig Lärm von der Straße, der auch durch die geschlossenen Fenster drang, während die Heizung tickte und gluckerte. Philipp hörte alles gleichermaßen. Im Verlauf des Vormittags vermischten sich die Geräusche im Klassenzimmer immer mehr zu einem »Hörbrei«, den Philipp immer weniger sortieren konnte. Somit konnte er die eigentlich wichtigen Informationen, nämlich das, was seine Lehrerin sagte, oft nicht mehr aus diesem »Hörbrei« herausfiltern. Er bekam häufig nicht mit, wenn die Lehrerin Arbeitsaufträge erteilte. Er sah oft nur, dass die anderen Kinder aufstanden und sich im Raum verteilten, wusste dann aber nicht was er tun sollte. Oder seine Lehrerin sprach ihn während des Unterrichts an, Philipp verstand aber nicht, was sie von ihm wollte. Manchmal sagte sie dann: »Ach Philipp, hast du mal wieder nicht aufgepasst! Jetzt fang schon an!« – alle schauten ihn dann an, aber Philipp wusste nicht genau was er denn nun anfangen sollte.

Kinder mit einer Hörverarbeitungsstörung können die Ursache für ihre fehlerhafte Verarbeitung selbst nicht erkennen. Die Hörfilterung ist ein autonomer, also ein unbewusster Prozess, der selbstständig durch das Gehirn erfolgt. Philipp war es also nicht bewusst, dass er häufig nur verzerrt hörte, und er hatte keinen Einfluss darauf, das zu ändern. Er kannte keine andere Hörsituation. Sie kennen vielleicht noch die alten analog arbeitenden Radiogeräte, bei denen die Frequenz manuell eingestellt wurde. Wenn das Frequenzband nicht genau getroffen wurde, führte dies zu sehr unangenehmen Geräuschen. Durch Drehen am Frequenzknopf konnte dann die Frequenz exakt gefunden werden und die Ausführungen des Radiosprechers waren wieder deutlich zu verstehen. Diese »Frequenzverschiebungen im Gehirn« können, müssen aber nicht in das Bewusstsein von Kindern mit einer Hörverarbeitungsstörung dringen. Das Gehirn kann mit Verzerrungen nichts anfangen. Die weiteren Prozessabläufe im Gehirn sind dann ähnlich denen, die wir bereits für die Störung der Sehverarbeitung im Gehirn mit Doppelbildern beschrieben haben. Da das Gehirn eben ein sehr flexibles und dynamisches Organ ist, versucht es aus den Verzerrungen eine eindeutige Information zu erhalten. Ein manuelles Drehen an einem »Frequenzknopf« ist aber dabei nicht möglich, weil die Filterung eben autonom, also unbewusst erfolgt. Hier verfügt das Gehirn zwar über gewisse eigene Lösungskompetenzen, allerdings funktioniert diese Lösung wieder nur mit einem enormen Energieaufwand. Es kann zu einem Verarbeitungschaos kommen, das geordnet werden muss, um eine eindeutige, klare Information zu ermöglichen.

Je nach Energieaufwand für das Gehirn und vorhandenem Energielevel des Kindes, kann das Gehirn diese Aufgaben selbst meistern oder eben nicht. Schafft es das Gehirn, den »Hörbrei« selbst zu ordnen, verlangsamt sich jedoch die bewusste Hörverarbeitung. Wir reden von einer Verlangsamung im Bereich von Zehntelsekunden bis zu zwei Sekunden. Aber diese Zeitverschiebung ist in Hinsicht auf die Reaktion eines Menschen eine nicht zu übersehende Größe. Stellen sie sich vor, einige Kinder spielen miteinander und ein Kind reagiert immer nur verzögert. Die anderen Kinder fragen sich dann, warum benimmt der Junge oder das Mädchen sich so komisch. Denn das betroffene Kind wird immer hinterherlaufen, verspätet über einen Witz lachen, eine Aufforderung später angehen als andere, bei manchen Spielen einfach zu spät für die anderen reagieren. Ein Kind mit einer Hörverarbeitungsstörung hat nie die Chance zeitgleich im Geschehen mit den anderen Kindern zu sein. Und damit ist es immer der oder die Letzte. Das ist keine angenehme Dauerposition.

Es folgt ein Exkurs für den fachlich interessierten Leser. Falls Sie sich nicht tiefergehend auseinandersetzen möchten, empfehlen wir beim Kapitel »Die Blicksteuerung« weiter zu lesen.

Kleiner Exkurs für den fachlich interessierten Leser

Der Prozess der Informationsverarbeitung im Gehirn ist ein komplexes funktionelles System, das auf dem Zusammenwirken ganzer Gruppen kortikaler Zonen (funktionelle Niveaus nach (Lurija & Métraux 2001)) beruht. Korbinian Brodmann identifizierte bereits 1909 insgesamt 52 sogenannte »Brodmann Areale«, die mit unterschiedlichen Gehirnfunktionen verbunden sind (Brodmann 1909). Seiner Theorie entsprechend verfügen die unterschiedlichen Areale über spezifische Funktionen. In jedem einzelnen Areal findet eine spezialisierte Reizinformationsverarbeitung statt. Betrachten wir in diesem Zusammenhang z. B. die Sehverarbeitung von der Netzhautebene angefangen, über den Sehnerv bis zur Sehbahn (primäre bis tertiäre Sehrinde), so leistet jede Komponente im äußeren Kortex ihren eigenen Beitrag zum Aufbau der visuellen Verarbeitung. Nach der Hirnkarte von Korbinian Brodmann (siehe Abb. 16) entsprechen die Areale 17, 18, 19, 20, 21 und 37 den wichtigsten Sehverarbeitungsfunktionen (Brodmann 1909).

Analog ist dies bei den auditiven Prozessen. Die auditive Verarbeitungsfähigkeit startet subkortikal auf der Stammhirnebene und findet darüber hinaus überwiegend in den Schläfenlappen des äußeren Kortex statt. Der auditive Kortex ist wie der visuelle Kortex in primäre bis tertiäre akustische Felder unterteilt. Die Bahn, die die auditiven Impulse weiterleitet, beginnt in der Cochlea des Innenohres. Die Nervenbahnen enden in den Projektionsfeldern des auditiven tertiären Kortex. Der linke Schläfenlappen ist für die Analyse und Synthese der Sprachäußerungen zuständig. Hier sind Störungen des phonematischen Hörens bzw. der auditiven Gedächtnisleistung angesiedelt. Nach dem Hirnatlas von Korbinian Brodmann entspre-

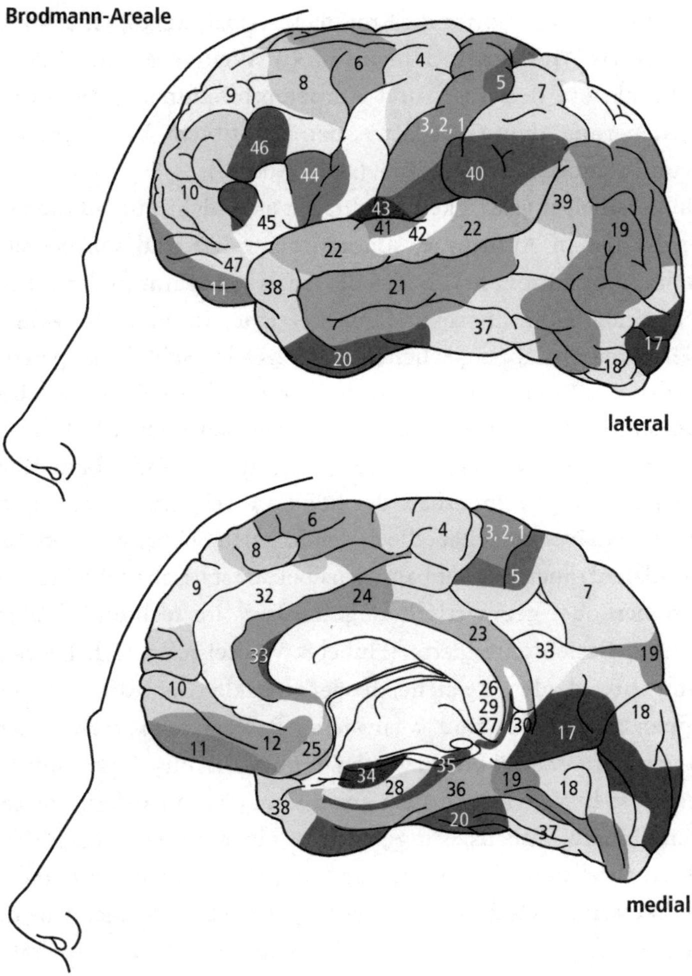

Funktionen der Brodmann-Areale

- **Sprache:** 22, 39, 44, 45, 47
- **Hören:** 22, 38, 41, 42
- **Tastsinn und Körperempfindung:** 1, 2, 3, 5, 7, 31, 39, 40
- **Bewegungsvorbereitung:** 6
- **Bewegungssteuerung:** 4, 8, 9, 44
- **Sehen:** 17, 18, 19, 20, 21, 37
- **Schmecken:** 43
- **Riechen:** 27, 34
- **Gedächtnis:** 23, 26, 27, 28, 29, 30, 35, 36
- **Emotionen und Gefühle:** 11, 12, 24, 25, 32, 33, 38
- **Exekutive Zentren:** 10, 46

Abb. 16: Hirnkarte modifiziert nach Korbinian Brodmann.

chen dem auditiven Cortex die Brodmann-Areale 22, 38, 41, 42 sowie zum Teil das Areal 52 (Brodmann 1909). Weitere Areale sind der Sprachfunktion, den Tast- und Körperempfindungen, der Bewegungssteuerung, dem Gedächtnis, den Emotionen, bzw. dem Riechen und Schmecken zugeordnet (siehe Abb. 16).

Die Verarbeitungsfähigkeit beschränkt sich nicht nur auf die Prozesse der reinen Aufnahme, sondern analysiert und synthetisiert auch die Informationen. Die visuelle Analyse beginnt in der primären Sehrinde bis in die sekundären Bereiche. Sie findet sowohl in den Hinterhauptslappen, Scheitellappen als auch Schläfenlappen des Gehirns statt. Es gibt Nervenzellen, die nur auf visuelle Reize einer bestimmten Orientierung (horizontal, vertikal oder Winkelgrad) reagieren, andere Nervenzellen reagieren nur auf Farb- bzw. Kontrastveränderungen. Innerhalb der höheren Gehirnareale existieren Gruppen von Nervenzellen, die in der dorsalen Sehbahn z. B. im linken Schläfenlappen der Sehbahn sensibel auf statische Objekte, wie Buchstaben oder geometrische Figuren bzw. im rechten Schläfenlappen auf Gesichter reagieren (Hubel & Wiesel 2005, Hall-Lueck & Dutton 2015). Andere Bereiche, die der ventralen Sehbahn im Scheitellappen zugeordnet sind, analysieren Bewegungen. Man spricht auch von der »Was-Bahn« bzw. von der »Wo-Bahn«. Es kommt bei der Analyse bzw. Synthese auch zur Bildung von visuellen Vorstellungen (innere Visualisierung), welche einer höheren kognitiven Weiterverarbeitung der aufgenommenen Informationen entsprechen. Letzterer Anteil der Verarbeitung findet vorwiegend in der rechten Hemisphäre statt (Hall-Lueck & Dutton 2015, Roman-Lantzy 2010, Zihl & Dutton 2015).

Die tertiären Bereiche der hinteren kortikalen Gehirngebiete, wo sich die Felder für visuelle, auditive, Gleichgewichts-, Haut- und propriozeptiven Empfindungen überlappen, sind für die Synthese zuständig. Die Areale im Frontalhirn sind ebenfalls tertiär. Diese Zonen sind nur beim Menschen nachweisbar. Sie werden erst im siebten Lebensjahr bzw. im Frontalhirnbereich noch später, voll funktionsfähig. Ihre Aufgabe ist das Zusammenführen aller Informationen (Lurija & Métraux 2001). Lurija spricht in diesem Zusammenhang von der Organisation komplexer, gleichzeitiger (quasi-räumlicher) Synthesen. Diese Verarbeitungsbereiche können unabhängig von der isolierten Seh-, Hör-, Tast- oder kinästhetischen Empfindung in der primären bzw. sekundären Hirnrinde auch eingeschränkt sein. Patienten mit Einschränkungen in dem tertiären Bereich entwickeln Störungen in der Aufnahme und Verarbeitung komplexerer, ganzheitlicher Informationen. Dann ist die Zusammenführung einzelner Informationen oder von zeitlich hintereinander ablaufenden Prozessen zur Verarbeitung einer verbundenen Gesamtinformation nicht möglich. Kinder können so z.B. Schwierigkeiten haben die Analoguhr zu entziffern. Eine Rechts-/Links-Orientierung kann erschwert sein, wie überhaupt eine räumliche Orientierung. Manchmal kommt es auch zu einem chaotischen Schriftbild, weil die räumliche Anordnung der Schriftzeichen, wie beispielsweise Linien und Striche, nicht korrekt verarbeitet wird. Räumliche Figuren aus dem Gedächtnis zu produzieren fällt diesen Kindern manchmal schwer, während sie eine Vorlage in der Regel gut abzeichnen können. Es kann auch zu Schwierigkeiten kommen, logisch grammatikalische Zusammenhänge zu verstehen. Während Betroffene die Bedeutung der einzelnen Wörter verstehen, ist der gesamte Satz zum Teil nicht verständlich. Dies kann zu einem eingeschränkten Leseverständnis führen. Es kann auch zu Problemen im Rechnen kommen, da immer mehr Prozesse auf das koordinierte Zusammenwirken der Einzelprozesse angewiesen sind. Kinder können aber trotzdem zielgerichtet arbeiten, es liegt keine Einschränkung der Frontalhirnkomponenten vor, sondern es treten Schwierigkeiten bei der Ausführung konkret erforderlicher Einzeloperationen auf. Bedeutungen wie »um so viel größer« oder »so viel Mal mehr« sind in diesen Fällen schwer zu verstehen.

Darstellungsmöglichkeiten der Verarbeitungsprozesse

Eine komplexe Aufgabenstellung, die eine erhöhte Aufmerksamkeit erfordert, ruft Veränderungen der elektrischen Gehirnaktivität hervor. Diese Veränderungen können im normalen EEG als Veränderung des Alpha-Rhythmus gemessen werden. Ein anderer empfindlicher Indikator, der sich z.B. bei einer visuellen oder auditiven Reizdarbietung verändert, ist die Messung der Aktivität synchron feuernder Nervenzellen in sog. Nervenzellnetzwerken. Es handelt sich um Aktivierungsprozesse, die als Spannungsveränderungen (evozierte Potentiale) gemessen werden. Diese verändern sich, wenn die Verarbeitung durch einen konkreten visuellen bzw. auditiven Reiz stimuliert wird.

Die Stimulation durch einen besonderen (visuellen, auditiven, taktilen) Reiz ruft eine elektrische Reaktion (Ereigniskorreliertes Potential (EKP)) in den für diesen Prozess zusammenarbeitenden (z. B. okzipitalen, temporalen und frontalen) Kortexregionen hervor. Veränderungen, die durch komplexe Aktivitäten (also Informationsverarbeitungen) hervorgerufen werden, setzen nach einer Latenzzeit von 150 bis 300 Millisekunden ein. Dies sind die langsamen Potentiale, die als sog. *Contingent Negative Variation* (CNV) objektiv gemessen werden. Die CNV repräsentiert das Auftreten zahlreicher synchron arbeitender kortikaler Nervenzellen in vielen Nervenzellnetzwerken und kann als gerichtete selektive Aufmerksamkeit auf den verursachenden visuellen bzw. auditiven Reiz gewertet werden. Die langsamen EKP können somit nicht nur als Anzeichen einer unmittelbaren Reaktion auf einen Sinnesreiz gesehen werden, sondern sie dienen insgesamt der objektiven Erfassung von Veränderungen bei dem gesamten Prozess der Informationsaufnahme und -verarbeitung, da sie sich auf viele andere kortikale Netzwerke jenseits des eigentlichen z. B. visuellen Reizes ausbreiten, wenn sie an dem Prozess beteiligt sind. Es kann so auch zwischen unterschiedlichen Gehirnstrukturen und zwischen unterschiedlichen Aufmerksamkeitsformen, je nach Beteiligung der Gehirnstruktur, differenziert werden (Lurija & Métraux 2001, S. 273).

Moderne computerisierte Verfahren können diese Daten der evozierten Potentiale in farbige Bilder übersetzen, die das Auftreten von synchron arbeitenden Nervenzellpopulationen bei der Verarbeitung von visuellen bzw. auditiven Informationen zeigen. Wenn Signale hinter den Augen bzw. hinter den Ohren ein unterschiedliches Potential als Maß für eine unterschiedliche Verarbeitungskapazität zeigen, kann man auch sehr vereinfacht von unterschiedlichen Verarbeitungsgeschwindigkeiten hinter den jeweiligen Organen sprechen. Der weiter interessierte Leser sei auf die entsprechende

Fachliteratur verwiesen (Walter 1964; Livanov 1967; Lurija & Métraux 2001, Müller et al. 2011).

Mit Hilfe dieser Methode ist eine viel genauere Analyse der Gehirnmechanismen, die der willkürlichen Aufmerksamkeit zugrunde liegen, möglich. Die Stimulation einer bestimmten Sinnesmodalität (visuell/auditiv) führt unter Normalbedingungen zum Auftreten von Ereigniskorrelierten Potentialen (EKPs) in den jeweiligen, dem Reiz zuordenbaren kortikalen Feldern. Sie breitet sich aber auch in weiter entfernten Arealen einschließlich dem Frontalhirn aus, sodass idealerweise alle an dem Prozess beteiligten Nervenzellnetzwerke synchron miteinander kommunizieren.

Eine Einschränkung der visuellen oder auditiven Verarbeitungsfähigkeit ist mit einem geringeren Potential verbunden, möglicherweise auch an Stellen wo eine erhöhte Kompensation geleistet werden muss, wie beispielsweise im Frontalhirn. So kann z.B. eine visuelle Einschränkung im Hinterhauptsbereich durch eine vermehrte Blicksteuerungsanstrengung bis zu einem bestimmten Grad kompensiert werden. Anders gesagt, die Kompensation erfolgt in diesem Fall durch die Einbeziehung intakter übergeordneter Ebenen, in diesem Fall dem Frontalhirnbereich. Üblicherweise gelingt dies aber nur zeitweilig und ist mit massiven Symptomen wie z.B. Müdigkeit, Kopfschmerzen, Übelkeit etc. verbunden. In diesem Fall sind die EKPs (Abb. 11) bei der beidäugigen Messung in fast allen Bereichen als Maß für die höhere Belastung geringer (grün/gelb/rot in unserem Beispiel, Abb. 11). In unserem Beispiel ist es so, dass die von der jeweiligen rechten oder linken Netzhaut weitergeleiteten Signale in unterschiedlicher Intensität und damit Geschwindigkeit weiterverarbeitet werden (siehe Abb. 12 und Abb. 13). Eine Kompensation durch die Blicksteuerung kommt im Fall der einäugigen Messung hinter dem linken Auge nicht mehr zum Tragen (Lurija & Métraux 2001). Deswegen breitet sich die Einschränkung der kortikalen Potentiale hinter dem rechten Auge (Abb. 12) im Frontalhirn und in alle anderen Kortexregionen weiter aus, die Nervenzellnetzwerke sind hier völlig asynchron. Nur hinter dem linken Auge (Abb. 13) ist eine adäquate Potentialausbreitung messbar. Insgesamt kommt es durch die unterschiedlichen Verarbeitungssituationen hinter dem linken und rechten Auge zu einer Synchronisationseinschränkung der gesamten aufgenommenen Information.

Diese Eigenschaften unterscheidet die Patienten von denjenigen, die eine reine Einschränkung im vorderen Anteil des Gehirns haben, welche mit einer reinen Blicksteuerungseinschränkung verbunden wäre.

Wir erhalten in unserer Diagnostik noch weitere differenzierte Aussagen wie z.B. zur Blicksteuerung, zur Simultanverarbeitung, geschwindigkeitsbezogenen Verarbeitung, zur visuellen/auditiven Verarbeitungsqualität und zu visuellen bzw. auditiven Reaktionszeiten, die das gesamte Mosaik an Informationen über einzelne visuelle/auditive Informationsverarbeitungsprozesse ergänzen. Diese detaillierteren Informationen ermöglichen gezielte therapeutische Interventionen.

Die Blicksteuerung

Einen wichtigen Bereich in der Sehverarbeitung stellen die Augenbewegungen dar. Diese Bewegungsfolge der Augen wird auch Blickfolge oder Blicksteuerung genannt. Es handelt sich dabei um einen automatisierten, unbewussten Prozess, der autonom durch das Gehirn gesteuert wird und somit in seiner dynamischen Ausführung nichts mit dem Organ Auge zu tun hat. Deshalb ist dieser Prozess auch nicht über das Auge zu beeinflussen oder zu behandeln. Hier geht es um das »dynamische Sehen«, im Sinne eines Zusammenspiels der Informationen, die über beide Augen ans Gehirn geliefert werden (Fischer 1999, Fischer 2015). Es ist ein zeitabhängiges Sehen, weil die Bewegung der Augen mit in die Informationsverarbeitung einfließt. Diese Informationen werden im Alltag zahlreich mit grob- und feinmotorischen Prozessen verbunden. Um diesen Zusammenhang besser verstehen zu können, stellen Sie sich vor, Ihr Kind soll einen Ball fangen. Dafür müssen beide Augen gleichermaßen den Ball in seiner Flugbahn fokussieren. Die Augenbewegungen spielen hierbei eine wichtige Rolle, damit z.B. die Flugbahn des Balles im Verhältnis zur Position des Körpers eindeutig gescannt und somit an das Gehirn weitergeleitet werden kann. Das Gehirn nimmt nun

Berechnungen aufgrund der von den Augen übermittelten Datenlage vor, mit welcher Geschwindigkeit über welche Distanz in welcher Flugbahn usw. der Ball beim Kind ankommt. Im Weiteren werden auf dieser Berechnungsgrundlage über verschiedene Hirnregionen unterschiedliche Muskelgruppen aktiviert, in hierarchisch ablaufenden Prozessen. Wenn diese vielschichtigen Abläufe fehlerfrei in der Kommunikation zahlreicher Netzwerke ablaufen, kann der Ball zum richtigen Zeitpunkt vom Kind gefangen werden. Das Gehirn errechnet also alle physikalischen Daten über Bewegung, Geschwindigkeit, Strecke und Lage-Raum-Situation des Balls im Verhältnis zum Körper des Kindes und koordiniert diese dann mit den motorischen Daten des Kindes, die zum Fangen des Balles notwendig sind. Finden z.B. nicht synchrone Blicksprünge der Augen statt, während sie den Ball fixieren, so werden Informationen ausgelassen, die somit auch nicht im Gehirn ankommen. Der Ball wird dann unsicher oder vielleicht auch gar nicht gefangen. Einen Ball zu fangen ist also ein enorm komplexer Vorgang, bei dem viele Netzwerke im Gehirn miteinander im Gleichtakt arbeiten müssen, damit dieser Vorgang gelingen kann. Scannen beide Augen während des Fixierens eines Gegenstandes diesen nicht in Ruhe vollständig ab, weil es zum Beispiel immer wieder zu kleinen unterschiedlichen Blicksprüngen bei einem oder sogar beiden Augen kommt, so wird ein Teil der Informationen falsch oder gar nicht an das Gehirn weitergeleitet. Die hiernach ablaufenden weiteren z.B. motorischen Aktivitäten laufen dann nicht mehr optimal auf den Zusammenhang angepasst ab. Kommt es regelmäßig zu irregulären Blicksprüngen, so kann das Kind auch durch häufiges Üben nicht sicherer im Ballfangen werden, da das Gehirn immer wieder falsche Daten erhält und es somit nicht die notwendige Synchronisation der zuständigen Zellnetzwerke geben wird. Erinnern Sie sich an unser Beispiel mit dem Orchester: Vergleichbar wäre, dass die Bläser in einem anderen Takt spielen als die Geigen. Das gesamte Musikstück würde sich verändert anhören, auch der Chor könnte seinen Einsatz nicht mehr heraushören. Würde das Orchester unter diesen gleichen Bedingungen, dass die Bläser in einem anderen Takt spielen, immer wieder üben, so gäbe es keine Verbesserung. Es können dann auch keine zuverlässigen Lernprozesse in diesen Bereichen aufgebaut werden. Das gilt übrigens für alle Prozesse, die auf der Grundlage einer synchronen Blicksteuerung ablaufen. Unter anderem gilt das für Lese- und Schreiblernprozesse, mathematische Prozesse, sportliche Handlungen, alles was mit der Verarbeitung des Lage- und Raum-Systems zu tun hat und vieles mehr. Wir verdeutlichen noch einmal das Problem an Hand des Lesens: Stellen Sie sich vor, Susanne ist in der ersten Klasse und möchte lesen lernen. Da steht nun das Wort »HAUS«, das sie erlesen soll. Scannen nun ihre beiden Augen nicht die Buchstaben in der Reihenfolge H-A-U-S, sondern es gibt einen unterschiedlichen Blicksprung des rechten und des linken Auges nach dem A, so dass das U übersprungen wird, dann kommt im Gehirn der Buchstabe U nicht an. Das Kind nimmt das Wort wie folgt wahr: HAS. Es liest dann also statt HAUS, nur noch HAS. Eine Zeile weiter erfolgen vielleicht nicht synchrone Blicksprünge nach dem H, so dass das Kind dann HUS statt HAUS liest. Und zwei Zeilen weiter erfolgen vielleicht synchrone Blicksprünge bei dem Wort HAUS. Alle Buchstaben kommen dann in der richtigen Reihenfolge im Gehirn an und das Kind kann in diesem Fall auch HAUS richtig lesen. Kommt es bei einem Kind häufig zu Blicksprüngen, die unrhythmisch und unberechenbar, sowie unbewusst ablaufen, so erhält das Gehirn beim Leseaufbau immer wieder andere Informationen für dasselbe Wort. Das sind extrem schwierige Bedingungen, um in einen zuverlässigen, flüssigen Leseaufbau zu kommen. Kinder mit diesem Problem werden zu »flexiblen Rechtschreibern«, die innerhalb eines Textes das gleiche Wort auf verschiedene Weise schreiben. Sie haben viele unterschiedliche Gedächtnisabspeicherungen zu einem Wort, da sie dieses Wort tatsächlich auch immer wieder unterschiedlich wahrnehmen.

Wird dem Gehirn der Buchstabensalat beim Lesen zu anstrengend und energiezehrend, so kann es ein Auge abschalten, was dann zur Einäugigkeit führt, wie wir bereits zuvor beschrieben haben.

Die Augen scannen auch durch das sogenannte synchrone Blicken andere Menschen ab. Diese Informationen werden im Gehirn abgespeichert und ermöglichen uns hierdurch einen Wiedererkennungswert. Aus vielen Untersuchungen ist bekannt, dass bei Gesichtern hauptsächlich gezielt auf die Augenpartien, die Nase und den Mund geblickt wird. Auch das eindeutige Erkennen und Verstehen von Mimik und Gestik hat für die soziale Kommunikation eine enorm wichtige Bedeutung. So kann es bei einer falschen Verarbeitung von Sehinformationen oder einer Lieferung falscher Daten an das Gehirn zu Fehlinterpretationen von Mimik und Gesten anderer Menschen kommen, die dann auch unter Umständen zu sozialen Konflikten führen können.

Das hier beschriebene Sehsystem der Blicksteuerung besteht aus schnell leitenden, großzelligen Nervenzellen und dient zur Verarbeitung schneller Veränderungen des Netzhautbildes. Demgegenüber steht das langsamere Sehsystem, welches u.a. auf die Erfassung von Farben und Mustern ausgerichtet ist. Diese Art von Sehen ist ein zeitunabhängiges Sehen. Hierfür sind kleinzellige Nervenzellen zuständig. Durch anatomische Untersuchungen des Gehirns Neugeborener, und teilweise auch durch moderne Bildgebungsverfahren, ist bekannt, dass das großzellige Sehsystem zum Zeitpunkt der Geburt noch nicht voll entwickelt ist. Der gegenwärtige Stand der Forschung geht davon aus, dass sich dieser schnelle Teil des Sehsystems bei einem Teil der legasthenen Kinder nicht vollständig entwickelt hat (Fischer 1999, Fischer 2015). Es stehen mittlerweile Methoden zu Verfügung, die den Status der »Blicksteuerung«, die sogenannte Blicktüchtigkeit testen können. Diese findet in bestimmten Gehirnarealen statt. Mit Hilfe infrarottechnischer Verfahren werden die schnellen Augenbewegungen (drei bis fünf pro Sekunde) erfasst und dargestellt (Fischer 1999, Fischer 2015).

Simultane versus sequenzielle Seh-Erfassung

Informationen unterschiedlicher Verarbeitungssysteme werden auch unterschiedlich verarbeitet. So werden Hörinformationen hauptsächlich hintereinander (sequenziell), also Schritt für Schritt, Sehinformationen dagegen gleichzeitig (simultan) verarbeitet. Einer der wichtigsten Unterschiede zwischen diesen beiden Verarbeitungsprozessen liegt in der Geschwindigkeit und der Größe des Arbeitsspeichers. Die sequenzielle Hörverarbeitung erfolgt Schritt für

Schritt. Die einzelnen Informationen werden nacheinander verarbeitet. Dadurch ist die Hörverarbeitung deutlich langsamer als die simultane Sehverarbeitung, die gleichzeitig erfolgt und somit sofort ein Gesamtbild liefert. Vom Säuglings- bis zum Schuleingangsalter läuft alles noch langsam und hintereinander ab. Beim Zählen benutzen die Kinder ihre Finger, ebenso für die ersten Rechenaufgaben, bis sie schließlich eine innere bildliche Vorstellung von einer Zahl und dann vom Zahlenaufbau entwickeln. Ist diese bildliche Vorstellung im Gehirn aufgebaut, so können Rechenprozesse schneller ablaufen. Es hat also ein Reifungsprozess im Gehirn stattgefunden. Das kindliche Gehirn kann dann von der sequenziellen (Finger abzählen) zur simultanen Verarbeitung (innere Bilder von Zahlenanordnungen aufbauen) bei Rechenoperationen übergehen. Der auditive Arbeitsspeicher im Gedächtnis ist viel kleiner als der visuelle Arbeitsspeicher. Kinder in deutschen Grundschulen arbeiten noch viel über den Hörspeicher, in manchen Bundesländern wird hierüber den Kindern auch der Rechtschreibaufbau vermittelt: »Schreibe so, wie du es hörst«. Aus Lerngeschwindigkeitsgründen und wegen des größeren Speichers des visuellen Gedächtnisses, ist es wichtig, dass Kinder spätestens Ende der zweiten Grundschulklasse in eine visuelle Lernstrategie übergehen. Was sie aber nur angeleitet leisten können. Funktioniert dieser Übergang nicht problemlos, so kann es zu einem Leistungseinbruch kommen. Für zahlreiche weiterführende Lernprozesse, wie beispielsweise dem Leseverständnis von Texten, ist eine intakte simultane Verarbeitungsfähigkeit notwendig. Sollte das Kind noch stark in der sequenziellen Verarbeitung stecken und nur eine schwache simultane Verarbeitung aufgebaut haben, sind Lernprobleme spätestens in einer weiterführenden Schule sehr wahrscheinlich. Außerhalb der Schule haben Kinder mit einer Einschränkung ihrer Simultanverarbeitung z. B. Probleme Ordnung in ihrem Kinderzimmer, im Schulranzen und anderen Dingen zu schaffen und zu halten. Sie sehen meist nur einzelne Dinge, können diese aber in keinen größeren Zusammenhang einordnen, so dass aus dem Chaos im Kinderzimmer ein ordentlich strukturiertes Zimmer werden könnte. Diese Kinder räumen auf, aber für einen Außenstehenden zeigt sich anschließend keine Ordnung, sondern nur eine leichte

Veränderung des Chaos. Um Ordnungssysteme aufbauen und umsetzen zu können brauchen betroffene Kinder immer eine äußere Unterstützung. Die große Aufgabe des Zimmeraufräumens sollte dann in Teilaufgaben zerlegt werden, die hintereinander abgearbeitet werden können: Zuerst kommen alle Legosteine in die blaue Kiste, erst wenn das abgeschlossen ist, kommt der nächste Auftrag, alle Bücher ins Regal zu räumen und so weiter. Insgesamt wird es ein langsamer Prozess sein, bis das Zimmer aufgeräumt ist, vielleicht sogar ein anstrengender für den Unterstützer und das Kind. Hinzu kommt, dass diese Kinder in der Regel nicht zahlreiche Aufträge hintereinander ausführen mögen, da sie nicht so lange im Aufräummodus sein möchten. Da müssten dann Pausen eingelegt werden. Das Erkennen und Umsetzen von Ordnungssystemen setzt auf jeden Fall immer eine gute simultane Verarbeitungsfähigkeit voraus. Diese haben viele Kinder aber (noch) nicht, wenn sie in die Schule kommen. Deshalb sind einige Kinder mit dem Führen zahlreicher unterschiedlicher Hefte für dasselbe Fach im Grundschulalter noch überfordert. Kinder mit einer sequentiellen Verarbeitungsstörung haben andere Schwierigkeiten, nämlich gehörte Informationen, z. B. Buchstaben, mit Wörtern zu verknüpfen. Die Buchstabenfolgen in einem zu schreibenden Wort können immer wieder sehr fantasievoll kombiniert werden. So gibt es sogenannte »visuelle oder auditive Legastheniker«. Es gibt auch eine Kombination von beiden. Sie benötigen jedoch jeweils unterschiedliche Therapieansätze, um erfolgreich werden zu können.

Zur Überprüfung, ob ein Kind Informationen in erster Linie simultan oder sequenziell verarbeitet, und auf welchem Entwicklungsstand es sich in diesem Prozess befindet, gibt es bestimmte Testverfahren. Die Ergebnisse zeigen, ob Störungen in der sequentiellen oder simultanen Verarbeitung vorliegen und ob zunächst Vorstufen stabilisiert werden müssen, ehe weitere Verarbeitungsprozesse gestärkt werden können. So können gezielte Hilfestellungen geleistet werden.

Crowding

Die Sehverarbeitung einzelner abgegrenzter Objekte, wie einzelner Buchstaben, unterscheidet sich von der Sehverarbeitung einzelner Wörter und erst recht einzelner Sätze. Da die hierbei ablaufenden Verarbeitungsprozesse nicht identisch sind, gibt es Kinder, die einzelne Buchstaben problemlos wahrnehmen und hierbei eine uneingeschränkte Sehfähigkeit zeigen. In der Sehverarbeitung einzelner Wörter oder Sätze kann sich die Sehfähigkeit aber deutlich verschlechtern, die Abgrenzung der einzelnen Buchstaben voneinander wird hierdurch mit zunehmendem Lesen immer schwieriger und die Wörter werden dann verschwommen gesehen. Die Sehfähigkeit kann für die Strukturen (Wörter oder Sätze) also deutlich geringer sein, als für isolierte Buchstaben. Dieses Phänomen wird in der Literatur als *Crowding* beschrieben und ist mit einem einfachen Test zu überprüfen (Hyvärinen et al. 1980, Hyvärinen 1993).

Die Binokulare Fusionsstörung

Das Sehen des Menschen ist auf ein gutes Zusammenspiel von zwei Augen angelegt, das hatten wir bereits bei der Blicksteuerung beschrieben. Medizinisch ausgedrückt: der Mensch sieht binokular (bin = zwei, Okular = die Linse). Wenn jedoch die beiden Augen keine guten Teamplayer sind und sich nicht genau abstimmen, kann es Schwierigkeiten in der weiteren Informationsverarbeitung geben. Für eine optimale synchrone, also gleichzeitige Informationsaufnahme müssen beide Augen auch synchron miteinander arbeiten. Das bedeutet, dass die Nervenzellen hinter jedem einzelnen Auge, bereits auf der Netzhautebene zeitgleich angeregt werden müssen. Bei einer sog. beidäugigen Fusionsstörung liegt Folgendes vor: Das Areal auf der Netzhaut der Augen, das für das scharfe Sehen zuständig ist, heißt Fovea. Damit beim Sehen ein scharfes Gesamtbild entsteht, müssen unter anderem die gleichen Punkte auf der Fovea des rechten wie auch auf der Fovea des linken Auges aktiviert werden. Nun gibt es Kinder, die schielen konstant ab dem Säuglings- oder Kleinkindalter, d. h. diese Kinder haben eine konstante Fehlstellung ihrer Augenlinsen. Als Ergebnis haben sie in der Regel auch ein Problem in der visuellen Verarbeitung. Jule (Beispiel aus Kapitel 3.1) schielte nicht im klassischen Sinne, so dass etwa ein Auge konstant deutlich nach Innen oder nach Außen, nach Oben oder nach Unten gestanden hätte, also das, was man in der Augenmedizin als einen Strabismus bezeichnet. Jule hatte vielmehr eine sogenannte Binokulare Fusionsstörung. Umgangssprachlich nennt man das auch ein »latentes Schielen«. Manche sprechen auch von einer »Winkelfehlsichtigkeit«. Der Unterschied zum Strabismus ist, dass die beiden Augen nicht permanent in einem deutlichen Schielwinkel zueinanderstehen. Ein Auge weicht nur minimal vom anderen ab, immer wieder, rechts oder links, nach oben oder unten. Da gibt es alle Variationsmöglichkeiten. Es passiert in der Regel aber so schnell, dass es von außen kaum zu beobachten ist und es läuft unbewusst ab. Das Kind merkt es selbst also nicht. Aber das Gehirn merkt es deutlich. Denn immer wieder, wenn ein Auge aus der Synchronizität zum anderen Auge ausbricht, kommt es zu Doppelbildern, oder Bilder werden »versetzt« aufgebaut. Dies muss das Gehirn wieder ausgleichen, wodurch der Energieverbrauch enorm ansteigt. Es entsteht für die Informationsverarbeitung eine ähnliche Problematik, als wenn die Augen in jeweils unterschiedlichen Geschwindigkeiten Informationen an das Gehirn weiterleiteten. Die Symptome sind also ähnlich denjenigen der unterschiedlichen Informationsverarbeitungen, im weiteren Verlauf der Sehbahn.

Ein Problem aus dem Alltag, wenn das binokulare Sehen nicht funktioniert, ist z. B. ein Wasserglas nicht zielgenau einschenken zu können. Dabei werden Gegenstände versetzt wahrgenommen und somit wird manchmal neben das Glas gegossen oder der Flaschenhals muss auf dem Glasrand aufgesetzt werden, um beim Einschenken die Öffnung des Glases zu treffen.

Ob ein solches latentes Schielen als Ursache für ein Problem in der Sehverarbeitung in Frage kommt, kann durch Untersuchungen bei darauf spezialisierten Augenärzten oder Optikern geklärt werden. Wichtig ist hierbei, dass der therapeutische Ansatz immer wieder im Gehirn überprüft wird, um zu sehen, ob das Gehirn durch die entsprechende Korrektion, wie beispielsweise eine Prismenbrille, in eine synchrone Taktung kommt. Nur so können die Nervenzellnetzwerke besser zusammenarbeiten. Unterstützt die Korrektion des Augenarztes oder Optikers nicht die entsprechende Veränderung der Verarbeitungsprozesse im Gehirn, so bringt die Korrektion dem Kind nichts. Schlimmstenfalls verschlechtert sich sogar seine Verarbeitungssituation im Gehirn. Hier ist also eine abgestimmte und gute Zusammenarbeit zwischen einem spezialisierten Augenarzt oder Augenoptiker und einem entsprechend spezialisierten Kinderarzt oder Neurologen wichtig.

Sprachfreie Hörtestungen

Kinder mit Einschränkungen in der auditiven Verarbeitung haben sehr oft Probleme Konsonanten wie g/k, d/t und b/p richtig unterscheiden zu können. Oder sie können Satzabfolgen schwierig verstehen, weil der Sprecher schneller spricht, als das Kind diese Botschaften zu einem bewussten Höreindruck aufbauen kann. Da gehen dann oft Informationen mittendrin verloren oder sie werden in ihren Inhalten falsch verknüpft. Somit reagiert das Kind teilweise anders, als es sein Gegenüber erwartet. Viele betroffene Kinder versuchen allerdings unbewusst von den Lippen abzulesen und kompensieren hierdurch einen Teil ihres Problems, soweit dies möglich ist. Um Auffälligkeiten in diesem Bereich objektiv erfassen zu können, werden auch sprachfreie Tests zu Messungen der Unterscheidung von Lautstärke, Tonhöhe, zur Erkennung von langen und kurzen Konsonanten und zur Zeitordnung eingesetzt.

4.4 Stressdiagnostik – Messung der Herzratenvariabilität (HRV)

Das Autonome Nervensystem (ANS) besteht aus den beiden Hauptakteuren Sympathikus und Parasympathikus, die in einem permanenten Wechselwirkungsmechanismus stehen und unseren Funktionszustand prägen. Das ANS arbeitet unwillkürlich also unbewusst und unterliegt somit nicht der bewussten Kontrolle eines Menschen. Es kümmert sich um unsere Vitalfunktionen wie Atmung, Blutdruck, Körpertemperatur, Schlaf, Sexualfunktionen. Es ist über das Stammhirn mit dem äußeren Kortex verbunden und regelt die Funktionalität der Körperorgane. Informationen werden über das ANS von höheren Gehirnstrukturen zu den Organen transportiert. Dies zeigt, wie das Umfeld durch subjektive Erfahrung physiologische Zustände beeinflusst. Ebenso bedeutet das umgekehrt, dass physiologische Zustände die Fähigkeit beeinflussen können, wie mit Herausforderungen kognitiv umgegangen wird.

Bei der Herzratenvariabilität (HRV) geht es um Verarbeitungsprozesse des autonomen Nervensystems (ANS), die zu messen und übersichtlich darstellbar sind (Porges 2017, Porges & Furman 2011). Die HRV beschreibt die autonome (unbewusste) Fähigkeit des Organismus den zeitlichen Abstand von einem Herzschlag zum nächsten so zu variieren, dass damit zu jedem Zeitpunkt eine flexible und dynamische Angleichung an die inneren (Körper) und äußeren (Umwelt) Gegebenheiten stattfinden kann. Die HRV ist also die Veränderung der Herzfrequenz durch autonome, neurovegetative Regulation. Kleinste Veränderungen wie Brustkorbbewegungen beim Atmen, geringe körperliche oder mentale Anstrengungen und auch Emotionen können in jedem Moment zu einer Veränderung der Herzrate führen. Diese Veränderungen, die der Mensch im Alltag meist nicht bewusst wahrnimmt, geben eine Übersicht zur allgemeinen Anpassungsfähigkeit des Organismus. Je größer die Variabilität, d. h. die Veränderungen, desto größer ist die Anpassungsleistung des Organismus. Die 24-Stunden-Messung der HRV gibt eine detaillierte Aussage über diese Anpassungsleistung eines jeweiligen Organismus in Bezug auf einzelne Anforderungen (Thayer & Lane 2007, Buchhorn 2015).

Durchführung der HRV Messung

Die technische Grundlage für die HRV-Messung ist das Elektrokardiogramm (EKG). Herzschlag und Pulswelle können graphisch dargestellt werden. Es gibt hierzu standardisierte Software-Verfahren, die die Sympathikus- und Parasympathikus-Aktivierung bildgebend sichtbar machen können (Buchhorn 2015). Die entstehenden

Diagramme und Grafiken zeigen die variierenden Abstände zwischen den Herzschlägen im Millisekunden-Bereich und ermöglichen Analysen zur Stressverarbeitungsfähigkeit des autonomen Nervensystems. Kurzzeittests vermitteln einen guten Eindruck über die Belastungs- und Erholungsfähigkeit des Körpers. Idealerweise führt man auch eine 24-Stunden-Messung durch, da auch die Regenerationsfähigkeit im Schlaf dargestellt werden kann. Diese Fähigkeit wirkt sich auf die psychische und physische Erholung, die Genaktvierung (Zellreparatur und Organisation der Stoffwechselprozesse (Fett, Eiweiß, Glukose)), Gedächtnisabgleich, Immunsystem und anderes mehr aus (Lipton 2016, Bauer 2011).

Je größer die gemessene Herzratenvariabilität wird, desto häufiger kommt der Vagus[1] als Teil des parasympathischen Systems zum Einsatz. Eine eingeschränkte HRV spricht für ein Missverhältnis von Anforderungen und zur Verfügung stehenden Bewältigungsstrategien, was zu Stress führt.

Wer sich mit diesem Thema tiefergehend beschäftigen möchte, lese den folgenden Exkurs. Sonst empfehlen wir beim Kapitel »Psychologische und Pädagogische Testungen« weiterzulesen.

Kleiner Exkurs

Der Sympathikus

Der Sympathikus ist ein Teil des ANS. Er steht funktional für Leistungsbereitschaft und Leistungssteigerung. Man spricht auch vom Kampf/Flucht-Aktivierungssystem. Er verläuft beidseitig entlang der Wirbelsäule vom Brust- zum Lendenwirbelbereich. Die Verbindung zum Großhirn geschieht u.a. über das Stammhirn. Im Körper wird die Aktivität hauptsächlich über die Botenstoffe Adrenalin und Noradrenalin gesteuert, die wiederum über die hormonelle Stressachse andere Hormonsysteme (u.a. Kortisol) aktiviert. Dies führt zu Steigerung von Atmung, Herzfrequenz und Blutdruck. Hormone und Zucker werden über die Kortisolausschüttung bereitgestellt. Durch

---

1 Der Nervus Vagus ist ein Gehirnnerv. Über ihn besteht eine Verbindung vom Gehirn zu den Organen (Thayer & Lane 2007, Porges & Furman 2011).

eine geringere Insulinausschüttung führt dies zu einem Anstieg der Zuckerkonzentration im Gehirn. Die Glukose wird nicht mehr in der Muskulatur aufgenommen, da das Gehirn kein Insulin zu Aufnahme von Glukose benötigt. Ist dieser Anstieg nicht ausreichend, führt dies zu erhöhter Gereiztheit bis zu Wut- und Panikreaktionen (Peters & Junge 2011). Um wieder in einen ausgeglichenen Zustand zu kommen, bedarf es eines zweiten, beruhigenden Systems, um in ein balanciertes (soziales) System zurückkehren zu können. Gelingt diese Balancierung nicht, kommt es nicht zur Beruhigung des Systems. Eine fehlende Beruhigungs- oder Entspannungsfähigkeit ist mittel- bis langfristig sowohl für psychische, als auch für physische und chronische Erkrankungen verantwortlich.

Der Parasympathikus

Der Parasympathikus ist ebenfalls Teil des ANS. Er wird hauptsächlich durch den größten Hirnnerven, den *Nervus vagus* repräsentiert. Dieser »vagabundiert« (schweift umher) durch den ganzen Körper und koordiniert das Zusammenspiel der inneren Organe wie Lunge, Herz, Magen, Darm und anderen. Der Sympathikus hat im menschlichen Körper im übertragenden Sinn die Funktion eines Gaspedals, der Parasympathikus übernimmt die Funktion einer Bremse und wird damit zum Gegenspieler des Sympathikus. Durch den Parasympathikus werden Erholung, Regeneration und Entlastung ermöglicht. Dieser »große Ruhenerv« steuert auch andere Hirnnerven, die mit der menschlichen Kommunikation verbunden sind, wie die Augenbewegungen, Gesichtsmimik und Stimmbildung, die Prosodie (Porges 2017).

Sympathikus und Parasympathikus in der Balance

Auf ein ausgeglichenes Zusammenspiel von Sympathikus und Parasympathikus kommt es an. Bildhaft könnte die Funktionsweise des ANS mit der Fähigkeit des Autofahrens dargestellt werden. Funktioniert nur das Gaspedal am Anschlag, aber keine Bremse, so wird das Leben durchgehend auf Hochtouren laufen, ohne Regenerationsmöglichkeiten. Ein Zustand, der auf Dauer nicht gut gehen kann, da er beim Menschen zwangsläufig zu physischer und psychischer

Überlastung führt. Funktioniert jedoch nur die Bremse und kein Gaspedal, so wird das Auto von sich aus erst gar nicht in Bewegung kommen können. Es ist dazu auf besondere äußere Bedingungen angewiesen, z.B. ein Anschieben oder es kann nur auf abschüssigem Gelände fahren. Dieser Zustand ist beim Menschen ebenfalls weder psychisch noch physisch gesund. Ein gutes Zusammenspiel von Gaspedal und Bremse ist die beste Voraussetzung für eine gute Autofahrt. Beim Menschen ist ein gutes Zusammenspiel zwischen Sympathikus und Parasympathikus die beste Voraussetzung für ein körperlich wie psychisch gesundes Leben.

4.5 Psychologische und pädagogische Testungen

Weitere Testungen können die Informationen der vorausgehenden Untersuchungen ergänzen, wenn beim betroffenen Kind Lern- und Leistungsprobleme oder Verhaltensauffälligkeiten vorliegen. Bei Kindern ab dem dritten Schuljahr, wenn der Lese- und Rechtschreibaufbau in den Grundstrukturen aufgebaut ist, werden in der Regel Lese-, Rechtschreib- und Rechentestungen durchgeführt. Ein Intelligenztest ist unter Umständen schon früher sinnvoll.

Testungen der Lese- und Rechtschreibkompetenzen

Erinnern Sie sich an unser Beispielkind aus der Praxis: Jule, die keine Lust auf Hausaufgaben hatte. Sie zeigte eine sehr hohe Rechtschreibfehlerquote und sie hatte Schwierigkeiten in den Leseaufbau zu kommen. Die Lehrerin von Jule empfahl den Eltern eine Lese- und Rechtschreibtestung durchführen zu lassen, um bewerten zu können, ob eine Lese- und Rechtschreibstörung (LRS) vorliege. Mit Hilfe eines Lese- und Rechtschreibtestes werden Abweichungen der individuellen Lese- und Rechtschreibleistung von einer Normgruppe gemessen. Hier wird eine Aussage darüber getroffen, wo das jeweilige Kind im Vergleich zur Normgruppe in seiner Lese- und Rechtschreibfähigkeit einzuordnen ist und somit vom Durchschnitt seiner Altersgruppe nach oben oder nach unten abweicht oder sich im

Durchschnitt befindet. Wer nach oben abweicht ist also besser, Kinder die nach unten abweichen sind schlechter als der Durchschnitt ihrer Altersgruppe. Es gibt fest definierte Prozentränge, über die eine Lese- oder eine Rechtschreibstörung definiert ist. Dieser Prozentrang wird mit der gemessenen Intelligenzleistung verglichen. Fällt das Lese- und Rechtschreibergebnis deutlich gegenüber dem Intelligenzergebnis ab, bekommt das Kind eine Lese- und/oder Rechtschreibstörung attestiert. Aber es gibt genauso wenig »die« eine LRS-Störung, wie es »die« eine visuelle Verarbeitungsstörung gibt. Es gibt Kinder, die schreiben lautgerecht, d. h. sie schreiben was sie hören und kreieren ihre eigenen »Hörwortbilder«. In der deutschen Sprache werden aber über die Hälfte der Wörter nicht so geschrieben wie sie ausgesprochen werden. Im Gehirn erfolgt nun eine Verknüpfung zwischen den gehörten Informationen und den »gehörten« (falschen) Wortbildern. Dies ist dann mit einer sogenannten sequentiellen Verarbeitungsstörung verbunden (Siehe Kapitel »Simultane versus sequenzielle Seh-Erfassung«). Es gibt viele unterschiedliche Gründe für die Entwicklung einer LRS. Häufig liegen diesem Störungsbild jedoch eine Seh- oder Hörverarbeitungsstörung zugrunde. Eine entsprechende Lerntherapie hat dies zu berücksichtigen. Ebenso sollte dies schon beim didaktischen Rechtschreibaufbau im Schulunterricht einfließen.

Das Gehirn arbeitet grundsätzlich nicht bei allen Kindern gleich, wir haben es mit unterschiedlichen Lerntypen (Lernverarbeitungsweisen im Gehirn) zu tun. Allerdings wird dies kontrovers diskutiert. Unsere über 25-jährigen Praxiserfahrungen mit einer Vielzahl von Kindern zeigen jedoch recht eindeutig, dass es visuelle, auditive aber auch taktil-kinästhetische Lerner gibt. Letztere lernen dadurch, dass sie Dinge anfassen können oder auch etwas durch gezielte Bewegungen erfassen, speichern und wieder abrufen können. Bei Kindern mit einer langsamen visuellen Verarbeitung oder einem Blicksteuerungsproblem sollte der Rechtschreibaufbau in den ersten zwei Schuljahren nicht nur über das Gehör aufgebaut werden. Es müssen bei diesen Kindern auch Wortbilder visuell gespeichert werden. Ansonsten kann ein guter Rechtschreibaufbau nicht funktionieren (Siehe Kapitel 6.1 »Fördermöglichkeiten in der Familie«).

Immer wieder werden Kinder in unserer Praxis vorgestellt, die ungern lesen. Der Leselernprozess ist aber unabdingbar für die weitere Entwicklung sowohl der Rechtschreib- als auch der Rechenleistung (Schuhmacher 2015, Wolf & Wiese 2009, Wolf & Kuhlmann-Krieg 2019). Dabei geht es nicht nur darum, die Buchstaben und Wörter hinsichtlich ihres Erkennens sondern auch ihrer Bedeutung zu erfassen. Das rein mechanische Abscannen der Buchstaben und später der Wörter mit den Augen, ist nicht hinreichend für das weitere Leseverständnis. Es geht bei allen weiteren Lernprozessen darum, das Gelesene auch sinnerfassend zu verstehen. So haben Studien gezeigt, dass eine gute Lesekompetenz die wichtigste Voraussetzung für einen guten, höheren Schulabschluss ist (Wolf & Wiese 2009, Wolf & Kuhlmann-Krieg 2019). Manche Kinder können nur bei sehr guten Kontrasten gut und mit weniger Anstrengung lesen. Auch das Leseverständnis ist davon abhängig. Ein großer Teil der Energie geht bei diesen Kindern in der Kontrastfilterung verloren. Klassische Lesetestungen berücksichtigen diese Punkte in der Regel nicht. Sinn der gängigen LRS-Testungen ist es, meist nur in Hinsicht auf die Schulen einen Nachweis über eine Lese- und Rechtsschreibstörung oder eine isolierte Lese- oder isolierte Rechtschreibstörung zu haben, damit eine sogenannte Notenbefreiung im Rahmen eines Nachteilsausgleichs umgesetzt werden kann. Diese Testung muss in den meisten Bundesländern jährlich wiederholt werden, um den Nachteilsausgleich auch für ein weiteres Schuljahr zu erhalten. Weitere Maßnahmen setzen leider viele Schulen nicht um, da das Wissen über die Zusammenhänge fehlt. Dabei könnten oft einfache Maßnahmen eine gute Unterstützung für betroffene Kinder bieten (Siehe Kapitel 6.3 »Fördermöglichkeiten in der Schule«). Sinn des Nachteilsausgleichs ist es, für ein betroffenes Kind eine Chancengleichheit zu erreichen. Maßnahmen eines Nachteilsausgleichs können sowohl eine der Problemstellung des Kindes entsprechende Anpassung von Unterrichtsmaterialien bis hin zur Modifikation von Prüfungsbedingungen sein. Der Nachteilsausgleich basiert auf den gesetzlichen Grundlagen des Artikel 3 Abs. 3 des Grundgesetzes: »Niemand darf wegen seiner Behinderung benachteiligt werden« und § 126 SGB IX: »Rehabilitation und Teilhabe von Menschen mit

Behinderung«, sowie dem Schwerbehindertengesetz § 48. Die Maßnahmen des Nachteilsausgleiches sind in den jeweiligen Schulordnungen der Bundesländer beschrieben, sie gelten in der Regel für ein Schuljahr und werden nicht im Schulzeugnis vermerkt. Im Unterschied hierzu wird der »Notenschutz« (Regelung in den jeweiligen Bundesländern) im Zeugnis vermerkt. Die Maßnahmen des Nachteilsausgleichs und Notenschutzes bieten einem betroffenen Kind die Möglichkeit Zeit zu gewinnen, seine Defizite aufzuholen, ohne gleichzeitig unter Notendruck zu stehen. Im Laufe der schulischen Entwicklung des betroffenen Kindes fällt der Nachteilsausgleich in der Regel irgendwann wieder weg. Damit das Kind bis dahin möglichst viele Defizite aufholen kann, bedarf es neben der Unterstützung durch die Schule gezielter Therapien, die außerhalb der Schule in spezialisierten Praxen angeboten werden. Liegt beim Kind eine Verarbeitungsstörung vor, so sind die gängigen LRS-Therapien nicht ausreichend. Diese Therapien gehen auf die Symptome ein, aber nicht auf die primäre Störung, die Verarbeitungsstörung. Die besten Erfolge gibt es, wenn die Lehrkräfte und die Therapeuten des betroffenen Kindes sich austauschen und zusammenarbeiten, jeder auf seinem Fachgebiet.

Testung des Leseverständnisses

Beim Leseverständnis geht es darum, ob ein Kind nicht nur die Technik des Lesens beherrscht, sondern auch den Inhalt des gelesenen Textes wiedergeben kann. Bei den meisten klassischen Lesetests werden jedoch nur die Lesefehler und die Lesezeit erfasst. Die Entwicklung des Leseverständnisses ist jedoch ein sehr wichtiger Prozess für die weitere kognitive Entwicklung, nicht nur im schulischen Bereich. Deshalb sollte bei Lese- und Rechtschreibtestungen das Leseverständnis mit abgeprüft werden.

Es hat sich in unseren Untersuchungen auch gezeigt, dass sowohl die Buchstabengröße als auch der Zeilenabstand signifikant die Lesetestergebnisse beeinflussen können. Das gilt sowohl in Hinsicht auf die Lesezeit und Lesefehler, als auch das Leseverständnis.

Testung der Rechenkompetenz

Einige Kinder haben Probleme beim Rechnen, manche von ihnen verfügen über keine Zahlenvorstellung oder kein Mengenverständnis. Analog wie bei den Rechtschreibtestungen gibt es auch Rechentests, die die wichtigsten Fähigkeiten für die Prozesse des Rechnens erfassen. Hierzu gehört, Zahlen als Symbole zu erkennen und eine Zahlen-, Mengen- oder Zeitvorstellung zu haben. Weiterhin gehört die Fähigkeit addieren, subtrahieren, multiplizieren und dividieren zu können dazu oder aber das Kopfrechnen zu beherrschen. Zusätzlich werden beim mathematischen Lernen auch ein Abstraktionsvermögen und eine Problemlösefähigkeit erwartet. Mit Hilfe eines Rechentests können, ähnlich wie bei den Lese- und Rechtschreibtests, Abweichungen der individuellen Rechenleistung von einer Normgruppe gemessen werden. Fällt dieses Ergebnis gegenüber dem Intelligenzergebnis deutlich ab, so bekommt das Kind eine Rechenstörung (Dyskalkulie) attestiert. Es gibt aber auch nicht »die« eine Rechenstörung, die auf alle Kinder mit Rechenproblemen gleichermaßen zutreffen würde. Manche Kinder haben aufgrund ihrer mangelnden Lesefähigkeiten Probleme bei der Bearbeitung von Textaufgaben, weil sie kein Leseverständnis aufgebaut haben. Dadurch verstehen sie den Sinn oder die eigentliche Aufgabe, die im Text beschrieben ist, nicht. Das ist aber kein primäres Rechenproblem, sondern ein Leseverständnisproblem. Andere Rechenoperationen können von diesen Kindern oft gut gelöst werden. Um ein guter Rechner zu sein, bedarf es zahlreicher Verknüpfungen unterschiedlicher Nervenzellnetzwerke. Dazu gehört auch die Erfassung von Lage und Raum, was wiederum eine visuelle und motorische Komponente enthält. Diese Verknüpfung ist z.B. für das Rechnen am Zahlenstrahl notwendig, während das Kopfrechnen mehr über die auditiv-sequentielle Verarbeitung mit visuellen Anteilen repräsentiert ist. Aber selbst das ist nicht bei allen Kindern gleichermaßen so. Gerade beim Aufbau der ersten Rechenoperationen im Plus- und Minusbereich ist die Verknüpfung der Motorik und des Richtungsdenkens wichtig. Es ist also zur Interpretation eines Rechentests genauso wichtig, die visuelle, die auditive, die motorischen und die Lage-Raum-Verarbeitungssituation präzise zu erfassen, denn zur

Durchführung einzelner Rechenprozesse ist das Funktionieren bestimmter Verknüpfungen von Nervenzellnetzwerken für den Gesamtprozess Rechnen erforderlich.

Intelligenztestungen

Ohne auf einzelne spezifische Testungen einzugehen, fassen wir die wichtigsten Aussagen eines Intelligenztestes (IQ-Test) im Allgemeinen kurz zusammen. Um eine gute Übersicht über die vermeintliche Intelligenz eines Kindes zu erhalten, gibt es wissenschaftlich erarbeitete Tests. Diese geben Aussagen darüber, wo das jeweilige Kind im Vergleich zu anderen Kindern derselben Altersgruppe und zu anderen Kindern in seiner Klassenstufe, steht. Die einzelnen Tests wurden standardisiert, indem sie an einer großen Anzahl von Kindern im jeweils gleichen Alter in den jeweiligen Klassenstufen, durchgeführt wurden. Der mittlere Wert aller Auswertungen gilt als der Mittelwert des jeweiligen Tests. Fällt nun das Testergebnis eines Kindes deutlich höher aus, als dieser Mittelwert, so gilt das Kind als überdurchschnittlich intelligent. Fällt das Testergebnis deutlich unter dem Mittelwert aus, so gilt das Kind als unterdurchschnittlich intelligent oder minderbegabt. Ab bestimmten definierten über- bzw. unterdurchschnittlichen Werten, wird also eine Hochbegabung oder eine Minderbegabung oder im Mittel eine durchschnittliche Begabung, festgestellt. Für ein besseres Verständnis der Aussagekraft der meisten IQ-Testungen sollte man wissen, dass diese sehr stark auf visuelle und zum geringeren Teil auch auf auditive Verarbeitungsfähigkeiten aufgebaut sind. Was allgemein als Intelligenz definiert wird, ist eine gute Verarbeitungsfähigkeit und eine gute Fähigkeit Informationen zu speichern und diese zuverlässig in der passenden Situation abrufen zu können. Demzufolge können aus Intelligenztests auch erste Hinweise für die (visuelle) Verarbeitungsgeschwindigkeit, aber auch für das (visuelle und auditive) Arbeitsgedächtnis abgeleitet werden. Es gibt Kinder, die im Durchschnitt ihres Gesamtprofils eine sehr gute Intelligenz aufweisen, die aber beispielsweise in der Verarbeitungsgeschwindigkeit aufgrund einer visuellen Verarbeitungsstörung eine deutliche Auffälligkeit zeigen. Somit kann es wichtig sein, sich die Teilprofile eines IQ-Tests sehr genau anzuschauen, da sie Hinweise auf eine Seh- oder Hörverarbeitungsstörung geben können. Diese Hinweise können jedoch niemals eine differenzierte Diagnostik ersetzen. Das Gesamtergebnis eines IQ-Tests hängt von der jeweiligen Informationsverarbeitung ab, deshalb kann sich der gemessene Wert bei einem IQ-Test nach einer Wahrnehmungstherapie deutlich verbessern. Scherzhaft könnte man sagen, Kinder mit einer Verarbeitungsstörung würden nach einer entsprechenden Therapie intelligenter sein. Das stimmt aber so nicht. Vielmehr werden diese Kinder in der Therapie darin unterstützt ihr vorhandenes Potenzial besser zu vernetzen und somit besser abrufen und umsetzen zu können.

Verhaltensdiagnostik

Neben dem kognitiven Leistungsverhalten wie Lesen, Textverständnis, Schreiben und Rechnen ist die Kommunikationsfähigkeit für die Weiterentwicklung eines Kindes von großer Bedeutung. Kinder mit Informationsverarbeitungsstörungen zeigen manchmal auffällige Verhaltensweisen in der Kommunikation mit anderen Kindern oder auch mit Erwachsenen. In der Diagnostik sollte darauf geachtet werden, ob bzw. welche entsprechenden Verhaltensauffälligkeiten das Kind zeigt. Hierzu können u.a. unterschiedliche Fragebögen verwendet werden. Wir arbeiten meist mit Videosequenzen, die wir in unserem Videolabor aufnehmen. Je nach Situation und Fragestellung der Eltern können dem Kind einzelne Aufgaben gegeben werden. Es können auch Interaktionssituationen mit den Eltern oder mit einem Therapeuten nach bestimmten Kriterien ausgewertet werden. Das Video bietet eine Vielzahl von Auswertungsmöglichkeiten. Ein Vorteil des Videos ist es, auch nonverbale Reaktionen des Kindes einbeziehen zu können.

Zu unterscheiden ist grundsätzlich, ob Verhaltensauffälligkeiten eine Sekundärstörung z.B. der Informationsverarbeitungsstörung darstellen oder es andere Gründe für die Verhaltensauffälligkeiten geben könnte. Meist handelt es sich jedoch um Sekundärstörungen. Sie können sich auf der Grundlage einer Verarbeitungsstörung, eines

ADHS, einer Autismus-Spektrum-Störung oder anderer Primärstörungen entwickeln und müssen dann im Zusammenhang mit diesen zugrundeliegenden Störungen gesehen werden. Diese Verhaltensweisen isoliert zu therapieren, ohne die zugrundeliegende Störung einzubeziehen, würde wenig bzw. nicht anhaltend erfolgreich sein. Manche Kinder, die zu uns kommen, haben bereits eine Psychotherapie durchlaufen. Die Eltern berichten dann oft, dass sich hierdurch nichts an den Verhaltensauffälligkeiten anhaltend verändert habe, was nichts mit der Qualität der therapeutischen Arbeit zu tun hat. Wenn aber die Basisstörung eine Verarbeitungsstörung ist, so muss diese zunächst therapiert werden, damit sich das Verhalten des Kindes langfristig anhaltend ändern kann. Wenn sich bei hochauffälligen Kindern massive Verhaltensauffälligkeiten als eine Sekundärstörung entwickelt haben, so kann durchaus auch eine psychotherapeutische Behandlung sehr sinnvoll sein, aber eben nicht als alleinige Therapieform.

Sie erinnern sich an Paul, der immer gern der Boss sein wollte und stets vorgab was gespielt wurde und das nach seinen Regeln (siehe Kapitel 3.1). Wenn andere Kinder dieses Verhalten nicht akzeptierten, so gab es Streit, oder Paul suchte sich einen neuen Spielpartner. Auf jeden Fall wollte er sich nicht ein- oder gar unterordnen. Es gab also keine Kompromissbereitschaft von Pauls Seite. Um die Verhaltensweisen des Jungen zu verstehen, müssen wir uns in Pauls Situation begeben. Paul hat eine Sehverarbeitungsstörung. Bei ihm werden Sehinformationen hinter seinem rechten und linken Auge in unterschiedlichen Geschwindigkeiten verarbeitet. Damit ist er deutlich langsamer in einem bewussten Bildaufbau als die anderen Kinder in seiner Umgebung. Nun stellen Sie sich vor, diese Kinder möchten »Memory« mit Paul spielen, oder »Vier gewinnt«, Spiele bei denen es um die schnelle Erfassung bestimmter Musterfolgen geht. Oder sie möchten puzzeln oder Spiele spielen, die eine feinmotorische Komponente enthalten. Dabei hätte Paul keine Chance, so gut wie die anderen zu sein. Er würde nicht mithalten können und am Ende stets frustriert zurückbleiben. So hat Paul sich seine eigene Strategie aufgebaut. Er spielt immer nur genau das mit den anderen, wozu keine schnelle, gute Sehverarbeitung notwendig ist. Dadurch vermeidet er Frustration und Versagensängste und sein Energielevel muss er dann nicht überstrapazieren. Am besten geht dies mit Rollenspielen, fantasievolle Dinge mit Legosteinen bauen, draußen toben, auf Bäume klettern, oder mit bestimmten PC- und Videospielen. Wenn Paul nun Spielregeln für ein neues Brettspiel erlernen sollte, so hätte das in vielen Fällen eine visuelle Komponente. Paul müsste sich nämlich die neuen Spielregeln vorstellen können, was eine umfassende visuelle Komponente enthält. Denn eine Vorstellung aufzubauen, bedeutet ein Bild in seinem Kopf entstehen zu lassen. Und das dauert ebenfalls recht lange bei Paul. Und dann ist das Bild meist nicht einmal vollständig, so dass es alle Informationen enthalten würde. Deshalb ist Paul eher der praktische Typ. Er spielt lieber drauf los und erklärt dann den anderen wie es geht und was richtig oder falsch ist. Paul bleibt grundsätzlich lieber bei seinen altbewährten Sachen, auf Dauer wird er allerdings damit nicht viele Freunde finden, oder Freundschaften erhalten. Erklärungen, warum sein Verhalten nicht gut ist, wird Paul nicht akzeptieren wollen, da er keinen Vorteil darin sieht, sein Verhalten zu verändern. Alles würde viel anstrengender für ihn und er wäre der Unterlegende. Das baut Frustration auf. Paul ist also klug und macht genau das, was ihm guttut. Allerdings ist das leider oft nicht gerade sehr sozialverträglich. Also sollte Paul schon zu einigen Verhaltensänderungen kommen, diese sollten jedoch auch aus seiner Perspektive betrachtet werden. Denn sonst kommen wir schnell zur nächsten Verhaltensauffälligkeit, die zahlreiche Kinder mit einer Verarbeitungsstörung aufbauen: »Ich kann nichts. Ich bin zu langsam. Ich mache alles falsch. Ich bin dumm! Am besten ziehe ich gleich aus. Es wäre besser, ich wäre nie geboren worden oder würde gar nicht mehr leben«. Über diese oder inhaltlich ähnliche Sätze berichten zahlreiche Eltern von Kindern mit Verarbeitungsstörungen. Durch mangelnde Leistungsergebnisse erhalten Kinder keine positive Aufmerksamkeit, weder von anderen Kindern noch von Erwachsenen. Das frustriert ebenfalls, deshalb versuchen sie solche Situationen zu vermeiden. Manche Kinder ziehen sich dann sehr zurück. In der Kita spielen sie allein in der Bauecke, zu Hause bleiben sie meist allein in ihrem Zimmer, möchten am liebsten zu Hause bleiben, wenn die Familie etwas unternimmt.

So werden vor allem Gruppen gemieden, denn diese sind oft laut und deshalb anstrengend, wenn die Hintergrundfilterung nicht gut funktioniert. Philipp (siehe Kapitel 3.2) war immer alles außerhalb der eigenen Familie viel zu anstrengend, oft zu laut und damit zu erschöpfend. Auch Jule (siehe Kapitel 3.1) zog sich zunehmend in ihr Zimmer zurück. Die anderen Kinder waren auch in ihren Bewegungen viel zu schnell für Jules visuelle Verarbeitung. Deshalb passierte es Jule hin und wieder, dass sie andere Kinder anrempelte, ohne das absichtlich zu machen. Ihr Gehirn hat nicht immer schnell genug den Abstand zu einem anderen Kind berechnen können, das Jule entgegenkam oder mit ihr zusammen durch eine Tür ging. Sie erinnern sich an unser Beispiel, dass die Fähigkeit des zuverlässigen Ballfangens nicht gut aufgebaut werden kann, wenn das Gehirn immer wieder falsche Daten geliefert bekommt und dadurch falsche Ergebnisse produziert. Jule könnte auf Dauer durch ihre Verhaltensweisen eine Einzelgängerin und somit zu einem einsamen Mädchen werden. Sie verpasst dadurch wichtige Entwicklungsschritte im sozialen Lernen, die sie irgendwann nachholen müsste, wenn sie sich das dann noch traut. Denn je weniger Kontakte sie bereits zu Beginn der Grundschule hat, desto schwieriger wird es für sie zu lernen, wie man Kontakte aufbaut, Freundschaften schließt, aufrechterhält und sich an anderen Kindern orientiert und von ihnen lernt. Es gibt sehr viele Gründe, warum soziale Kontakte für Kinder sehr wichtig sind. Manche Kinder werden auch zum Klassenclown, denn der Clown braucht nicht auf andere einzugehen. Er spielt nach seinen eigenen Regeln und steht damit im Mittelpunkt. Er bekommt Aufmerksamkeit, vielleicht sogar Anerkennung für unangepasstes Verhalten.

Ein großes Interesse an Computer- und Videospielen

Das Thema Computer- und Videospiele soll nicht unerwähnt bleiben. Zunächst erscheint es paradox, warum ein großer Teil der Kinder mit einer Sehverarbeitungsstörung gerne am Computer, Tablet oder Smartphone spielt (Spitzer 2018, Möller 2019). Es geht dabei nicht um den Computer, sondern um die schnelle Bewegungsabfolge auf dem Bildschirm. Ein Teil der Kinder mit einer Sehverarbeitungsstörung kann Bewegungsbilder besser verarbeiten als statische Bilder. Lernprogramme auf dem Computer sind für diese Kinder langweilig, da sie meist statisch aufgebaut sind. Computer und Videospiele hingegen oder auch Comics mit schnellen Bewegungsabfolgen sind für manche Kinder mit einer Sehverarbeitungsstörung besser zu betrachten als statische Zeichen, wie zum Beispiel Buchstaben auf einem Blatt, ohne Dynamik. Aber auch diesen Kindern tut ein langer, intensiver Computer- oder Smartphone-Konsum nicht gut. Denn nach einer gewissen Zeit ist die Energie für die visuelle Verarbeitung erschöpft, was dann schnell in negative Verhaltensweisen münden kann, wie z.B. hyperaktive Züge, weil das Kind hierüber seinen Akku wieder auftanken muss. Es kann auch zu aggressivem Verhalten kommen, weil die Selbststeuerung durch den hohen Energieverlust in der Sehverarbeitung überfordert ist. Schnelle Bewegungen auf dem Smartphone zu verfolgen, frisst besonders schnell viel Energie. Es gibt allerdings auch Kinder mit einer Sehverarbeitungsstörung, die schnelle Bewegungen nicht gern anschauen, diese Kinder mögen auch meist keine entsprechenden Computer- oder Videospiele. Offensichtlich spüren diese Kinder die visuelle Anstrengung.

Kinder kompensieren vieles durch auffälliges Verhalten. Es ist jedoch nicht zielführend ihnen diese Auffälligkeit nur wegzunehmen, denn dann müssen sie ein neues auffälliges Verhalten zeigen, um nicht zu »versagen«. Nur wenn die jeweilige Ursache für diese Verhaltensweisen erkannt wird und hieran etwas verändert wird, so ist das Kind in der Lage, sein Verhalten ohne eigene Verluste zu ändern.

Bei Paul und Jule haben entsprechende Wahrnehmungstherapien zu einer Verhaltensänderung führen können.

4.6 Stoffwechsel- und Laboruntersuchungen

Wenn es um Stoffwechselprozesse im Gehirn geht, so reden wir über biochemische Prozesse. Wichtig für eine gut funktionierende Informationsverarbeitung sind unter anderem Botenstoffe, Glukose,

Stresshormone, Vitamine, Mineralien und ungesättigte Fettsäuren. Im Folgenden werden wir die wichtigsten Zusammenhänge zusammenfassen (Ross 2013, Peters & Junge 2011).

Botenstoffe und Stresshormone

Die Botenstoffe Dopamin, Noradrenalin, Serotonin und Acetylcholin sind für den Gehirnstoffwechsel wichtig. Sie sind für die Informationsübertragung in den Synapsen zuständig. Dabei stellen sie sich als Transportmittel zur Verfügung, damit die Informationen von einer Nervenzelle zur anderen gelangen können. Bei Verarbeitungsstörungen werden im Gehirn mehr Botenstoffe verbraucht, was auf Dauer zu ihrem Mangel führen kann. Auch bei einer ADHS spielen Botenstoffe eine wichtige Rolle. Weitere Informationen hierzu gibt es in Kapitel 5.2.

Ein besonderer Sensor des Stoffwechselsystems im Gehirn sind zudem der Botenstoff Adrenalin und das Stresshormon Kortisol, wenn es um Stressbelastungen geht. Kortisol wird über die Hypophyse gesteuert und über die Nebennierenrinde ausgeschüttet, wenn es zu erhöhten Anforderungen kommt. Kommt es beispielsweise bei Lernanforderungen zu Symptomen, wie Sprachschwierigkeiten, Müdigkeit, Konzentrationsstörungen, verlangsamten Denken, verschwommenem Sehen, Kopfschmerzen, Schwindel oder »Blackouts«, so kann die Ursache hierfür in einer Überforderung der Informationsverarbeitung liegen, verbunden mit einer erhöhten Ausschüttung von Adrenalin und Cortisol.

Indirekte Informationen zur individuellen Versorgungssituation mit Botenstoffen zeigen Laboruntersuchungen, wie Blut-, Urin- und Speichelanalysen. Letztere geben Auskunft über die Kortisolausschüttung. Hieraus sind wichtige Hinweise für therapeutische Maßnahmen zu entnehmen.

Glukosestoffwechsel

In anderen Zusammenhängen haben wir bereits beschrieben, dass das Gehirn viel Energie benötigt, um seinen vielfältigen Aufgaben nachzukommen und vor allem auch die Informationsverarbeitungsprozesse ausführen zu können. Die hierfür notwendige Energie holt sich das Gehirn auch über Glukose (Zucker). Das Gehirn braucht eine Menge Zucker, damit es gut funktionieren kann. Von den 200 Gramm Zucker, die ein Mensch durchschnittlich täglich verbraucht, beansprucht das Gehirn allein 130 Gramm für seine eigenen Funktionen (Peters & Junge 2011). Es nimmt hier gegenüber allen anderen Organen eine Sonderstellung ein, die man als »the brain comes first« bezeichnen könnte. Das Gehirn sichert also zuerst seine eigene Versorgung, der Rest des Körpers muss sich mit der verbleibenden Energie begnügen. Liegt nun eine Überforderung der Informationsverarbeitung vor, so führt dies zu einem erhöhten Glukosestoffwechsel. Klinische Symptome, die auf eine Unterzuckerung im Gehirn schließen lassen, sind z. B. erhöhte Gereiztheit und Anspannung, schlechte Laune bis hin zu erhöhter Aggressivität, Herzklopfen, Zittern, Schwitzen, besonders nächtliches Schwitzen am Kopf. Steht dem Gehirn wenig Zucker zur Verfügung, so reagiert der Körper mit einer erhöhten Nachfrage nach süßen Nahrungsmitteln, teilweise bis hin zu Heißhungerattacken auf Kuchen, Desserts, Schokolade und andere kalorienträchtige Nahrungsmittel. Kinder, die unter chronischem Stress leiden, entwickeln zwangsläufig eine große Vorliebe für Süßigkeiten. Dabei entwickelt sich bei vielen dieser Kinder (sowie auch bei Erwachsenen mit diesem Problem) ein Teufelskreis: Das Gehirn braucht eine gleichmäßige Versorgung mit Glukose. Durch die Aufnahme vermehrten Zuckers entstehen oft kurzfristige Überkapazitäten im Körper, da das Gehirn einen großen Zuckerschub nicht spontan komplett umsetzen kann. Als Folge steigt das Insulin aus der Bauchspeicheldrüse an. Insulin sorgt für die Einlagerung der Glukose im Fettgewebe. Eine erhöhte Insulinausschüttung verhindert die weitere Aufnahme von Glukose im Gehirn. Somit hilft eine erhöhte Zuckerzufuhr über Nahrung dem Gehirn nur kurzfristig als Energielieferant, denn ist der Zucker im Fettgewebe, so kann das Gehirn hierauf nicht mehr zugreifen. In der Folge wird eine neue Hungerattacke nach Zucker ausgelöst. Eine immer wieder vermehrte Aufnahme von Zucker hilft also nur kurzfristig und löst nicht das eigentliche Problem. Sie führt vielmehr in einen Teufelskreis von Zuckeranforderungen und Zuckerabspeicherungen in den Fettzellen, was langfristig zu Übergewicht führt. Die eigentliche Ursache des erhöhten Zuckerbedarfs, nämlich die Verarbeitungsstörung im Gehirn, wird hierdurch nicht gelöst. Setzt sich dieser Teufelskreis über lange Zeit fort, so kann sich der überschüssige Zucker mit anderen Substanzen in Organe einlagern und in der Folge zu organischen Erkrankungen führen, so z. B. zu Diabetes mellitus Typ II (Peters & Junge 2011).

Vitamine, Mineralstoffe, ungesättigte Fettsäuren

Die Nervenzellen im Gehirn brauchen nicht nur Zucker, sondern auch Vitamine. Besonders werden B-Vitamine und Mineralstoffe, wie Magnesium, Selen, Chrom und andere benötigt. Durch die Versorgung der Nervenzellen mit diesen Stoffen, die über die Gliazellen (Macedonia et al. 2014) erfolgt, wird der Aufbau der Nervenzellnetzwerke, sowie ihre Kommunikation untereinander erst möglich. Damit wiederum die Gliazellen ausreichend aufgebaut werden können, ist die Konzentration ungesättigter Fettsäuren, wie Omega 3 und Omega 6 im Gehirn von essentieller Bedeutung. In diesem Zusammenhang ist ein sehr hoher Bedarf an ungesättigten Fettsäuren für die visuellen Verarbeitungsprozesse bekannt. Je nach Ausprägung einer visuellen Verarbeitungsstörung, ist der Bedarf vor allem an ungesättigten Fettsäuren oftmals über die normale Ernährung nicht zu decken. Dies sollte überprüft werden, um unter Umständen entsprechende Ergänzungen zu bieten (McLennan 2014; Widenhorn-Müller et al. 2014).

Nahrungsmittelergänzung

Eine gute Möglichkeit, um dem erhöhten Bedarf an Botenstoffen, Mineralien, Vitaminen, ungesättigten Fettsäuren und anderem mehr nachzukommen, ist ein gezielter Einsatz von Nahrungsergänzungsmitteln (Ross 2013; Paul & Nyncke 2012). Wichtig ist hier jedoch zunächst eine genaue Analyse durchzuführen, um eine Übersicht über den jeweils individuellen Bedarf zu erhalten. In vielen Fällen kann hierdurch einer möglichen Unterzuckerung im Gehirn indirekt entgegengewirkt werden. Bei der Verabreichung von Nahrungsergänzungsmitteln ist im zweiten Schritt zu überprüfen, inwieweit ihre Einnahme zu einer Verbesserung der eigentlichen Ursache, nämlich einer oder mehrerer Informationsverarbeitungsstörungen im Gehirn, führt. Wir führen diese Kontrollen mit Hilfe des funktionellen EEGs durch. Hierüber sind Veränderungen in der Informationsverarbeitung im Gehirn darstellbar.

Weitere Laboruntersuchungen

Idealerweise sollten diagnostisch die Konzentrationen der genannten Substanzen in den Gehirnzellen gemessen werden. Es ist bislang jedoch nicht möglich, diese Stoffwechselprodukte direkt den Nerven- bzw. Gliazellen zu entnehmen. Aber über Vollblut-, Urin- und Speichelanalysen sind die Werte annäherungsweise zu erhalten. Bei einer zu geringen Ausscheidung von Neurotransmittern im Urin kann dies mit einem erhöhten Verbrauch im Gehirn dieser Substanzen verbunden sein. Die Konzentrationen der anderen wichtigen Substanzen (B-Vitamine, ungesättigte Fettsäuren, Insulin, aber auch intrazellulär notwendige Mineralstoffe) können nicht durch die Routine-Blutuntersuchungen, aber durch spezifische Untersuchungen, die Informationen aus dem intrazellulären Stoffwechsel im Blut liefern, festgestellt werden. Ebenso sind im Speichel Hinweise auf die Stoffwechselregulation des hormonellen Stresssystems (Kortisol-Tagesprofil) zu erhalten. Patienten mit einem erniedrigten oder erhöhten Kortisol-Tagesprofil haben oft schon Probleme in ihrer Stoffwechselregulation. Der Energieparameter ATP (Adenosintriphosphat) sagt ebenso etwas darüber aus, wie sich die aktuelle energetische Situation in den Kraftwerken der Nervenzellen (den Mitochondrien) darstellt und hierüber ist ihr Funktionszustand zu bewerten.

KAPITEL 5

Therapien

5.1 Therapien bei Verarbeitungsstörungen

Bei Kindern mit Informationsverarbeitungsstörungen sind die Therapieangebote vielfältig, denn wie wir bereits sehr ausführlich beschrieben haben, ist das Gebiet der Informationsverarbeitungsstörungen extrem komplex. Leider sind die Angebote im therapeutischen Bereich entsprechend häufig diffus und nicht aufeinander aufbauend. Meist werden Ergotherapie und/oder Logopädie verordnet. Dies können sehr wichtige therapeutische Maßnahmen sein. Für den Erfolg des Kindes ist jedoch wichtig, diese Therapieformen zum richtigen Zeitpunkt anzusetzen und inhaltlich gezielt aufzubauen. Bei Verarbeitungsstörungen wie einer Seh- oder Hörverarbeitungsstörung sind diese Therapieformen sehr häufig als nachfolgende Therapien notwendig, wenn mit den primär wichtigen Therapieschritten begonnen wurde, oder diese abgeschlossen sind. Es sei denn, eine entsprechende Ergotherapeutin oder Logopädin hat eine spezielle Weiterbildung zum Bereich der Seh- und Hörverarbeitung. Dann kann eine gute inhaltliche Zusammenarbeit schon früh in der Behandlung eines betroffenen Kindes erfolgen. Die von uns beschriebene differenzierte Diagnostik trägt entscheidend dazu bei, für ein jeweiliges Kind gezielte Therapieformen aufzeigen zu können. Hierüber wird es möglich, dem individuellen Entwicklungsstand entsprechend, die besten Fortschrittsmöglichkeiten zu bieten. Wie eine entsprechende Therapie bei einem jeweiligen Kind wirkt, überprüfen wir anhand unseres funktionellen EEGs. Hiermit können wir messen, ob und welche Veränderungen sich in den Informationsprozessen im Gehirn zeigen. Das funktionelle EEG ist für uns somit auch ein gutes Evaluationsinstrument.

In diesem Kapitel werden wir die unserer Erfahrung nach wichtigsten Therapieformen nennen. Auf die jeweilige Bedeutung und komplette Wirkweise dieser einzelnen Therapieformen ausführlich einzugehen, würde den Rahmen dieses Buches sprengen. Für interessierte Therapeuten, Erzieher, Lehrer und Eltern bieten wir entsprechende Weiterbildungen und Seminare an (www.entwicklung-staerken.de).

Der Einstieg in die Therapie

Grundsätzlich gilt zunächst für jede Therapieform, dass der Einstieg mit entscheidend für den weiteren Verlauf ist. Kinder und Jugendliche sind nicht immer gleich davon überzeugt, dass eine Therapie ihnen Vorteile bringen könnte. Zunächst ist das für die Kinder so ähnlich wie zur Schule gehen zu müssen: Sie sollen regelmäßig zur Therapie gehen und vielleicht sogar Aufgaben zu Hause erledigen. Das kostet wertvolle Zeit, die das Kind eigentlich gern anders nutzen würde. Und dann sind da auch noch all die anderen Termine unter der Woche, wie die musikalische Früherziehung, das Fußballtraining oder der Tanzunterricht, was häufig eh schon viel zu viel ist. Vielleicht kann sich das Kind noch gar nichts unter einer Therapie vorstellen, da es hierzu noch keine Verknüpfungen in seinem Gehirn gibt, was es verunsichern könnte. Schlimmstenfalls hat das Kind bereits negative Erfahrungen mit anderen Therapien gemacht und seine Amygdala verbindet es unbewusst sofort mit einem negativen Gefühl, das »Vorsicht!« signalisiert und zur Abwehr führt. Dann wird sich das Kind erst einmal dagegen wehren, regelmäßig zu einer Therapie zu gehen, ohne es sachlich begründen zu können. Kinder entscheiden allgemein emotional, aus dem Bauch heraus, und das bedeutet für einige Kinder zunächst ein »Nein« im Vorfeld der Therapie. Das sind besonders Kinder, die schon über Jahre therapeutische Termine wahrgenommen haben, ohne daraus einen Vorteil für sich zu gewinnen.

Wenn wir unsere Patientenkinder in der ersten Stunde einer Wahrnehmungstherapie fragen, warum sie zu uns kommen und was sie sich erhoffen, kommt meist die Antwort: »Ich bin hier, weil meine Eltern das wollen. Was das bringt, weiß ich nicht.« Unsere

Antwort ist darauf: »Ob es was bringt, hast du selbst in der Hand, und ich helfe dir dabei erfolgreich zu sein. Denn es gibt zwischen Therapie und Schule einen wesentlichen Unterschied: In der Therapie gibt es keine Fehler. Hier kann man nichts falsch machen. Wenn du denkst, es ist ein Fehler, dann setze die Buchstaben des Wortes einfach neu zusammen und du siehst, es ist dein Helfer. Und wir überlegen dann gemeinsam, wie ein Fehler dir helfen kann.« Wir setzen dann am Flipchart die Buchstaben des Wortes »Fehler« gemeinsam in einer anderen Reihenfolge zusammen und erhalten das Wort »Helfer«. Und spätestens an dieser Stelle gehen bei fast allen Kindern die Mundwinkel nach oben. Die Idee dieses Buchstabenspiels haben wir von einer Weiterbildung mitgenommen und tatsächlich kann es ein Eisbrecher am Anfang sein.

»Der zweite wesentliche Unterschied zur Schule ist, dass es bei uns keine Noten gibt. Wir bewerten dich nicht. Ganz im Gegenteil, bei vielen Dingen wollen wir erst mal verstehen, warum du die Dinge machst, wie du sie machst.« Unsicherheiten bis hin zu Versagensängsten, welche die meisten Kinder mitbringen, verlieren so schnell an Bedeutung. Lernen ist immer mit Emotionen verbunden, egal ob in der Kita, in der Schule, zu Hause oder in der Therapie. Wer die Funktionsweise des Gehirns verstanden hat, weiß, dass es gar kein emotionsfreies Lernen gibt – und erst recht nicht in der Therapie. Ein zuverlässiger, vertrauensvoller Beziehungsaufbau bildet somit die Grundlage jeder erfolgreichen Therapie. Beziehung heißt eine vertrauensvolle Atmosphäre zu schaffen, die individuelle Situation aus der Sicht des Kindes zu sehen und zu verstehen, es mit seinen Sorgen, Ängsten und mit seinen Stärken wahrzunehmen. Ihm hier auf Augenhöhe zu begegnen und Wertschätzung zu geben. Manche Kinder benötigen noch zur eigenen Sicherheit, dass der Therapeut für die Inhalte und den Ablauf der jeweiligen Stunde das Ruder in der Hand hat und es klare Regel hierfür gibt. Die Verknüpfung der Inhalte mit positiven Emotionen des Kindes ist eine wesentliche Erfolgsstrategie, die manchmal harte Arbeit für den Therapeuten und das Kind bedeuten. Aber neben dem Kind und dem Therapeuten müssen vor allem auch die Eltern davon überzeugt sein, dass die Therapie zum Wohle des Kindes ist und es in seiner Entwicklung weiterbringt. Auch sie sollten hier eine positive emotionale Unterstützung leisten und Vertrauen schenken. Grundsätzlich sind die Eltern in unsere Therapiearbeit immer miteingebunden, denn sie sind sehr wichtig für die Motivation des Kindes. Ob sie auch bei den Therapieanwendungen oder den Therapiestunden dabei sind, hängt von der jeweiligen Therapie und dem Alter des Kindes/Jugendlichen ab. In unserer Praxis arbeiten wir in den Wahrnehmungstherapien meist ab der zweiten Stunde allein mit dem Kind, in der »eins zu eins«-Situation, wenn es das Alter und die Situation des Kindes zulassen. Wir finden es gut, wenn ein Elternteil in der ersten Stunde dabei ist, damit Mutter oder Vater wissen, wie wir arbeiten. Ab der zweiten Stunde gilt jedoch das Recht des Kindes, über die Inhalte der Stunde seinen Eltern nicht berichten zu müssen, wenn es das nicht möchte. Und es übernimmt selbst die Verantwortung für die Erledigung der ihm aufgetragenen Aufgaben. Hier werden die Eltern auch meist nicht mit einbezogen. Es gibt im Verlauf der Wahrnehmungstherapieeinheiten regelmäßige Elterngespräche, in denen wir über den Ablauf der Stunden und Entwicklungsfortschritte des Kindes berichten und Informationen von den Eltern erhalten, ob und woran genau diese Entwicklungsschritte zu Hause und in der Kita oder der Schule wahrgenommen werden. Bei anderen Therapien gelten andere Regeln. Bei der Lasertherapie sollte besonders bei jüngeren Kindern immer ein Elternteil dabei sein. Stehen Eltern eher ambivalent der Therapie gegenüber, so spürt es das Kind und ist verunsichert. Wie kann es einer Sache Vertrauen schenken und sich darauf einlassen, wenn nicht einmal die Eltern dieser Sache ganz vertrauen? Oder die Eltern dem Kind gar Verhaltensregeln auferlegen, über welche Themen es keinesfalls in der Wahrnehmungstherapie oder der Psychotherapie reden darf. Oder bereits Dinge vorschnell zu beurteilen oder auch abzuurteilen. Damit kann dem Kind von Seiten der Eltern eine faire Chance genommen werden, sich erfolgreich weiterzuentwickeln. Stark kontrollierende Eltern haben oft Angst durch eine Therapie die Kontrolle über ihr Kind zu verlieren. Sie wollen stets wissen, was genau in jeder Therapiestunde gemacht wurde und hinterfragen Inhalte, deren Sinnhaftigkeit sie vielleicht aber fachlich gar nicht nachvollziehen können. Sie machen sich dadurch zum »Co-Therapeuten«, was das Kind ebenfalls sehr verunsichern kann. So kann es sich unter Umständen nicht in der Therapie öffnen und bleibt verunsichert. Regelmäßige Elterntermine oder eigene Therapieangebote für die Mutter und/oder den Vater, gemeinsam mit dem Kind können in solchen Fällen sehr sinnvoll sein. Grundsätzlich gilt: Ein offenes und ehrliches »Ja« zur Therapie sollte zuerst von den Eltern kommen, damit sich das Kind hierauf einlassen und Vertrauen aufbauen kann.

Neurophysiologische Therapien

Wahrnehmungstherapien

Sie erinnern sich, dass wir ausführlich beschrieben haben, dass Probleme oder Störungen im Lesen, bei der Rechtschreibung oder beim Rechenaufbau häufig Symptome einer Informationsverarbeitungsstörung sind. Es handelt sich bei den Lernproblemen also um Folgeerscheinungen, sogenannten sekundären Störungen einer zugrundeliegenden Primärstörung, was in diesem Fall eine Informationsverarbeitungsstörung in der Seh- und/oder Hörverarbeitung ist. Die Verarbeitungsstörung ist also das hauptsächliche Problem, woraus sich eine LRS, Rechenstörung oder Verhaltensauffälligkeiten entwickelt haben. Durch das Üben und Trainieren der Rechtschreibung oder des Lesens wird die zugrundeliegende Primärstörung nicht verbessert. Ein erfolgreicher Weg läuft anders herum: Zuerst muss durch entsprechende Therapien die Verarbeitungsstörung behoben oder zumindest deutlich verbessert werden, um anschließend mit Hilfe einer Lerntherapie die noch nicht aufgebauten Lernprozesse nachzuholen und dann auch langfristig abzuspeichern.

Therapien bei Verarbeitungsstörungen sind vielfältig, da sie auf das jeweilige Verarbeitungsproblem des Patientenkindes angepasst sein sollten. Es geht dabei weniger um das Trainieren eines bestimmten Defizits, wie dies z.B. bei einem Lese- oder Rechtschreibtraining, einem Rechentraining oder eines Verhaltenstrainings der Fall ist. Vielmehr sollen erst einmal gezielt Verknüpfungen bestimmter Verarbeitungsbereiche untereinander angestoßen werden, um die Netzwerke zu verstärken und sie in die bessere »synchrone Feuerung« zu bringen, die eine Grundlage für bestimmte Fertigkeiten bilden. Sie erinnern sich: »What wires together, fires together« (siehe Kapitel 1 »Informationsverarbeitung im Gehirn«).

Was Wahrnehmungstherapien erfolgreich macht

Bei Wahrnehmungstherapien geht es um eine Art Baukastensystem. Als erstes ist es wichtig zu wissen, welches genaue Störungsbild bei dem jeweiligen Kind vorliegt. Also welche Diagnose das Kind erhalten hat, die eine wichtige Grundlage für seine Probleme bildet. Die Diagnose z. B. einer »Lese- und Rechtschreibstörung« ist in diesem Fall nicht ausreichend, um wissen zu können, welche Therapie bei dem jeweiligen Kind zielführend ist. Für einen schnellstmöglichen Therapieerfolg ist es wichtig darüber hinaus zu wissen, warum das Kind eine LRS hat (Schuhmacher 2015, Wolf & Kuhlmann-Krieg 2019). Somit sollte eine Wahrnehmungstherapie bei einem Rechtschreibproblem sich danach ausrichten, ob das Kind eine Seh- oder Hörverarbeitungsstörung oder vielleicht auch beides hat, und welches genau das zugrundeliegende Problem in der Seh- oder Hörverarbeitung ist. Liegt etwa ein Blicksteuerungsproblem vor, oder ist die Verarbeitungsgeschwindigkeit hinter beiden Ohren unterschiedlich und viel zu langsam, oder können Hintergrundgeräusche nicht richtig gefiltert werden. Nehmen wir das Beispiel einer Störung der Blicksteuerung, so ist es auf jeden Fall wichtig, am Anfang mit sehr großen Buchstaben zu arbeiten und gewisse Strukturen bei den Lese- und Schreibvorlagen einzuhalten. Es geht darum, zeitliche Abfolgen in der visuellen Verarbeitung etc. zu verbessern, bis grundlegende Abspeicherungen beim Kind erfolgt sind. Die »mechanische« Verbesserung der Blicksteuerung erfolgt nicht in der Wahrnehmungstherapie, sondern in einem zusätzlich durchgeführten Blicksteuerungstraining (Fischer 2015). Manchmal ist es sinnvoll, beide Therapieformen, die der gezielten Wahrnehmungstherapie und des Blicksteuerungstrainings parallel durchzuführen, in anderen Fällen ist es besser, dies nacheinander zu machen. Eine dieser beiden Therapien auszulassen bringt nicht den erhofften Erfolg, denn eine Verbesserung der Blicksteuerung behebt nicht gleichzeitig die Rechtschreibprobleme, da der visuelle Speicher in der Sehverarbeitung bereits zu viele Fehler abgespeichert hat. Und umgekehrt verbessert eine entsprechende Wahrnehmungstherapie nicht auch die Blicksteuerung. Beide Therapieformen sollten sich also ergänzen. Bei fast allen unterschiedlichen Ursachen einer Verarbeitungsstörung sollten sich ergänzende Therapieformen angewandt werden. Es gibt dabei zahlreiche Dinge zu berücksichtigen, die hier nicht im Detail beschrieben werden können. Sie werden in entsprechenden Weiterbildungen vermittelt.

Ein klassisches Rechtschreibtraining, wie z.B. das Marburger oder Münchener Rechtschreibtraining oder zahlreiche andere Trainings, sind im Falle einer LRS auf der Grundlage einer Seh- oder Hörverarbeitungsstörung nach unserer Erfahrung nicht als erste Therapieform anhaltend erfolgreich. Die Kinder kennen dann alle Rechtschreibregeln, sie können diese aber nicht entsprechend umsetzen. Diese Rechtschreibtrainings bieten aber nach Abschluss einer angepassten Wahrnehmungstherapie und z.B. eines Blicksteuerungstrainings, oder einer zusätzlichen Neurofeedbacktherapie oder anderer angepasster Therapieformen oft eine gute Ergänzung. Hierbei gilt es wichtige Aspekte, wie Verarbeitungsgeschwindigkeiten, Blicksteuerungsfähigkeit, Visualisierungsfähigkeit, die Situation des beidäugigen Sehens und anderes mehr, was innerhalb der Diagnostik abgeklärt wird, zu berücksichtigen.

Bei Rechenproblemen geht es um vielfältige Verknüpfungen, angefangen von Lage- und Raumwahrnehmungsprozessen, über die Richtungswahrnehmung und das Richtungsdenken, bis hin zur Motorik und dem Sehen und Hören. Diese Verknüpfungen bilden die Grundlage für den Rechenaufbau. Auch hier bringen ein bloßes Trainieren oder gängige Rechentherapien (Dyskalkulie-Therapien) nach unserer Erfahrung in der Regel keinen Durchbruch. Sind die notwenigen Sinnessysteme aber verknüpft, funktioniert das Rechnen bei den meisten Kindern dann recht schnell. Als Grundlage für das Verständnis von Textaufgaben müsste aber wiederum ganz anders gearbeitet werden, denn da geht es in erster Linie um die »Innere Visulisierungsfähigkeit«. Da der Aspekt der »Inneren Visualisierung« bislang kaum in den gängigen therapeutischen Angeboten in Deutschland vorkommt, erklären wir diesen ausführlicher.

Die Innere Visualisierung

Wir versuchen manchmal komplizierte Zusammenhänge vereinfacht zu erklären, in dem wir Beispiele aus dem Alltag verwenden und übertragen. Dann sagen wir meistens: »Stellen Sie sich vor, dass …«. Das heißt, wir möchten dann, dass Sie sich etwas vorstellen, also ein Bild in ihrem Kopf entstehen lassen. Allgemein nennt man das auch »sich vor seinem geistigen oder auch dem inneren Auge« etwas vorzustellen. Sie bauen dann bewusst ein Bild in Ihrem Gehirn auf und können eine längere Erklärung wie hintereinander geschaltete Bilder, oder wie einen Film in ihrem Kopf ablaufen lassen. Ein einfaches Beispiel dazu ist, wie Sie den Weg zum nächsten Bäcker erklärt bekommen: »Also gehen Sie bitte an der nächsten Ampel rechts, bis Sie zu einer Apotheke kommen. Auf der gegenüberliegenden Straßenseite der Apotheke ist der Bäcker.« Diese Erklärung können Sie auditiv oder visuell in ihrem Gehirn abspeichern. Wenn Sie dies visuell tun, haben sie die Informationen länger und schneller parat. Schließen Sie die Augen und stellen Sie sich die Beschreibung bildlich vor: An der Ampel nach rechts, bis zur Apotheke. Gegenüber der Apotheke ist der Bäcker. Sie können diese Bildfolge schnell abspeichern und werden dann den Weg zum Bäcker finden. Sie können dieses Bild immer wieder in ihrem Kopf abrufen, zum Beispiel wenn Sie vor der Apotheke stehen, dann sehen Sie vielleicht im Kopf eine Apotheke und sie haben dazu einen Straßenübergang oder einen Zebrastreifen abgespeichert oder sie sehen sich über die Straße laufen oder auf die andere Straßenseite blicken. Diesen Prozess könnte man das »Innere Sehen« nennen, wir nennen ihn die »Innere Visualisierung«. Die meisten Kinder mit einer Sehverarbeitungsstörung haben große Schwierigkeiten mit der Inneren Visualisierung. Diese Innere Visualisierung ist aber für viele Prozesse im Alltag sehr hilfreich, für schulische Lernprozesse ist es eine wichtige Grundlage, sie wird z. B. auch in der Werbung genutzt oder im Leistungssport. Beim Bobfahren sehen Sie wie die Fahrer sich kurz vor dem Start mit geschlossenen Augen die Fahrt durch den Eiskanal vorstellen und mit ihrem Körper in jede visualisierte Kurve mitgehen. Auch beim Schach spielen ist eine gute Innere Visualisierungsfähigkeit von Vorteil, wenn sich ein Spieler bereits die Spielzüge seines Gegners und seine hierauf antwortenden nächsten und übernächsten Spielzüge vorstellen kann.

Lisa soll als Hausaufgabe einen Aufsatz über ihr schönstes Ferienerlebnis schreiben. Lisa schreibt: »Wir waren an der Ostsee. An der Ostsee war es schön. Mein Bruder war auch dabei. Dann sind wir wieder nach Hause gefahren.« Als Lisas Mutter den Aufsatz liest, stellt sie fest: »Dein Aufsatz ist sehr kurz. Möchtest du nicht noch beschreiben, wie der Strand an der Ostsee aussah, was du dort beobachten konntest und was wir da so unternommen haben? Ein Leser möchte mehr von dir erfahren.« Lisa antwortet: »Was soll ich denn noch mehr schreiben. Alles Wichtige steht doch nun da.« Die Mutter versucht Lisa zu erklären, dass es doch nicht nur um wichtige Abläufe in einem Aufsatz geht, sondern um Beschreibungen, damit sich der Leser genauer vorstellen kann, was Lisa erlebt hat und wie es dort aussah, wo sie war. Aber das Mädchen baut kein Verständnis für die Ausführungen seiner Mutter auf. Lisa hat eine Sehverarbeitungsstörung und in diesem Fall keine gute Innere Visualisierung. Es fällt ihr schwer, Bilder im Kopf aufzubauen und diese abzuspeichern. Deshalb konnte sie nun gar nicht den Strand an der Ostsee genauer beschreiben, beispielsweise wie die Strandkörbe dort aussahen, welche Farben sie hatten, wie voll es am Strand war, und dass Kinder riesige Strandburgen gebaut haben, oder welche Farbe und Temperatur das Wasser hatte. Bei Lisa dauert es sehr lange, bis sie überhaupt Bilder in ihrem Kopf aufbauen kann. Und diese Bilder sind meist sehr blass und eher unscharf. Zusätzlich kostet der Aufbau von Bildern sie viel Energie. Deshalb möchte sie auch gern mit dem Schreiben eines Aufsatzes so schnell wie möglich fertig sein. In der Schule kommt nun eine weitere Herausforderung auf Lisa zu: Textaufgaben. Diese zu bearbeiten ist für Lisa eine echte Herkulesaufgabe, denn hierfür braucht sie ein gutes Leseverständnis. Um den Text zu verstehen und hieraus eine Rechnung entwickeln zu können, muss sie eine Vorstellung, also ein Bild zum Text aufbauen. Denn sonst weiß sie gar nicht, was sie berechnen soll. Bei Textaufgaben ist die »Innere Visualisierung« die Vorstufe zum Rechnen. Kinder, die nicht gut Textaufgaben lösen können, müssen keine schlechten Rechner sein. Meist sind sie nur schlechte »Innere Visualisierer«. Sie brauchen also keine Rechennachhilfe, sondern ein gutes Visualisierungstraining. Wer gut visualisieren kann, hat deutliche Vorteile im schulischen Lernen. Im Heimat- und Sachkundeunterricht gilt es viele Dinge als Bilder abzuspeichern und diese dann wieder abzurufen, z. B. welche Blätter wie aussehen und zu welcher Art von Bäumen sie gehören. Die Alternative ist, alles auswendig zu lernen. Das kostet jedoch viel Zeit und ist schnell wieder vergessen. Je weiter die Kinder in der Schullaufbahn vorankommen, desto mehr Visualisierungsfähigkeit wird erwartet, z. B. um Inhalte miteinander verknüpfen zu können oder Textzusammenfassungen oder -analysen zu erstellen. Aber auch der Rechtschreibaufbau in den ersten drei Grundschuljahren wird visualisiert am besten und zuverlässigsten gelernt. Hier speichert das Gedächtnis Wortbilder ab, die es immer wieder abrufen kann. Denn die deutsche Sprache wird zu gut 50 Prozent anders geschrieben als gesprochen und damit anders gehört als geschrieben. Und eine 50-prozentige Fehlerquote zu haben ist schon sehr hoch. Zudem ist der auditive Speicher sehr klein und er arbeitet nach dem sequenziellen Prinzip, also langsam und nur in eine Richtung, wie wir das bereits ausführlich beschrieben haben. Er bildet also keine gute Voraussetzung für einen erfolgreichen, stabilen Rechtschreibaufbau. Die Innere Visualisierung brauchen Kinder auch für sämtliche Struktur- und Ordnungssysteme: Um z. B. eine Übersicht zu haben, was sie am nächsten Tag in der Schule brauchen und nun in den Schulranzen packen müssen, ist die Visualisierung wichtig. Welche Blätter müssen in welcher Mappe abgeheftet werden, wie muss ich mein Zimmer aufräumen, habe ich Handschuhe und Mütze dabei, wenn ich im Winter aus der Schule nach Hause gehe. Habe ich Regeln verstanden, von mathematischen Regeln, bis hin zu sozialen Regeln oder den Regeln zu Hause. Alle diese Prozesse brauchen eine gute Innere Visualisierung, wenn sie zuverlässig funktionieren sollen. Im Idealfall sind alle Verarbeitungssysteme gut miteinander verknüpft. Dann könnte Lisa in ihrem Aufsatz nicht nur ausführlich und anschaulich beschreiben, wie der Strand an der Ostsee aussah und was sie dort beobachtete, sondern auch, wie das Wasser gerochen hat oder sich der Sand zwischen den Fingern anfühlte und wie unangenehm es war, als der Hund sich neben ihr das Fell trocken schüttelte, als er aus dem Wasser kam. Sie könnte beschreiben, welche Angst sie hatte ins Wasser zu gehen, als sie eine Qualle sah. Auch Gefühle können dann damit verbunden werden (Sacks & Kober 2011, Kosslyn et al. 2006, Pammer et al. 2004).

Neurofeedbacktherapie

Neurofeedback ist eine technische Methode zur bewussten Veränderung der Gehirnaktivität (Heinrich et al. 2007, Strehl et al. 2006, Rief & Birbaumer 2011). Sie basiert auf der Erfassung sogenannter Ereigniskorrelierter Potentiale mit Hilfe des EEG. Diese geben Informationen darüber, wie Nervenzellnetzwerke miteinander bei der Lösung vorgegebener Anforderungen zusammenarbeiten. Der Patient sitzt vor einem Monitor und erhält über die Ableitungen des EEGs auf dem Bildschirm vor ihm Informationen über seine eigenen Gehirnaktivitäten in einer bestimmten Gehirnregion. Diese Informationen werden in Form eines Bildes dargestellt. Der Patient soll nun diese Gehirnaktivität durch Gedanken bewusst verändern. Gelingt dies, so bewegt sich ein Gegenstand auf dem Bildschirm in die *richtige* Richtung. Hierüber lernt der Patient, einen unbewussten Prozess bewusst zu regulieren. Dies erfordert ein intensives Training. Wenn diese Fähigkeiten einmal im Gehirn aufgebaut worden sind, lassen sie sich auf andere Lern- und Alltagsprozesse übertragen. Es passiert also ein Transfer. Bei Kindern mit einer visuellen Informationsverarbeitungsstörung nutzen wir das Neurofeedback auch darüber hinaus zur Verfestigung der Inneren Visualisierung. Hierzu haben wir ein eigenes Konzept entwickelt.

Lasertherapie

Die Lasertherapie wird zur Verbesserung einer eingeschränkten Hörverarbeitung bzw. einer eingeschränkten Hörfilterfähigkeit angewendet. Sie basiert unter anderem auch auf eigenen Untersuchungen, die zeigten, dass für eine bestimmte Laser-Frequenz Membranrezeptoren der auditiven Nervenzelle empfänglich sind (Friederichs 2017, Friederichs 2019). Ziel ist es, auditive Nervenzellnetzwerke zu verstärken und zu synchronisieren. Auditive Nervenzellen sind also nicht abgestorben, sondern in ihrer Funktionsfähigkeit nur eingeschränkt. Unsere Ergebnisse zeigen, dass schon nach zehn Therapieanwendungen eine signifikante Verbesserung der auditiven Informationsverarbeitung zu erzielen ist. Die Wirksamkeit kann wiederum mit Hilfe der EEG-Messungen überprüft werden.

Blicksteuerungstraining

Das Blicksteuerungstraining richtet sich nach den diagnostischen Befunden, die mit Hilfe der infrarottechnischen Erfassung der Augenfolgebewegungen ermittelt wurden. Mittels dieser Untersuchungen werden bestimmte Parameter berechnet und man kann Abweichungen zu einer Normgruppe feststellen. Sie bilden die Grundlage für ein gezieltes Training, welches in der Regel zu Hause durchgeführt werden kann.

Drei Fähigkeiten können trainiert werden:

1. Die Fixationsfähigkeit ist die Fähigkeit, mit beiden Augen einem zeitlich schnell ablaufenden visuellen Reiz folgen zu können.
2. In einem zweiten Schritt wird die Fähigkeit trainiert, auf einen zeitlich versetzen visuellen Reiz mit einem Blicksprung zu reagieren.
3. Im dritten Schritt geht es darum, einen ablenkenden Reiz willentlich auszublenden und zu unterdrücken

Alle visuellen Reize werden über ein Display innerhalb eines definierten Zeitfensters vermittelt und pro Sitzung insgesamt einhundert Mal für jeden einzelnen Schritt trainiert. Das Training kann sowohl einäugig als auch beidäugig erfolgen, wiederum je nach diagnostischem Ergebnis (Fischer 1999, Fischer 2015).

Ergotherapie

Die Ergotherapie ist eine medizinische Behandlungsform, die Menschen mit eingeschränkter Handlungsfähigkeit unterstützt. Eine spezielle Form der Ergotherapie ist die von Jean Ayres in den 1960er und 1970er Jahren entwickelte sensorische Integrationstherapie (SI), speziell für Kinder. Bei dieser Methode geht es um eine gute Integration (Verarbeitung) von Sinneseindrücken aus der Umwelt, so dass diese organisiert umgesetzt werden können. Was damals mit Integration aller über die Sinnessysteme aufgenommenen Informationen gemeint war, wird heute als Vernetzung verschiedener Sinnessysteme im Rahmen ihrer Informationsverarbeitung bezeichnet. Somit könnte »Sensorische Integration« heute auch als »Informationsverarbeitung« bezeichnet werden. In diesem Sinne hat Jean Ayres zu ihren Lebzeichen sicherlich einen sehr fortschrittlichen, guten therapeutischen Ansatz entwickelt. Bei der SI-Therapie erfolgt bis heute der integrative Ansatz meist noch immer über die taktile, motorische und vestibuläre Stimulation. Entsprechend des nun vorhandenen modernen Forschungsstandes könnte diese Methode weiterentwickelt angewandt werden, denn so würde sie die wichtigen Funktionen der Seh- und Hörverarbeitung ihrem Stellenwert entsprechend integrieren. Bei Kindern mit motorischen Problemen oder Konzentrationsstörungen sollte vor der Verordnung einer ergotherapeutischen Behandlung eine Seh- oder Hörverarbeitungsstörung diagnostisch abgeklärt sein. Denn dies gilt es in der Ergotherapie grundlegend zu berücksichtigen. Kinder mit einer Seh- oder Hörverarbeitungsstörung brauchen ein erweitertes therapeutisches Vorgehen, um neuronale Vernetzungen im Gehirn auch in diesem Bereich gezielt weiter aufzubauen bzw. zu vernetzen.

Logopädie

Logopädie ist die medizinische Fachdisziplin, die sich mit Sprach-, Sprech-, Stimm-, Schluck- oder Hörbeeinträchtigungen beschäftigt. Logopädische Maßnahmen sind besonders bei vorhandenen Hörverarbeitungsstörungen sehr sinnvoll. Diese sind häufig mit einer Sprachentwicklungsverzögerung oder Sprachartikulationsproblemen in der Entwicklung des betroffenen Kindes verbunden. In diesem Fall bietet eine entsprechend ausführliche auditive Verarbeitungsdiagnostik eine gute Unterstützung für eine effektive logopädische Behandlung.

Messung des Therapieerfolges

Der Sinn einer Therapie ist es, die Situation des Patienten zu verbessern. Sowohl mögliche Nebenwirkungen, als auch eine evtl. Verschlechterung des Zustandes des Patienten sollten unter der Therapie stets im Auge behalten werden. Um das zu gewährleisten gibt es die Möglichkeiten der aufmerksamen Beobachtung der Situation und des Zustandes des Patienten durch den Therapeuten, sowie die subjektive Beschreibung des Patienten selbst. Das Ausfüllen von Beobachtungs- oder Fragebögen kann hierzu eine Unterstützung bieten. Es gibt des Weiteren subjektive Bewertungsskalierungen, in denen der Zustand vorher und nachher auf einer Skala von 0 bis 10 vergleichend angegeben wird. Zur objektiven Überprüfung (Evaluierung) der Verbesserung der Seh- und/oder Hörverarbeitungsstörungen eines Patienten nutzen wir das funktionelle EEG. Da das Gehirn ein sehr dynamisches Organ ist und schnell reagiert, spiegeln sich Veränderungen auch schnell in den EEG-Messungen wider. Die Messung der kortikalen Potentiale ist deshalb ein gutes, objektives Evaluierungsinstrument (Lurija & Métraux 2001, S. 272). Welche Aussagen hierüber gewonnen werden können, stellen wir im folgenden Beispiel dar:

Erinnern Sie sich bitte an die Abbildungen der Ereigniskorrelierten Potentiale (Abb. 10 bis Abb. 15) in Kapitel 4 zur Diagnostik.

Die farbliche Darstellung der Gehirnbilder reflektiert den Aktivierungsvorgang von Nervenzellnetzwerken, die für beide Augen zuständig sind.

Die Abb. 17 zeigt den Ausgangsbefund der CNV am Beispiel eines Patienten mit einer visuellen Verarbeitungsstörung. Die gemessene Spannungsdifferenz, in der Abbildung hauptsächlich grün und rot in unterschiedlichen kortikalen Arealen, spricht für eine geringe Synchronisation der für die definierte Aufgabenstellung zuständigen Nervenzellen.

Die Abb. 18 zeigt die CNV desselben Patienten nach einer Zeitspanne von sechs Monaten. Diese Zeit wurde für therapeutische Interventionen genutzt, hier waren es das Tragen einer Prismenbrille und die Durchführung einer Wahrnehmungstherapie. Die CNV zeigt nun eine sehr gute Synchronisation der für die definierte Aufgabenstellung zuständigen Nervenzellen.

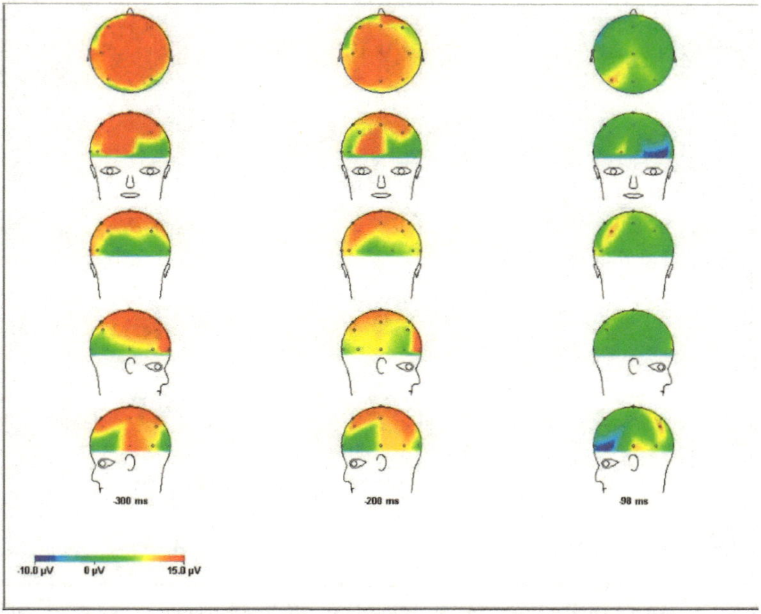

Abb. 17: Ausgangssituation. Bildgebung der Ereigniskorrelierten Potentiale (EKP) in diesem Fall der *Contingent negative variation* (CNV) unter einer definierten visuellen (standardisierter Test); (beidäugige Anordnung). Die Spannungsdifferenz wird farbig dargestellt (blau = hohe negative Spannung = synchrones Feuern der Nervenzellen; rot = hohe positive Spannung = asynchrones Feuern der Nervenzellen). Dazwischen liegen mittlere Spannungsdifferenzen, die durch die Farben grün bzw. gelb gekennzeichnet sind. Je größer die gemessene elektrische Spannung (in der Skala blau) ist, desto mehr Nervenzellen arbeiten in einem Netzwerk synchron miteinander in der Ausführung ihrer definierten Aufgaben. Je geringer die gemessene elektrische Spannung ist (im Bild grün zu rot), desto weniger arbeiten die Nervenzellen im Takt, sondern eher gegeneinander.

Psychotherapie

Systemische Familientherapie

Die systemische Familientherapie ist die bekannteste Form der Familientherapien. Sie wird mit dem Patienten allein oder gemeinsam mit Angehörigen oder wichtigen Bezugspersonen des Patienten durchgeführt. In der systemischen Familientherapie ist es das Ziel, problemförderndes Verhalten oder problemfördernde Strukturen zu erkennen und diese aufzulösen. Problemfördernd kann ein bestimm-

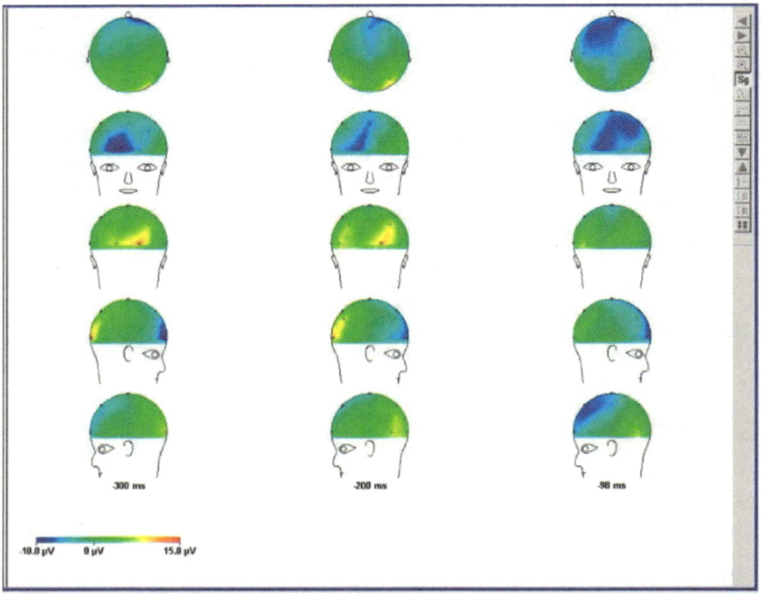

Abb 18: Nach visueller Intervention. Bildgebung der Ereigniskorrelierten Potentiale (EKP) in diesem Fall der *Contingent negative variation* (CNV) unter einer definierten visuellen (standardisierter Test); (beidäugige Anordnung).

tes Verhaltensmuster eines oder mehrerer Familienmitglieder sein, einschränkende Sichtweisen, individuelle oder familiäre Glaubenssätze, dysfunktionale Beziehungsmuster, die unter Umständen die Entwicklung eines Kindes beeinträchtigen. Es gilt z.B. neue oder veränderte Interaktionen und Beziehungen, Kommunikations- und Handlungskompetenzen, Selbstwahrnehmung und Selbstkompetenzen zu stärken, diese Prozesse zu begleiten und vieles andere mehr. Die Familie wird als ein System verstanden, das aus den Eltern und ihren Kindern, aber unter Umständen auch anderen wichtigen Angehörigen besteht. In der Therapie sind Prozesse wie Bindung, Regeln und Regelverhalten, Gewohnheitsabläufe, Denkmuster und Empfindungen, Stabilitätsfaktoren und vieles mehr wichtig. Hieraus entstehen Dynamiken, die sowohl eine Verhaltensgrundlage für jedes einzelne Familienmitglied bilden, als auch für das Familiensystem selbst. Kommt es zu Konflikten, Kommunikationsproblemen, ständiger Unzufriedenheit, hohem Stress oder Verhaltensauffälligkeiten eines Kindes, so ist eine Dysbalance innerhalb des Systems wahrscheinlich. In der systemischen Therapie wird davon ausgegangen, dass ein Familiensystem über eine notwendige Selbstorganisation verfügt, um immer wieder in die Balance zu finden. Gerät das Familiensystem in die Dysbalance, braucht die Selbstorganisationsfähigkeit manchmal zusätzliche Unterstützung. Familientherapeutische Techniken können diese Unterstützung bieten. Der Therapeut zielt dann darauf ab, das Potential der Familienmitglieder oder des gesamten Familiensystems zu wecken, bewusster zu machen und zu stabilisieren. Es stehen weniger die Probleme und Krisen im Mittelpunkt der Therapie, als vielmehr eine Ressourcenorientierung. Es geht auch nicht nur um eine Person innerhalb der Familie, die ihr Verhalten ändern müsste, damit es allen anderen wieder gut geht. Die Beziehungen und Verstrickungen der Mitglieder untereinander sind von Interesse. Dabei werden positive Elemente der Beziehungen gestärkt und als heilende Kräfte verstanden. Neben dem Austausch der einzelnen Angehörigen untereinander, kann es unter Umständen auch wichtig sein, die Wechselbeziehungen mit weiteren Systemen, wie z. B. der Schule, der KiTa, dem Arbeitsplatz usw. zu berücksichtigen.

Die Familie ist ein dynamisches System und somit immer wieder Veränderungen unterworfen. Kinder wachsen, werden selbständiger, Eltern verändern ihren Beruf, einzelne Familienmitglieder ändern ihre Interessen und Bedürfnisse und fordern dadurch andere Familienmitglieder heraus und erwarten von diesen ebenfalls eine Veränderung. Ein Familienleben fordert Flexibilität seiner Mitglieder, Rücksichtnahme auf die Bedürfnisse anderer, Behauptung der eigenen Interessen und Bedürfnisse in der Reflexion zur eigenen Person und den anderen Familienmitgliedern. Auseinandersetzungen und Konflikte hierüber gehören zu jedem Familienleben dazu. Es gibt unzählig viele Gründe, weshalb Konflikte innerhalb einer Familie aufgebaut und dann in der Regel auch wieder gelöst werden. Das Familiensystem bleibt hierdurch in der Balance. Außergewöhnliche Herausforderungen können dazu führen, dass eine Familie ihre Probleme oder Krisen nicht mehr allein zu lösen vermag. Das kann unter Umständen passieren, wenn innerhalb der Familie keine Dynamik zugelassen, sondern ein starres System gelebt wird, mit klaren Vorgaben, wie sich eine Person oder auch alle Familienmitglieder gleichermaßen zu entwickeln und zu verhalten haben. Oder ein Familienmitglied erkrankt schwer, ein Elternteil verliert seine Arbeitsstelle und die Familie kommt dadurch in finanzielle Probleme. Eine unvorhergesehene Situation erfordert plötzlich unerwünschte Veränderungen innerhalb der Familie, wie es während der Corona-Pandemie im Frühjahr 2020 der Fall war, als die Kitas und Schulen unvorbereitet schließen mussten und Eltern spontan ins Homeoffice geschickt wurden. Oder ein Kind benötigt aufgrund einer Verarbeitungsstörung viel Unterstützung, was die Eltern oder das gesamte Familiensystem zunehmend überfordert. Bleiben die Anforderungen auf einem hohen belastenden Niveau, so kann dies zur Überforderung oder auch zu chronischem Stress führen, den einzelne oder auch bald alle Familienmitglieder spüren. Eine Situation, die zunehmend neue oder auch immer wiederkehrende Konflikte schüren kann. Eltern und Kind reagieren unter Umständen nach einiger Zeit aus schützenden Verhaltensmustern heraus. In solchen Situationen können auch Verhaltensmuster entstehen, die vom Einzelnen nicht mehr reflektiert oder wahrgenommen werden, aber zur Verschärfung von Problemen innerhalb der Familie führen. Vielleicht wird dann weniger miteinander gesprochen, aber schneller aggressiv reagiert, da jeder zu wissen glaubt, was der andere jetzt wieder sagen wird. Es wird einander kaum noch zugehört und die Stimmung heizt sich schnell negativ auf. Eltern und Kind interpretieren wohlmöglich den Unmut des anderen als gegen die eigene Person gerichtet und fühlen sich hierdurch vielleicht angegriffen oder sogar verletzt. Reagiert nun das Kind mit einer Verarbeitungsstörung zunehmend aggressiv, da es für sich keine andere Lösung findet, fällt es zunächst als der Aggressor in der Familie auf. Manche Eltern überlegen dann, das betroffene Kind in eine Therapie zu geben. Womöglich mit der Motivation, dieses Kind möge in der Therapie lernen, sein Verhalten zu verändern und damit wäre dann das Konfliktpotenzial in der Familie beseitigt. Das funktioniert so aber in der Regel nicht. Denn das Kind reagiert auf den allgemeinen Stress und damit auch auf die Überforderungen der Eltern in der Familie. Wird dieses im Rahmen der Therapie nicht berücksichtigt, so wird es keine anhaltende Verbesserung oder gar Lösung des Problems innerhalb der Familie geben. In der Familientherapie setzt man sich vielmehr mit den Dynamiken der gesamten Familie und seiner einzelnen Mitglieder auseinander und betrachtet das Zusammenspiel, das zu Konflikten führt. Da kann es in dem einen oder anderen Fall zu überraschenden Lösungen kommen, die zuvor gar nicht realisiert wurden. Zum besseren Verständnis stellen wir ein Beispiel aus der Praxis dar:

Michael reagiert auf den Stress der Eltern

Michael ist 14 Jahre alt und in der siebten Klasse einer Realschule, die er gerade wiederholt. Zu der Klassenwiederholung hatten sich Michael und seine Eltern gemeinsam entschieden, denn der Junge machte keine Hausaufgaben mehr und seine Noten waren drastisch abgefallen. Es hatte zu Hause viel Streit um Michaels Lernverhalten gegeben, die Eltern bezeichneten ihn als »faul«, »aufsässig« und »aggressiv«. Michael erhielt die Diagnosen sowohl einer visuellen als auch auditiven Verarbeitungsstörung, und die Klassenwiederholung sollte dem Jungen nun die nötige Zeit und Ruhe geben, die er zum Aufholen seiner Verarbeitungsdefizite brauchte. Michael hatte eine Lasertherapie hinter sich und einige Stunden einer Neurofeedbacktherapie, die ihn in seiner Entwicklung deutlich weiterbrachten, als seine Mutter um einen Gesprächstermin mit uns bat. In dem Gespräch machte sie einen sehr erschöpften Eindruck und beklagte, dass trotz der Therapieerfolge Michaels Verhalten zu Hause wieder schwieriger würde. Es käme zu heftigen Auseinandersetzungen zwischen Michael und seinen Eltern, eine normale Kommunikation sei kaum noch möglich. Der Junge sei nicht bereit seine Mutter die Hausaufgaben kontrollieren zu lassen, und auch sonst habe sie keinerlei Kontrolle, ob er nachmittags wirklich etwas für die Schule mache. Stattdessen würde er viel am Computer hocken, was sie und ihren Mann aufregen würde. Es herrsche mittlerweile eine sehr angespannte Atmosphäre zu Hause. Ein ruhiges Abendessen ohne Streit zwischen ihrem Mann und Michael, sei momentan eher die Ausnahme. Michael sei bockig, aggressiv in seinem Ton und würde sich zunehmend aus der Familie zurückziehen. Die Mutter befürchtete, dass diese erneuten negativen Verhaltensweisen in Zusammenhang mit Michaels Verarbeitungsstörungen stehen könnten. Vielleicht würden die Erfolge einfach nicht anhalten. Als Ergebnis dieses Gespräches luden wir die gesamte Familie, zu der neben den Eltern auch noch die zwei Jahre jüngere Schwester Lucia gehört, zu einem familientherapeutischen Gespräch ein. Michael war zu Anfang des Gesprächs recht angespannt und meinte, er würde erst einmal gern zuhören, was die anderen zu sagen hätten und dann entscheiden, ob er mitmachen würde. Jedes einzelne Familienmitglied, stellte seine Meinung und Sichtweise zur aktuellen Familiensituation dar, Michael tat dies als letzter in der Runde. Sichtbar überraschend war für seine Eltern, wie dezidiert und sachlich Michael seine Situation beschrieb. Er brachte Dinge zur Sprache, die seine Eltern noch gar nicht wahrgenommen hatten. Michael hatte sich in den vergangenen Monaten enorm entwickelt, sowohl in seinen Fähigkeiten als auch in seinem Selbstwert. Zudem war er pubertär. Er wollte mehr von seinen Eltern gesehen werden sowie mehr Selbständigkeit und Eigenverantwortung zugestanden bekommen. Seine Eltern würden ihn wie einen kleinen Jungen behandeln und ihm nie zuhören, deshalb müsse er alles mindestens drei Mal erzählen oder es auch manchmal aggressiver einfordern. Von ihm würde jedoch erwartet, immer sofort alles umzusetzen, was von ihm verlangt würde. Das würde er nicht mehr einsehen. Wie kränkend er dieses Verhalten seiner Eltern empfand, war seinem Gesicht und den tränengefüllten Augen anzusehen. Er beschrieb auch, dass seine Eltern immer sehr gestresst wären, von ihrer Arbeit und dem Haushalt und vielen anderen Dingen. Sie würden ihn häufig vertrösten, wenn er etwas von ihnen wolle, aber dann käme nichts mehr. Und das, was seine Eltern wollten, wären keine Gespräche, denn sie würden ihm nur weitergeben, was sie von ihm erwarten. Er habe manchmal eine andere Sichtweise auf die Dinge als seine Eltern und möchte, dass sich die Eltern auch mit seiner Sichtweise auseinandersetzen. Schließlich sei er kein kleines Kind mehr. Michael nannte einige Beispiele, um seine Argumentation zu untermauern. So hatte er etwas am Computer eingerichtet, was alle brauchen konnten, aber seine Eltern waren sauer auf ihn gewesen, dass er stundenlang am Computer gesessen hätte. Sie hatten gar nicht mitbekommen, was Michael da machte. Schließlich habe der Vater ihm gar mit Computerverbot gedroht. Dabei habe Michael nur etwas Gutes für alle gemacht, aber seine Eltern hätten sich nicht gefreut, sondern ihm eine negative Absicht unterstellt. Das habe ihn wütend gemacht und er fühlte sich gekränkt. Lucia beschrieb, wie unangenehm für sie die Position zwischen Michael und ihren Eltern sei und der Streit sie nerven würde. Teilweise würde sie sich sehr einsam in der Familie fühlen, da alle nur ihre eigenen Dinge machen würden. Aber sie könne nichts daran ändern und würde es so hinnehmen, wie es eben sei. Die Eltern gaben ihren Kindern in einigen Punkten Recht. Und sie gaben zu, sehr gestresst zu sein. Es wurden weitere Termine vereinbart und im weiteren Verlauf der Familientherapie wurde diskutiert, wie jedes Familienmitglied den Stress in der Familie fühle und was sich hierdurch verändere. Veränderungswünsche für eine Verbesserung der familiären Situation wurden zusammengetragen, und welche Bereitschaft zur Veränderung bei welchem Familienmitglied hierfür vorhanden war. Schließlich wurde erarbeitet, dass die Eltern gar nicht so sehr durch ihre Kinder gestresst waren, sondern durch zu viele Anforderungen am Arbeitsplatz sowie durch Ehrenämter. Sie hatten das Bedürfnis sich zu Hause zu entspannen und aufzutanken. Und sie wollten mehr Ruhe haben, fühlten sich dann aber vor allem mit den Bedürfnissen Michaels überfordert, die aber gar nichts mehr mit seiner Verarbeitungsstörung zu tun hatten. In den weiteren Familiengesprächen erarbeiteten alle gemeinsam konkrete Veränderungsmöglichkeiten des Familienalltags und der gegenseitigen Wahrnehmung und Wertschätzung. Den Eltern wurde bewusst, dass ihr hauptsächlicher Stress durch langanhaltende hohe Anforderungen und Belastungen am Arbeitsplatz entstand und hierdurch auch weiterhin aufrechterhalten blieb. Die Mutter verstand zunehmend, dass sie zu Unrecht Michael für das schlechte Klima in der Familie verantwortlich gemacht hatte. In ihrer Wahrnehmung waren diese negativen Ereignisse noch immer an die Verarbeitungsstörung ihres Sohnes geknüpft. Sie schaute mehr auf Michaels Probleme, als auf seine Fähigkeiten. Die Eltern realisierten schließlich, welche enormen Entwicklungsschritte ihr Sohn gemacht hatte, und dass sie ihm zu wenig Aufmerksamkeit und Wertschätzung vermittelten. Ihnen wurde klar, dass sie Michaels Handlungsweisen mehr Vertrauen schenken durften und seine Fähigkeiten und Entwicklung mehr beachten wollten. Ebenso brauchte Lucia mehr Verständnis für ihre Position innerhalb der Familie. Die Eltern reduzierten ihren eigenen Stress, indem die Mutter ihre Arbeitsstundenzahl reduzierte und der Vater seine Ehrenämter aufgab. Dadurch erhielten alle Familienmitglieder mehr Raum und Zeit innerhalb der Familie, die nun mehr für positive Interaktionen genutzt werden konnten. Michaels aggressives Verhalten und sein zunehmender Rückzug aus der Familie waren also gar nicht die Ursachen für den Stress der Eltern und für die anhaltenden Auseinandersetzungen zwischen ihnen und ihrem Sohn. Die ursprüngliche Vermutung der Mutter, Michaels Therapieerfolge würden nachlassen und er müsse sich ändern, damit wieder Ruhe und Frieden in die Familie einkehre, war nicht richtig. Vielmehr mussten die Eltern sich selbst und ihr Verhalten hinterfragen und schließlich etwas verändern, damit sich die Atmosphäre und die Kommunikation innerhalb des Familiensystems verbessern konnten. Nur so konnte es möglich werden, dass diese weiteren positiven Entwicklungsschritte der Kinder gute Bedingungen erhalten. Damit konnte die Balance im Familiensystem wiederhergestellt werden. Michaels aggressives Verhalten war ein Symptom des zu diesem Zeitpunkt stressgeladenen Familiensystems und nicht die Ursache für die familiäre Stressentwicklung gewesen.

Einzeltherapie

Bei Kindern mit Verarbeitungsstörungen kann es im Laufe der Zeit auch zu sekundären psychosozialen Problemen kommen. Diese entstehen häufig dann, wenn das Kind über lange Zeit keine Erleichterung seiner Situation durch beispielsweise eine unterstützende Therapie oder kein Verständnis für seine Probleme durch die Eltern, seine Familie oder die Schule erfährt. Der physische und psychische Stress des Kindes kann dann unter Umständen so hoch werden, dass das Kind z. B. extrem verhaltensauffällig wird, in dem es klaut, sich ritzt, eine Anorexie (Magersucht) entwickelt oder andere Auffälligkeiten zeigt, die einer psychotherapeutischen Behandlung bedürfen. Zu den häufigsten Verhaltensauffälligkeiten gehören u. a.:

- Ein sehr geringer Selbstwert
- Selbstverletzendes Verhalten
- Ein hohes Risikoverhalten
- Suchtverhalten
- Ein hohes Aggressionsverhalten gegen andere oder gegen die eigene Person
- Sozialer Rückzug von Freunden und/oder aus der Familie
- Soziale Isolation
- Straffälligkeiten

Wenn es im familiären Umfeld große Probleme gibt, von psychischem oder physischem Missbrauch, Gewalt, Sucht oder psychischer Erkrankung eines oder beider Elternteile, oder sich die Eltern nicht auf familientherapeutische Termine einlassen können, so sollte mit dem Kind allein gearbeitet werden. Nach unserer Erfahrung kann hier eine systemische Therapie manchmal auch mit verhaltenstherapeutischen Elementen sinnvoll sein.

Ernährung und Nahrungsmittelergänzungen

Informationsverarbeitungsstörungen führen zu einem erhöhten Energiebedarf, der letztendlich zur einer eingeschränkten Stressregulation führt. Die im Gehirn vorhandenen Messfühler, insbesondere in den Stammhirnarealen, registrieren Symptome und Reaktionen anderer Organe. Bei Hör- und Sehverarbeitungsstörungen kann es zu einer Verschiebung des Stoffwechselgleichgewichtes kommen und zu einem erhöhten Verbrauch von Glukose, sowie anderer für den Gehirnstoffwechsel wichtiger Substanzen, wie wir es bereits an anderer Stelle beschrieben haben (Beispiele aus der Praxis, siehe Kapitel 3) Dies ist letztendlich das Ergebnis einer energetischen Unterversorgung des Gehirns bei Überforderung. Um einer Überforderung in der Informationsverarbeitung zu begegnen, können Nahrungsmittel und/oder Nahrungsergänzungsmittel verabreicht werden, die den erhöhten Verbrauch oder erhöhten Abfluss bestimmter Substanzen im Gehirn (z.B. Botenstoffe, Mineralstoffe, Vitamine, ungesättigte Fettsäuren etc.) gezielt bedienen und damit einer energetischen Unterversorgung entgegenwirken. Manchmal kann auch eine Nahrungsumstellung, z. B. bei einer erhöhten Glutensensitivität sinnvoll sein. Alle diese Substanzen können die Aktivität der neuronalen Netzwerkprozesse modulieren und harmonisieren. Es gibt viele Arten von Neurotransmittern, die jeweils im Gehirn Unterschiedliches bewirken. Dopamin und Noradrenalin sind stimulierende Botenstoffe, sie können manchmal die Sehverarbeitungsprozesse positiv steuern. Serotonin wirkt balancierend, manchmal kann es die Einschlafprozesse verbessern. Glutamat ist ein anregender Botenstoff, der den Glukoseverbrauch im Gehirn mit steuern kann. GABA (Gamma-Amino-Buttersäure) wirkt hemmend auf die Informationsübertragung und kann zur Beruhigung des ANS eingesetzt werden. Es gibt hier zahlreiche Prozesse, die im Rahmen einer differenzierten Diagnostik zusätzlich Beachtung finden sollten. Eine Substitution in Form einer gezielten Nahrungsergänzung kann also insgesamt für die Modulation der neuronalen Netzwerkprozesse in manchen Fällen unterstützend hilfreich sein (Ross 2013).

Weitere therapeutische Möglichkeiten

Haben sich sekundäre Störungen bei einem Kind mit einer Verarbeitungsstörung entwickelt, so gilt es auch diese in der Therapie zu berücksichtigen. Es würde den Rahmen dieses Buches sprengen, alle möglichen Sekundärstörungen und ihre entsprechenden therapeutischen Ansätze ausführlich zu beschreiben.

Deshalb seien hier nur noch kurz drei Therapieformen erwähnt, mit denen wir ergänzend, zu den Grundlagen unserer therapeutischen Arbeit mit betroffenen Kindern häufig gute Ergebnisse erzielen können:

Osteopathie

In der Osteopathie sind das Muskelgewebe, Sehnen und vor allem Faszien von großer Bedeutung. Der Osteopath gelangt durch das Ertasten einzelner Körperstrukturen mit seinen Händen von einer Körperstruktur zur nächsten. Durch diese körperorientierte Therapieform können Funktionsstörungen über ein manuelles Einwirken auf unterschiedliche Gewebestrukturen positiv beeinflusst werden. Dabei steht immer die gesamte Funktionsweise des Körpers im Mittelpunkt. So kann eine Muskelverspannung oder Faszienverklebung nicht nur lokale Beeinträchtigungen hervorrufen, sondern durch verbundene Körperstrukturen auch Auswirkungen auf andere Körperbereiche nehmen. Dieser Therapieansatz kann sich auch auf eine Beruhigung des Autonomen Nervensystems (ANS) auswirken. Wir empfehlen bei Kindern begleitende osteopathische Behandlungen durchzuführen, wenn sie in ihrem Muskeltonus auffällig sind oder Verspannungen zeigen. Durch eine schlechte Auge-Hand-Koordination können sich Arme, Hände und Schultern anhaltend verspannen, es können sich auch Kieferverspannungen ergeben oder »Schiefhaltungen«. Eine »Schiefhaltung« des Kopfes und Halses entsteht häufig, wenn eine Binokulare Fusionsstörung oder Lage-Raum-Probleme auf dem Blatt vom Kind kompensiert werden. Verfestigen sich solche Fehlhaltungen bereits im Kindesalter, kann dies langfristig zu gravierenden orthopädischen Folgeschäden führen. Hier können osteopathische Behandlungen und auch Feldenkrais-Behandlungen sinnvoll sein.

Feldenkrais

Bei Feldenkrais geht es um eine Therapieform, die eine bessere Bewusstheit durch Bewegung erreichen möchte. Verschiedene Bewegungsabläufe und ihre subjektive Analyse sollen zu einer intensiveren Wahrnehmung des eigenen Körpers, der subjektiven Gedanken und Emotionen und der eigenen Umgebung einer jeweiligen Person führen. Im Weiteren geht es um die bewusste Erfahrung, welche Wirkung und Auswirkungen auf andere Bereiche bereits kleine Veränderungen in den Bewegungsabläufen hervorbringen können. Positive Erfahrungen hieraus gilt es dann im Alltag zu integrieren.

Wir setzen Feldenkrais als eine zusätzlich unterstützende Therapieform (z.B. neben der Psychotherapie) bei manchen Kindern ein, um Sekundärstörungen abzuschwächen, wie z.B. eine geringe eigene Körperwahrnehmung, geringe Empathiefähigkeit oder Aggressionsverhalten. Es kann auch unterstützend zur Selbstmotivation und zur Reduktion eines hohen Stresspegels beitragen.

Tiergestützte Therapien

Aus der tiergestützten Therapie gibt es viel Positives zu berichten. Hunde können teilweise rein durch ihre Anwesenheit oder indem sie gestreichelt werden, oder durch andere positive Interaktionen zwischen Mensch und Hund zu einem körperlichen und psychischen Stressabbau und zur Reduzierung von Angst beitragen. Sie können Ruhe fördern und Stimmungen aufhellen, zu mehr sozialer Interaktion beitragen und die Motivation beim Menschen steigern, sowie Vertrauen und Zutrauen fördern. Dieses wurde durch zahlreiche Studien wissenschaftlich belegt.

So zeigten Studien, dass sich beim Streicheln eines Hundes der Blutdruck von Studenten mehr reduzierte als beim Lesen und einer netten Unterhaltung dieser Studenten (Grossmann & Alf 1985) Auch Messungen der Herzfrequenz und des Kortisolspiegels zeigten eine eindeutig stressreduzierende Wirkung, sowohl beim Streicheln eines Hundes, als auch bei einer sonstigen positiven Interaktion zwischen Mensch und Hund.

In diesem Zusammenhang ist die Stärkung des Bindungsverhaltens durch die Interaktion zwischen Mensch und Tier ein maßgeblicher Aspekt. Hierbei geht es um die Nähe des Menschen zum Tier. Blick- und Körperkontakt führen zu einer stressreduzierenden Wirkung, da offensichtlich beide in Stresssituationen mehr Sicherheit in Anwesenheit des jeweils anderen empfinden. Das Kommunikationsverhalten wird beim Menschen angeregt und er übernimmt ein größeres Fürsorgeverhalten für das Tier. Dies entsteht durch eine erhöhte Ausschüttung des Hormons Oxytocin in diesen Situationen. Oxytocin wird umgangssprachlich auch als »Bindungshormon« bezeichnet, da es von Geburt an in der Bindung zwischen Mutter und Kind eine wichtige Rolle spielt. Es wird z. B. beim Stillen sowohl bei der Mutter, als auch ihrem Säugling erhöht ausgeschüttet (Stahl 2017, Strüber & Roth 2016).

All diesen Studienergebnissen können wir uns aus der Erfahrung in unserer Praxisarbeit uneingeschränkt anschließen. Unsere Rhodesian Ridgebackhündin Lotta erweist sich in ihrer Rolle der Therapiebegleithündin in der Arbeit mit Kindern als eine wertvolle Ergänzung. Lotta kommt bei Kindern mit sekundären Problemen, wie zu wenig Selbstwertgefühl, sozialen Interaktionsproblemen, Ängsten, einer Bindungsstörung oder Lern- und Leistungsproblemen zum Einsatz. Wichtig ist natürlich, dass sowohl das Kind, als auch der Hund miteinander arbeiten möchten. Beide dürfen dies selbst frei entscheiden. Aber selbst Kinder, die zu Anfang der Therapie Angst vor Hunden hatten, haben innerhalb kurzer Zeit Vertrauen zu Lotta aufbauen können.

Tiere sind soziale »Eisbrecher«, in ihrer Anwesenheit ist die Schwelle zur Kontaktaufnahme zwischen Menschen, die sich (noch) nicht kennen, niedriger. Das kann auch zu Beginn einer Therapie gut genutzt werden. Eine Situation, die dies deutlich widerspiegelte, war unsere Erfahrung mit dem Patientenkind Joseph. Der Junge kam zur Abklärung der Verdachtsdiagnose Autismus zu uns in die Praxis. Joseph war extrem wortkarg, nahm keinen Blickkontakt auf, kam kaum in die Interaktion mit einer anderen Person in der Praxis. Beim ersten Kontakt sprach er so gut wie kein Wort mit uns. An ihn gerichtete Fragen blieben weitgehend unbeantwortet. Bei Josephs zweiten Termin lag Lotta mit im Raum. Sie lag entspannt auf ihrer Hundedecke und hatte keine spezielle Aufgabe erhalten. Als Joseph den Raum betrat, setzte er sich zunächst auf einen Stuhl. Er sah die Hündin, stand auf und legte sich zu ihr auf die Decke, kuschelte sich an den Hunderücken und begann nach kurzer Zeit spontan zu reden. Lotta blieb liegen und ließ die Nähe des Jungen zu. Dieser erzählte von sich und seinem Hund zu Hause, beantwortete schließlich einige Fragen, bis er nach einiger Zeit aufstand und sagte, dass er jetzt wieder nach Hause gehen möchte.

Studien belegen, dass bei Kindern mit sozialen Interaktionsproblemen die Anwesenheit eines Hundes zu vermehrtem Sprachgebrauch und einer erhöhten Interaktion mit dem sozialen Umfeld führen (Kramer et al. 2009). Andere Studien haben gezeigt, dass die Interaktion und Kommunikation sowie die Wahrnehmung zwischen Therapeut und Patient stärker ausgeprägt ist, wenn ein Tier in der Therapie anwesend ist (Wesley et al. 2009).

Im Rahmen von Lerntherapien können Hunde z.B. zur Motivation des Kindes beitragen, indem der Hund in die Lernprozesse integriert wird. Das Verstecken eines Hundefutterdummys trägt zur

Lage/Raum-Orientierung und Verfestigung der Visualisierung des Kindes bei. Das Führen eines großen Hundes, der auf das Kommando eines Kindes hin Dinge tut, die das Kind von ihm möchte, trägt zum Aufbau von Sicherheit und Selbstbewusstsein des Kindes bei (Wolfarth & Mutschler 2016; Beetz & Heyer 2014).

Das gilt sicherlich nicht nur für Hunde, sondern auch für andere Tiere, die therapiebegleitend arbeiten. Hier sind insbesondere Pferde zu nennen. Denn auch in dieser Zusammenarbeit können Kinder besonders Selbstwert, Lage/Raum-Orientierung, Gleichgewicht, motorische Fertigkeiten und vieles mehr gezielt verbessern.

5.2 Therapien bei ADHS

Da die ADHS genauso wie die Verarbeitungsstörungen ein dimensionales und kein kategoriales Störungsbild ist, wird auch die Form der Therapie entsprechend der Ausprägung des Störungsbildes angepasst. Vielfach wird eine Verhaltenstherapie mit dem Kind durchgeführt, damit es lernt sein Verhalten besser bewusst zu steuern. Familientherapien sind ebenfalls häufig sinnvoll, besonders dann, wenn ein weiteres Familienmitglied, insbesondere Mutter oder Vater, auch eine ADHS haben oder die Eltern mit den Problemen des Kindes im Alltag überfordert sind. Konzentrationstrainings, wie das »Marburger Konzentrationstraining«, das es für unterschiedliche Altersgruppen gibt, oder der »Attentioner« werden häufig ADHS-Kindern empfohlen. Dabei handelt es sich meist um Gruppentrainings zur Verbesserung der Aufmerksamkeitsspanne sowie Planungs- und Handlungssteuerungsfähigkeiten. Während sich manche Kinder mit einer ADHS mit Hilfe der Trainings gut weiterentwickeln, sind für einige betroffene Kinder diese therapeutischen Ansätze nicht ausreichend. Das gilt vor allem für Kinder mit ausgeprägten Verhaltenssteuerungsproblemen.

Medikamentöse Therapie

Für Kinder mit ausgeprägten Verhaltenssteuerungsproblemen kann auch eine medikamentöse Therapie diskutiert werden. Es wird davon ausgegangen, dass die dem ADHS zugrundeliegende Selbstregulationsstörung im Frontalhirn in einer eingeschränkten Ausschüttung bestimmter Botenstoffen (Neurotransmitter) an den Synapsen ihre Ursache hat (Barkley 1997). Es gibt verschiedene Botenstoffe, die im Gehirn unterschiedliche Aufgaben haben. Zur Behandlung einer ADHS werden häufig Medikamente wie Ritalin©, Concerta©, Medikinet© und andere mit dem Wirkstoff Methylphenidat eingesetzt. Dieser Wirkstoff unterstützt den Dopaminstoffwechsel, während andere Medikamente mit den Wirkstoffen Atomoxetin (z.B. Strattera©) oder Amphetaminen (z.B. Elvanse©, Attentin©) Einfluss auf die Botenstoffe Noradrenalin, und zum Teil auch auf den Botenstoff Dopamin, nehmen. Medikamente setzen also an unterschiedlichen Gehirnstoffwechselbereichen an. Hier gilt es dann herauszufinden, welches Medikament in welcher Dosierung die beste Unterstützung bietet. Nach unserer Erfahrung gilt es bei jedem einzelnen Kind herauszufinden, welches Medikament in welcher Dosierung die individuell beste Unterstützung bietet.

Bei manchen Kindern kommt es nach der Einnahme eines Medikamentes zu Nebenwirkungen, die Eltern unter Umständen beunruhigen können. Dabei handelt es sich am häufigsten um eine Appetiteinschränkung des Kindes. Dabei ist jedoch meist nicht nur das vorherige Hungergefühl geringer, es wird auch der Rest des Körpers mit weniger Energie durch Nahrungsmittel versorgt. Somit wird auch weniger in den Fettzellen eingelagert und es kommt in Folge zu einer Gewichtsabnahme. Bei übergewichtigen Kindern kann das zunächst sogar einen positiven Effekt haben. Wenn das verabreichte Medikament den Verarbeitungsprozess im Gehirn nicht entsprechend verbessern sollte, so dass sich ein Gleichwicht einstellt, steht auf Dauer die Gewichtsabnahme im Vordergrund. In Ausnahmefällen kann es zu einer Unterversorgung anderer Organe kommen. Eine Wachstumseinschränkung kann ebenfalls die Folge sein. Somit ist eine medikamentöse Therapie nur gezielt, unter Berücksichtigung eines gut abgestimmten Verhältnisses zwischen Dosierungs-

und Wirkungseinstellung unter differentialdiagnostischen Aspekten zu empfehlen. Ebenso muss eine regelmäßige kinderärztliche Untersuchung stattfinden, die mögliche Nebenwirkungen in den Fokus nimmt.

Multimodale Therapie

Ausschließlich durch Medikamente kann eine ADHS nicht erfolgreich behandelt werden. Die Medikamente haben keine heilende Wirkung, da sie den Stoffwechsel nicht dauerhaft verändern. Sie bieten jedoch durch die Verbesserung in einem oder mehreren Stoffwechselsystemen eine gute Grundlage dafür, dass andere Therapieformen (z.B. gezielte Trainings, Psychotherapie u.a.) schneller erfolgreich sein können. Dafür müssen diese Therapien jedoch zusätzlich zur Medikation durchgeführt werden. Dieses wird als eine *multimodale Therapie* bezeichnet. Das Medikament verändert den Stoffwechsel stets nur solange der Wirkstoff nach der Medikamenteneinnahme im Körper des Kindes ist. Ist der Wirkstoff in der Regel (je nach Medikament und Dosis) nach 6–8 Stunden im Körper abgebaut, so arbeitet der Stoffwechsel auch wieder in seiner ursprünglichen (pathologischen) Form. Wenn nicht gezielte zusätzliche Therapieformen zum Einsatz kommen, also nicht multimodal gearbeitet wird, so kann dies für ein betroffenes Kind bedeuten, auf die Medikamente über viele Jahre, vielleicht sogar für den Rest seines Lebens angewiesen zu sein. Hierbei gilt es, die möglichen Folgen abwägend zu berücksichtigen.

KAPITEL 6

Fördermöglichkeiten für betroffene Kinder

Therapieangebote und Förderungsmaßnahmen unterscheiden sich grundsätzlich dadurch, dass Therapien durch entsprechende ausgebildete Therapeuten durchgeführt werden. Einer Therapie geht eine Diagnosestellung voraus. Auf dieser Grundlage findet eine professionelle körperliche und/oder psychische Behandlung (Therapie) statt, um eine Erkrankung zu lindern oder zu heilen. Eine Therapie hat somit einen medizinischen und/oder psychotherapeutischen Charakter. Deshalb haben wir Therapien und Fördermöglichkeiten in unterschiedlichen Kapiteln zusammengefasst. Im Mittelpunkt der Förderung eines Kindes steht, dass sich ein Kind entsprechend seiner Begabungen, Fähigkeiten und Kompetenzen trotz Beeinträchtigungen bestmöglich entfalten kann und einen Bildungserfolg erzielen soll. So ähnlich steht es auch in den Schul- bzw. Kitagesetzen. Förderung von Kindern kann individuell oder in Gruppen erfolgen. Idealerweise findet sie in vielen unterschiedlichen Bereichen statt, z. B. in der Familie, im Sportverein, der musikalischen Früherziehung, in der Jugendgruppe, bei den Großeltern und an vielen anderen Orten und in Institutionen, die Kinder besuchen. Dafür muss es nicht immer großartige Förderprogramme geben, vielmehr sollte Förderung vorwiegend im *normalen* Alltag, durch positive, stärkende Interaktionen, Anerkennung und wertschätzendes Verhalten, z. B. beim gemeinsamen Spiel, dem gemeinsamen Lernen oder dem gemeinsamen Backen eines Kuchens stattfinden. Förderung eines Kindes hat zunächst sehr viel mit der Wahrnehmung und Anerkennung seiner Persönlichkeit, seiner Stärken und seiner individuellen Möglichkeiten zu tun. Die innere Haltung dem Kind gegenüber und die Interaktion mit ihm spielen dabei ebenfalls eine zentrale Rolle. In der Kita und der Schule findet Förderung hauptsächlich im Kita-Alltag bzw. während des normalen Unterrichts statt und nicht nur im Förderunterricht. Um die Bedeutung des normalen Alltags und der täglichen Interaktion in Bezug auf die Förderung eines Kindes mit einer Verarbeitungsstörung zu verstehen, werden wir zunächst hierauf eingehen. Wird dieses grundlegende Verständnis im alltäglichen Miteinander mit dem Kind berücksichtigt, erhalten Fördermaßnahmen und das Setting in dem sie erfolgen, vielfach eine neue Bedeutung.

6.1 Fördermöglichkeiten in der Familie

Die Perspektive des Kindes einnehmen

Gibt es unterschiedliche Sichtweisen oder gar Auseinandersetzungen zwischen Eltern und Kind, so kann ein Perspektivenwechsel helfen, die Situation zu entspannen. Perspektivenwechsel bedeutet, Dinge aus einer anderen Sichtweise heraus zu betrachten und somit die eigene Wahrnehmung kurzfristig gegen eine andere einzutauschen.

Die Wahrnehmung der Eltern ist meist eine ganz andere, als die Wahrnehmung des Kindes. Das ist auch ohne Verarbeitungsstörung so. Wenn Eltern eine gute Kommunikation, ein gutes Verständnis und ein gutes Miteinander mit ihrem Kind im Alltag erreichen möchten, so kann es wichtig sein, diesen Unterschied zu verstehen und im Alltag zu berücksichtigen. Wie wir bereits ausführlich dargestellt haben, ist Wahrnehmung immer ein komplexer Verarbeitungsprozess zwischen verschiedenen Nervenzellnetzwerken im Gehirn. Die Grundstruktur und ihre Funktionsweise sind bereits genetisch angelegt. Der weitere Aufbau im Sinne von Quantität und Qualität findet im Verlauf des weiteren Lebens statt, durch Lernen aus Erfahrung mit der Umwelt, von sozialem Lernen über körperliche Fertigkeiten, bis hin zu kognitiven Fähigkeiten. Dazu gehört beispielsweise, sprechen, laufen und springen zu lernen, eine Sprache zu verstehen, oder welches Verhalten die Eltern nun genau in einer bestimmten Situation erwarten oder auch später eine Übersicht über ein Thema zu erhalten, das kontrovers diskutiert wird. Diese Aufzählungen könnten wir noch sehr lange fortsetzen. All das sind einzelne Lern- und Verknüpfungsprozesse, die im Gehirn schrittweise aufgebaut und verschaltet werden müssen, bevor ein Kind ein bestimmtes Verhalten leisten kann. Was wir damit zeigen möchten, ist, wie viele grundlegend wichtige Dinge von Geburt an ausschließlich durch das Erlernen aus der Erfahrung mit der Umwelt aufgebaut werden müssen. Und bis dies abgeschlossen ist, können viele Jahre, manchmal Jahrzehnte vergehen. Es ist wichtig, diese grundlegende Entwicklung des Gehirns zu verstehen, um auch die Verhaltensentwicklung eines Kindes oder Jugendlichen erfassen zu können. Das Kind oder die/der Jugendliche können vielleicht bereits sprechen, laufen, vielleicht sogar lesen und schreiben, trotzdem fehlen aber noch wesentliche Nervenzellverknüpfungen im Gehirn, um den Wünschen der Eltern Folge leisten zu können.

Perspektivenwechsel bedeutet also, sich als Erwachsener in die Situation und auf die Entwicklungsstufe des Kindes zu stellen und den Sachverhalt aus dieser Perspektive zu betrachten. Hierdurch können Fehlinterpretationen korrigiert werden, wenn ein Erwachsener zunächst die Dinge ausschließlich aus seiner eigenen Perspektive sah und hieraus Erwartungen formulierte. Spricht ein Kind z. B. bereits im Alter von zwei Jahren viel und gut, so meinen viele Erwachsene, das Kind sei in seiner gesamten Entwicklung schon sehr weit und könne dann andere Dinge sicherlich auch schon leisten. So sollte es dann auch verstehen können, welches Verhalten von ihm erwartet wird. Aber der Aufbau und die Verknüpfung der Sprachfähigkeit hat nicht zwangsläufig etwas mit der Verknüpfung des Verhaltens zu tun. Dieses kann sich unter Umständen sogar verzögert entwickeln.

Wir möchten das an dem folgenden Beispiel noch einmal verdeutlichen:

Sabine geht mit ihrer zweijährigen Tochter Linda zum Eis essen. Linda ist groß für ihr Alter, sie hat sehr früh angefangen zu sprechen und verfügt bereits über einen guten Wortschatz. Mutter und Tochter stehen vor der Eistheke und Linda wünscht sich drei Kugeln in einer Eiswaffel. Sabine schlägt ihrer Tochter diesen Wunsch ab und erklärt ihr, dass dies zu viel für sie sei, denn sie würde das Eis gar nicht so schnell schlecken können, wie es bei den warmen Temperaturen schmelzen würde. Dann würde das Eis auf Lindas T-Shirt Flecken hinterlassen und alles würde kleben. Außerdem würde Linda von so viel Eis Bauchweh bekommen und es sei auch gar nicht gesund, drei Kugeln Eis auf einmal zu essen, da darin sehr viel Zucker sei. Dieser würde Löcher in den Zähnen verursachen. All das wird Linda so gar nicht verstehen können, denn sie nimmt in erster Linie ihr aktuelles Bedürfnis wahr, nämlich hier und jetzt drei Kugeln Eis auszusuchen und essen zu wollen. Bei Linda sind also in dem Moment andere Nervenzellnetzwerke aktiv als bei ihrer Mutter Sabine. Die Nervenzellnetzwerke, die nun bei Sabine aktiv feuern und sich synchronisieren, sind bei Linda noch gar nicht entsprechend verknüpft. Linda versteht deshalb die Reaktion ihrer Mutter nicht, sie ist frustriert und den Tränen nahe. Dann versucht sie noch mal mit Nachdruck klarzustellen, dass sie hier und jetzt die drei Kugeln Eis haben möchte, indem sie es sehr laut sagt und mit dem Fuß auf den Boden stampft. Wenn Sabine nun weiterhin versucht Linda zu erklären, weshalb sie ihr dieses große Eis nicht kaufen wird, so wird die Frustration des Kindes weiter steigen, und die der Mutter wahrscheinlich auch. Und Sabine wird weiterhin völlig an Linda vorbeireden, sie inhaltlich nicht erreichen können, obwohl Linda in Sabines Augen doch schon so viel versteht und schon so groß ist und so weit entwickelt. Sabine wünscht sich, dass Linda ihr zuhört, sie versteht und ihr vertraut, dass sie nur das Beste für ihre Tochter möchte. Aber bei Linda läuft etwas ganz anderes im Gehirn ab. Sie versteht Sabine gar nicht und findet sie ganz gemein und ungerecht. Sabine ist vielleicht enttäuscht, dass Linda ihre gute Absicht, mit ihr Eis essen zu gehen und gleichzeitig sich um ihr Wohl zu kümmern, gar nicht versteht und so unerzogen reagiert. Sabine und Linda nehmen aber die Situation völlig unterschiedlich wahr und haben so auch keine Chance in eine übereinstimmende Wahrnehmung zu kommen. Erst wenn Sabine sich auf die Wahrnehmungsebene des Kindes begibt, haben die beiden eine Chance auf eine gute Lösung. Warum das so ist? Linda fehlt die Erfahrung, die Sabine voraussetzt. Linda verbindet Eis essen mit etwas sehr Schönem, Angenehmem. Sie hat noch nie Bauchweh vom Eis essen bekommen. Diese Verknüpfung von Nervenzellen fehlt in ihrem Gehirn. Sie verknüpft vielmehr den leckeren Geschmack des Eises, das Erlebnis mit wie viel Spaß und in welch schöner Atmosphäre Eis essen bislang immer stattgefunden hat, und sie sich schon groß fühlte, da sie alleine aussuchen durfte, welche Sorten sie haben wollte. Die hierfür zuständigen Nervenzellnetzwerke arbeiten gerade bei Linda in guter Taktung auf Hochtouren miteinander. Die Erfahrungen von Bauchweh oder gar Löcher in den Zähnen sind hier noch gar nicht aufgebaut, kommen also in Lindas Wahrnehmung noch nicht vor. Und was soll sich Linda unter ungesund vorstellen? Dazu bräuchte sie eine Abstraktionsfähigkeit, sie müsste also einen theoretischen Sachverhalt auf ihr Bedürfnis, dieses Eis essen zu wollen, beziehen können. Wenn sie sieben oder acht Jahre alt ist, wird sie das vielleicht langsam machen können. Aber nicht in ihrem Alter. Linda wollte sich einfach heute noch ein wenig größer fühlen und selbst bestimmen, indem sie diesmal sogar drei Kugeln Eis aussuchen wollte. Da nun Lindas Mutter Nervenzellvernetzungen voraussetzt, die bei dem Kind noch überhaupt nicht existieren, kann es keine Übereinstimmung geben. Beide reden aneinander vorbei. Nur Sabine kann diese Situation ändern, indem sie sich auf Lindas Wahrnehmungsentwicklung einstellt, diese würdigt und ihr Verständnis zum Ausdruck bringt, und dann mit Linda auf dem Entwicklungsstand einer Zweijährigen verhandelt.

Ein aneinander Vorbeireden findet zwischen Eltern und Kindern oft bis zum Ende der Pubertät oder auch noch darüber hinaus statt. Die Gründe dafür sind ähnlich wie bei Sabine und Linda. Denn das Gehirn braucht lange für seine Reifung. Das menschliche Gehirn ist in der Regel erst zwischen dem 21. und dem 25. Lebensjahr voll ausgereift, Veränderungsprozesse erfolgen jedoch im Gehirn ein Leben lang. Länger als 25 Jahre braucht das Gehirn für seine Reifung, wenn Verarbeitungsstörungen und damit verbundene Entwicklungsverzögerungen vorliegen. Zahlreiche Väter und Mütter, die mit ihren Kindern zu uns in die Praxis kommen, weil es Lern- und Leistungsprobleme in der Schule gibt, haben diese Kommunikationsprobleme. Die Eltern berichten auch manchmal, dass sie ihrem Kind schon sehr häufig erklärt hätten, dass es nicht darum gehe, Lust oder Spaß am

Lernen zu haben. Es ginge darum, für das Leben zu lernen, um später einmal die Chance auf einen guten Beruf zu haben und genügend eigenes Geld zu verdienen, um ein gutes Leben führen zu können. Aber ihr Kind wolle das einfach nicht verstehen, was die Eltern ärgert und sie hilflos werden lässt. Manche kommen auch mit der Aufforderung: »Können Sie bitte meinem Kind erklären, was wichtig im Leben ist.« Aber woher sollten wir wissen, was wichtig im Leben dieses Kindes ist? Wir empfinden es als eine Illusion wissen zu können, was wichtig im Leben einer anderen Person, oder erst recht im Leben eines Kindes ist, oder in der Zukunft wichtig sein wird. Auch die Eltern werden es nur vermuten, aber nicht wissen können. Was aus Sicht der Eltern wichtig für ihr Kind ist, kann sich in der weiteren Entwicklung des Kindes vielleicht sogar als großer Irrtum herausstellen. Wenn wir mit diesen Patientenkindern allein sprechen, erzählen diese oft, dass ihre Eltern einfach nicht verstehen, dass ihnen Lernen und Hausaufgaben erledigen zu müssen keinen Spaß mache. Und er oder sie würde nicht Tag für Tag, jeden Nachmittag etwas machen wollen, was einfach nur »ätzend« sei und ihm nur schlechte Laune mache. Es möchte lieber am Nachmittag mit Legos bauen oder draußen mit Freunden Fahrrad fahren. Aber es dürfe nichts mehr machen, was ihm Spaß mache, weil die Eltern nur noch Hausaufgaben und Lernen erwarten würden. Und dann erhalten wir von manchen Kindern die Aufforderung: »Können Sie bitte mal meinen Eltern sagen, dass ich was anderes brauche als das, was meine Eltern von mir wollen. Das ist einfach kein schönes Leben für mich!« Gegensätzlicher können die beiden Aufforderungen an uns als Therapeuten wohl nicht sein. Zu diesen unterschiedlichen Wahrnehmungen kommt es oft zwischen Eltern und Kindern im Grundschulalter und weit darüber hinaus. Dass manche Kinder trotzdem machen, was die Eltern von ihnen erwarten, liegt daran, dass es diesen leicht fällt, z. B. Hausaufgaben zu erledigen. Und sie fühlen sich erfolgreich, wenn sie diese erledigt haben. Entweder bekommen sie hierfür ein Lob in der Schule oder eine andere positive Reaktion, auch von ihren Eltern. Aber auch diese Kinder tun es nicht, weil sie den »Ernst des Lebens« erkannt hätten und bereits an ihre berufliche Zukunft und das Gehalt eines Ingenieurs denken. Kinder in diesem

Alter leben in der Gegenwart und wünschen sich eine möglichst schnelle Befriedigung ihrer Bedürfnisse, dazu gehören auch Beachtung und Anerkennung, Freundschaft, Kreativität und vor allem Dinge, die Spaß machen, aber nicht anstrengend sind. Das Schreiben von Deutschaufsätzen oder das Rechnen von Textaufgaben erfüllt diese Kriterien in der Regel nicht. Abstraktionen in die Zukunft beschränken sich eher auf die aktuelle Bedürfnisbefriedigung. Die Aussage, »Ich will mal Pilot werden«, drückt die Lust aus, gerne fliegen zu wollen. Es hat aber nichts mit dem Bewusstsein zu tun, was eigentlich genau hinter diesem Beruf steckt. Es geht dabei also eher um aktuelle Bedürfnisse, denn eine Zukunftsperspektive setzt eine gute Visualisierungsfähigkeit voraus. Und diese wird bei den meisten Kindern erst später entsprechend im Gehirn verknüpft, so dass eine realistische Beurteilung möglich wird. So wollte eine unserer Töchter noch in der Grundschulzeit Putzfrau werden, weil es ihr so viel Spaß machte großflächig Wasser über den Boden zu schütten und eigene Putzmittel zusammenzumischen. In ihrer Vorstellung arbeiteten Putzfrauen wie Pippi Langstrumpf: Mit Bürsten, die unter die Füße geschnallt werden, rutscht man übers Parkett und hat viel Spaß dabei. Der Ingenieur mit dem guten Gehalt ist unter Umständen nur ein Wunschtraum der Erwachsenen, der sich schlimmstenfalls auch zu einer Erwartung gegenüber dem Sohn oder der Tochter entwickeln kann. Auch wenn hinter all diesen Träumen und Erwartungen ein aufrichtiges Wohlwollen der Eltern für die beste Entwicklung des Kindes steckt, es bleibt der Traum, die Idee oder Erwartung der Erwachsenen. Um diese Ideen der Erwachsenen verstehen zu können, müssen Kinder deren abstrakte Gedanken verstehen und ihre Emotionen (Wünsche und Hoffnungen) nachvollziehen und sich dann auch womöglich hiervon distanzieren können. Bis das funktioniert, brauchen sie allerdings noch einige Jahre an Entwicklungszeit. Und in dieser Entwicklungszeit ist es für Kinder wichtig, eigene Erfahrungen machen zu dürfen, sich auszuprobieren, frei von Druck und Erwartungen, aber mit Unterstützung und Interesse und einer offenen Haltung der Eltern. Wenn Kinder diese Entwicklungsprozesse nicht durchlaufen, werden sich die entsprechenden Verknüpfungen nicht aufbauen, die für das Gefühl von Unabhängigkeit,

Selbstbestimmtheit und Selbstwirksamkeit notwendig sind. Und diese Gefühle sind wiederum auch für den Aufbau eines gesunden Selbstwertgefühls wichtig.

Bei dem Thema »Du musst jetzt für dein Leben lernen, damit du später mal ...« sind die entsprechend notwendigen Verknüpfungen im Gehirn eines Grundschülers, teilweise auch noch weit darüber hinaus, noch nicht vorhanden, so dass dieses Kind die Botschaft noch nicht verstehen und daraus noch keine Motivation für sein Lernen entwickeln kann. Es ist nicht das Kind, das bockig und stur reagiert, sondern sein Entwicklungsstand passt nicht zur Anforderung der Eltern. Wenn Erwachsene eine aus ihrer Sicht realistische Zukunftsperspektive von ihrem Kind erwarten, so ist das völlig unrealistisch. Und daraus eine entsprechende logische Verhaltensaufforderung abzuleiten, wie »Wenn du einmal Ingenieur werden willst, musst du jetzt fleißig lernen und gute Noten schreiben«, mögen sich viele Eltern sicherlich wünschen, aber es bleibt meist bei diesem Wunsch. Kinder wollen authentisch leben und zwar in der Gegenwart. Können sich die Eltern auf die Wahrnehmungsebene ihres Kindes einlassen, kann ein gutes Miteinander entstehen. Leider ist oft zu beobachten, dass die Schere immer weiter auseinandergeht, indem die Anforderungen an die Kinder immer früher, immer höher werden, ohne den Entwicklungsstand und damit auch die Gehirnentwicklung des jeweiligen Kindes zu berücksichtigen. Und haben wir es nun mit einem Kind zu tun, das Verarbeitungsstörungen zeigt, so haben wir es auch mit einem Kind zu tun, dass eine Entwicklungsverzögerung oder sogar -störung in einem oder mehreren Bereichen seiner Gehirnentwicklung hat. Bei diesen Kindern müssen Erwachsene also noch länger ihre Anforderungen drosseln, keinen Druck aufbauen, sondern sich auf die Entwicklungsebene des Kindes einstellen. Das ist wichtig um ein gutes Nachholen der Entwicklungsverzögerung zu ermöglichen und das Kind nicht in eine Dauerüberforderung zu bringen.

Eine weitere Grundlage für die erfolgreiche Unterstützung des Kindes durch die Eltern ist, dass die Erwachsenen wirklich verstanden haben, dass ihre Wahrnehmung von Situationen eine andere ist, als die ihres Kindes. Und keine dieser beiden Wahrnehmungen ist objektiv richtig oder falsch. Das Gehirn der Erwachsenen verknüpft vielmehr Nervenzellnetzwerke miteinander, die beim Kind in dieser Form vielleicht noch gar nicht existieren. Was also nicht vorhanden ist, kann auch nicht genutzt werden, um etwas entstehen zu lassen, wie einen Gedanken, oder ein Verständnis für etwas. Die Konsequenz hieraus ist, dass Erwachsene sich in ihrer Kommunikation, ihren Forderungen und Verständnissen auf den Entwicklungsstand des Kindes einlassen sollten, denn umgekehrt ist es dem Kind nicht möglich, sich auf den Entwicklungsstand eines Erwachsenen zu begeben. Wird das jedoch vom Kind verlangt, so entstehen Druck, Überforderung und Ängste, was für die Entwicklung des Kindes negativ zu bewerten ist. Gehen Sie auf Augenhöhe Ihres Kindes, wenn Sie mit ihm kommunizieren. Nicht nur, indem Sie sich der Körpergröße des Kindes anpassen, sondern indem Sie auch erfassen, auf welchem Entwicklungsstand es ist. Begeben Sie sich auf diese Ebene mit den Botschaften und Erwartungen an Ihr Kind.

> Falls ein Kind Verarbeitungsstörungen hat, und somit entwicklungsverzögert ist, sollte der Erwachsene sich darauf einstellen, noch länger auf die Entwicklungsstufe eines Kindes oder Jugendlichen einzugehen. Und zwar so lange, bis eine Kommunikation und ein Verständnis auf der Erwachsenenebene möglich werden. Kinder und selbst Jugendliche in der Pubertät sind eben keine kleinen Erwachsenen.

Wenn Eltern diese Zusammenhänge tiefgreifend verstehen und ihr Verhalten entsprechend im Alltag anpassen, so wird es wahrscheinlich deutlich weniger Stress in der Beziehung zwischen Eltern und Kind geben. Sich als Erwachsener auf die Wahrnehmungsebene des Kindes einzulassen, hat darüber hinaus noch eine weitere, grundlegende Bedeutung für die Beziehungsebene. Das Kind fühlt sich durch seine Eltern in seinen Bedürfnissen wahrgenommen, wenn diese mit ihm auf seiner Ebene kommunizieren, statt über es hinweg zu reden und mit ihren Erwartungen Druck auszuüben. Das Gefühl wahrgenommen und als eigenständige Person akzeptiert zu werden, stärkt auch die emotionale Bindung sowie den Selbstwert, und es unterstützt die Entwicklung des Kindes zu einer selbstbewussten und widerstandsfähigen Persönlichkeit. In der Forschung wird dies auch als Resilienz bezeichnet.

Der Aufbau von Resilienz hat eine grundlegende Bedeutung für das gesamte Leben eines jeden Menschen. Resilienz ist somit ganz allgemein ein wichtiger Faktor für die gesunde Entwicklung eines Kindes zu einer selbstbewussten, starken Persönlichkeit. Für Kinder mit einer Seh- und/oder Hörverarbeitungsstörung hat die Entwicklung eines resilienten Verhaltens eine besondere Bedeutung. Da die Inhalte der Resilienzforschung außerhalb der Wissenschaft noch nicht umfassend bekannt sind, geben wir folgend zunächst eine kurze Zusammenfassung hierzu und behandeln dieses Thema ausführlicher.

Die Bedeutung einer resilienten Entwicklung

Der Begriff »Resilienz« entstammt dem englischen Wort »resilience« und kann mit »Spannkraft, Widerstandsfähigkeit, Elastizität« übersetzt werden (Wustmann Seiler 2016). Diese Begrifflichkeiten kommen aus der Physik, hier wird Resilienz mit einer Materialeigenschaft verbunden. Sie beschreibt den Zustand und die Eigenschaft eines Materials, das nach einer elastischen Verformung (Stress) in den Ausgangszustand zurückkehrt, aber auch die Toleranzfähigkeit eines Systems gegenüber Störungen. Um eine erfolgreiche Anpassung zu erreichen, sind bestimmte Materialeigenschaften erforderlich. Ausgehend von dem physikalischen Resilienzverständnis wurde das Konzept auf den psychologischen Bereich übertragen. Resilienz beschreibt danach die Fähigkeit eines Menschen, auf sehr belastende Bedingungen im Leben flexibel reagieren zu können und mit Hilfe eines individuell auf die Situation angepassten Verhaltens ohne psychischen Schaden (z.B. Depression) die Situation zu meistern. Es geht dabei auch um einen entsprechenden Umgang mit akuten, alltäglichen oder chronischen Stresssituationen. Die Ursprünge der Resilienzforschung gehen in die 1950er Jahre zurück, in denen die amerikanische Entwicklungspsychologin Emmy Werner eine Studie auf der hawaiianischen Insel Kauai begann, in der sie vier Jahrzehnte lang 698 Jungen und Mädchen beobachtete, deren Chancen auf ein erfolgreiches Leben durch Armut, Vernachlässigung und Misshandlung schlecht waren. Nicht selten waren die Ehen der Eltern zerrüttet, es fehlte Geld, viele Väter waren alkoholsüchtig (Werner et al. 1971). Am Ende dieser Untersuchungen gab es eine große Überraschung, denn eigentlich hätte man den Kindern ein desaströses Schicksal vorausgesagt. Durch diese Langzeitstudie wurde aber klar, dass, auch wenn die Startbedingungen noch so schlecht sind, manche Menschen ihr Leben gut meistern. Ein Drittel dieser Kinder wuchs zu selbstbewussten, fürsorglichen und leistungsfähigen Erwachsenen heran, die im Beruf wie in persönlichen Beziehungen bestanden. Zwei Drittel der Kinder scheiterten allerdings, einige von ihnen erreichten keinen Schulabschluss, sie waren von Langzeitarbeitslosigkeit betroffenen, litten unter chronischem Drogenmissbrauch, hatten selbst eine psychiatrische Erkrankung entwickelt oder zeigten andere Langzeitfolgen. Nun galt es, die entscheidenden Faktoren, die die unterschiedliche Lebensentwicklung beider Gruppen grundlegend beeinflusst hatten, herauszuarbeiten. Und tatsächlich hatten die starken Kinder, die sich gut entwickelt hatten, etwas, das die anderen nicht hatten: Es gab zumindest eine liebevolle Bezugsperson, die sich um sie kümmerte, ihnen Mut machte und den Rücken stärkte. Diese liebevolle Vertrauensperson muss nicht immer Mutter oder Vater sein, auch eine Tante, ein Lehrer, oder eine Nachbarin können diese Rolle füllen. Aber der zentrale und damit wichtigste Punkt dieser Studie ist, dass mindestens eine solche Person die Entwicklung des Kindes begleitet, das mit schwierigen Bedingungen in seiner Kindheit zu kämpfen hat. Dieses Studienergebnis wurde später durch zahlreiche internationale Studien belegt. In den folgenden Jahren wurden wissenschaftlich weitere Faktoren identifiziert, die für eine gute Resilienzentwicklung bei Kindern wichtig sind (Friederichs et al. 2019). Dabei können sich die Schwierigkeiten des Kindes unterscheiden, aber im Ergebnis ist es unerheblich, ob der Auslöser für die schwierigen Lebensbedingungen und damit der Stressverursacher nun schwierige familiäre Beziehungen, Flucht, erfahrene Gewalt, oder auch Verarbeitungsstörungen mit Schulproblemen sind. Die Bewältigungsstrategien, die Kinder brauchen, um nicht an ihrem Umfeld und ihren Problemen zu verzweifeln oder gar psychisch zu zerbrechen, sind die gleichen. Eine liebevolle, stärkende Person im Umfeld des Kindes, durch die sich das Kind gesehen, wertgeschätzt und sich anerkannt fühlt, ist unter zahlreichen anderen Bedingungen die wichtige Voraussetzung dafür, dass es sich zu einer selbstbewussten, starken Persönlichkeit entwickeln kann.

Während Themen in Hinsicht auf einen Aufbau und die Unterstützung der Resilienzfähigkeit von Kindern und Jugendlichen wissenschaftlich zunehmend an Bedeutung gewinnen, ist im Gegensatz dazu dieser enorm wichtige Aspekt in der praktischen Arbeit in den Kitas, Schulen und Schulhorten noch immer weitgehend unbekannt. Gerade in Deutschland gibt es noch wenige Handlungsanleitungen und Konzepte für Erzieherinnen, Erzieher und Lehrkräfte, sowohl in der Ausbildung, als auch in den Arbeitsfeldern selbst, die eine gezielte Resilienzförderung beinhalten. Wichtig ist hier ein Paradigmenwechsel, der die Familien- und Bildungsbedingungen durch ressourcenorientierte Interventionsmaßnahmen optimieren sollte. Grundlegend wichtig ist es, in der Beziehung und der Arbeit mit Kindern den Blickwinkel nicht auf deren Probleme zu beschränken, sondern vielmehr ihre Stärken, Kompetenzen und Ressourcen, d. h. ihre Resilienzfaktoren zu identifizieren und diese den Kindern zu spiegeln.

Die Erkenntnis, dass Resilienz auch im Kleinkindalter, im Alter der Schülerinnen und Schüler im Elternhaus und an allen Schulformen förderbar ist, eröffnet gute Möglichkeiten, nicht nur bereits aufgetretene Symptome zu lindern, sondern auch Schutz- und Risikofaktoren zu analysieren und eine gezielte Prävention zu betreiben. Wir sehen in diesem Zusammenhang Resilienz als ein Bündel von Kompetenzen, die in einem bestimmten Kontext erforderlich sind, um psychischen Stress adäquat bewältigen zu können, und psychisch sowie körperlich gesund zu bleiben (Friederichs et al. 2019, Kalisch 2017). Resilientes Verhalten bietet darüber hinaus eine gute Grundlage, um Problemen in der Entwicklung, wie sie durch Verarbeitungsstörungen verursacht sein können, zu begegnen und weitere Sekundärstörungen, wie Verhaltensauffälligkeiten, einen geringen Selbstwert, Ängste und anderes zu verhindern. Sollten solche

Sekundärstörungen bereits aufgebaut worden sein, so kann eine Stärkung der Resilienz beim Kind zu einer deutlichen Verbesserung der Lebenstüchtigkeit beitragen. Aus zahlreichen wissenschaftlichen Studien werden die wichtigsten Resilienzfaktoren abgeleitet. Wir stellen diese dar und verdeutlichen die einzelnen Punkte am Beispiel von Felix (siehe »Motivationsprobleme: Und immer ist der Akku leer« unter Kapitel 3.4), der wenig Motivation aufbringen konnte, da er wenig Energie hatte. Es wird beschrieben, wie Felix mit seiner Situation umgehen könnte, wenn er eine gute Resilienzfähigkeit besitzen würde.

Wichtige Resilienzfaktoren

1. Selbst- und Fremdwahrnehmung

Hierunter fällt vor allem die ganzheitliche und adäquate Wahrnehmung der eigenen Emotionen und Gedanken, die Fähigkeit sich selbst dabei zu reflektieren und sich in einen Bezug zu anderen Personen zu setzen, sowie die Fähigkeit andere Menschen und ihre Gefühlszustände angemessen wahrzunehmen und einzuschätzen.

Beispiel Felix: Der Junge nimmt bewusst wahr, dass er langsamer ist als die anderen. Er spürt bewusst seine Anstrengung und seine Frustration darüber, immer der Letzte zu sein, trotz hoher Anstrengung. Ärgerlich ist er besonders über die Reaktion der anderen, die von ihm mehr erwarten, als er leisten kann.

Wir setzen voraus, dass Felix nun sein Problem kennt. Felix reflektiert, warum er in diese Situation kommt. Er reflektiert weiter, dass die anderen den Grund nicht kennen und deshalb genervt sind. Er kann nachvollziehen, dass er selbst wahrscheinlich auch genervt wäre, wenn er sich in die Situation der anderen versetzt. Und die anderen wären wohl auch nicht besser oder schneller als er, wenn sie seine Beeinträchtigung hätten.

2. Selbststeuerung

Selbststeuerung ist die Fähigkeit, sich und seine Gefühlszustände angemessen zu regulieren, die Fähigkeit der Selbstberuhigung und das Wissen darüber, Handlungsalternativen zu haben.

Beispiel Felix: Für die Frustration und Wut darüber, eine so hohe

Anstrengung leisten zu müssen und so wenig Erfolg dabei zu haben, gibt es einen Grund, und diesen kennt Felix. Es ist ungerecht und gemein eine solche Beeinträchtigung zu haben. Felix weiß, dass seine Gefühle normal und auch berechtigt sind. Er kann deshalb diese Gefühle zulassen. Felix weiß aber auch, dass ihn als Person viel mehr ausmacht, als seine Beeinträchtigung. Aus diesem Grund sind seine Frustration und seine Wut nicht überwältigend, er kann vielmehr seine Gefühle einordnen und sie somit regulieren. Ein grundlegender Aspekt hierfür ist auch, dass Felix sich der Situation nicht ausgeliefert fühlt. Er hat Handlungsalternativen, die ihm bewusst sind.

3. Selbstwirksamkeit

Selbstwirksamkeit bedeutet Vertrauen in die eigenen Fähigkeiten zu spüren und die Überzeugung zu haben, Ziele erreichen zu können. Der Aspekt der Selbstwirksamkeit ist enorm wichtig, da er das Gefühl des »Ausgeliefert seins« verhindert bzw. diesem Gefühl eine Handlungsmöglichkeit entgegenstellen kann.

Beispiel Felix: Er weiß, dass es eine Lösung für die Situation gibt und er Möglichkeiten zur Veränderung in der Hand hat. Er kann zwar seine Beeinträchtigung nicht ändern, aber er hat die Möglichkeit seine Situation zu verändern. Felix hat Handlungsalternativen, die ihm bewusst sind. So könnte er z. B. die Fahrradtour beenden und mit dem Bus weiterfahren, um dann am Ziel auf seine Freunde zu warten oder er könnte den anderen Radfahrern in seiner Gruppe sein Problem erklären und abwarten, ob sich die Reaktionen der anderen oder einzelner Personen dann verändern. Falls dies nicht geschieht, kann er für sich entscheiden, welche Aktivitäten er in Zukunft mit dieser Gruppe unternehmen wird, oder ob er vielleicht auch ganz andere Dinge machen möchte.

4. Soziale Kompetenz

Soziale Kompetenz ist die Fähigkeit, sich selbst und andere in sozialen Situationen einschätzen zu können und adäquate Verhaltensweisen zu zeigen, sich empathisch in andere Menschen einfühlen zu können, Konflikte angemessen zu lösen und die Fähigkeit zu haben, sich eine soziale Unterstützung zu holen, wenn die Situation dies erfordert.

Beispiel Felix: Der Junge geht weder verbal aggressiv, noch körperlich aggressiv gegen die anderen Radfahrer vor. Er sucht das Gespräch mit ihnen, er erklärt seine Situation und versucht gemeinsam eine Lösung des Problems zu finden. Wenn es notwendig oder sinnvoll erscheint, kann er sich auch von einer anderen Person unterstützen lassen.

5. Adaptive Bewältigungskompetenz

Eine adaptive Bewältigungskompetenz befähigt uns, belastende Situationen einschätzen, bewerten und reflektieren zu können und die eigenen Grenzen der Bewältigungsstrategien zu kennen.

Beispiel Felix: Felix weiß, dass es keine Möglichkeit geben wird, das Problem aufzuheben oder es komplett verschwinden zu lassen. Trotzdem muss er die Last nicht alleine tragen. Er versucht Kompromisse zu entwickeln, weil er erkennt, dass es für die Gruppe nicht möglich ist, ausschließlich auf sein Problem einzugehen. Sollte er dies von den anderen erwarten, so wären sie wohl sehr gelangweilt oder wenig motiviert für die gemeinsame Unternehmung.

6. Problemlösekompetenz

Mit einer Problemlösekompetenz ist es möglich, komplexe Sachverhalte, Lösungsentwicklungen und ihre Umsetzung mit Hilfe des vorhandenen Wissens zu verstehen, zu reflektieren und vorzunehmen.

Beispiel Felix: Er reflektiert, dass es in der Gruppe der Radfahrer unterschiedliche Interessen gibt, von sehr sportlichen Fahrern zu extrem gemütlichen Fahrern. Er weiß, dass es unterschiedlich lange Strecken zum Ziel gibt und schlägt vor, dass jeder in der Gruppe die Strecke nimmt, die ihm angenehm erscheint, und er selbst nimmt im nächsten Dorf den Bus, der zum Ziel fährt.

In der Reflexion der sechs wichtigen, vorstehend beschriebenen Resilienzfaktoren wird deutlich, dass Kinder mit einer Verarbeitungsstörung häufig genau im Aufbau dieser Fähigkeiten die eine oder andere kleine bis große Entwicklungsschwierigkeit haben. Umso wichtiger ist es für sie, eine frühzeitige Förderung und Stärkung durch die Eltern, Großeltern oder andere in genau diesen Bereichen zu erhalten. Für manche Kinder ist auch eine therapeutische Unterstützung sinnvoll.

Prioritäten im Familienalltag setzen

Die aktuelle Elterngeneration ist im Schnitt viel besser gebildet und ausgebildet, als es ihre Eltern oder Großeltern zuvor waren. Bildung und Berufstätigkeit haben heute eine hohe Priorität in vielen Familien und bestimmen weitgehend den Alltag und damit auch das Zusammenleben. Die meisten Eltern wünschen sich die bestmögliche Bildung für ihre Kinder, deshalb investieren sie viel mehr Zeit und teilweise auch Geld in diese Bereiche als jemals eine Generation zuvor. Auf der anderen Seite werden aber gerade die Bereiche Lernen und Beruf von vielen Menschen mit übermäßigem Stress verbunden. Das führt zu einem Widerspruch, denn Lernen braucht positive Emotionen und Zeit, um gut funktionieren zu können (siehe »Der Zusammenhang zwischen Lernen und Emotionen« unter Kapitel 6.3). Wer die Funktionsweisen des Gehirns kennt, weiß, dass es gar kein emotionsfreies Lernen gibt (Spitzer 2018). Diese grundlegende Erkenntnis sollte in der Zusammenarbeit mit und bei der Unterstützung von Kindern stets reflektiert werden, egal ob als Eltern, Erzieher, Lehrer oder Therapeut. Die Familie ist eine wichtige Keimzelle sowohl für das emotionale Lernen, als auch für die Vermittlung von Resilienzfähigkeit. Und sie gibt oder aber beschränkt die Zeitressourcen, die Kinder für ihre Entwicklung benötigen. In unserer Praxisarbeit stellen wir zunehmend fest, dass viele Eltern die Vermittlung von Wissen und eine entsprechende (Schul-)Bildung für das Wichtigste halten, was sie ihren Kindern geben können. Oft halten sich Eltern besonders dann für gute Eltern, wenn sie ihre Kinder kognitiv – also in erster Linie über den Verstand – fördern und andere Dinge diesem Ziel unterordnen. Wenn wir Eltern fragen, was sie sich für ihr Kind wünschen und was sie meinen, was für ihr Kind am Wichtigsten sei, so antworten die meisten von ihnen, dass ihr Kind ein glückliches und zufriedenes Leben haben soll. Viele Eltern haben das Gefühl, dass ihre Kinder nicht glücklich seien. Sich glücklich zu fühlen, kommt aber nicht aus dem Verstand, es geht hier also nicht um die Kognition. Glücklich zu sein ist ein Gefühl, das nur emotional gespürt und erlebt werden kann, glücklich zu sein ist mit der höchsten Lebensfreude und Lebensqualität verbunden. Hierzu können Eltern ganz wesentlich den Grundstein für den Lebensweg ihres Kindes legen, aber nicht über den Verstand, sondern indem sie den Selbstwert des Kindes stärken, seine Selbstwirksamkeit fördern, Bindung geben und Wertschätzung vermitteln. Zusammenfassend kann dies mit einer Förderung der Resilienz des Kindes beschrieben werden. Das wird durch zahlreiche wissenschaftliche Langzeitstudien gezeigt (Wustmann Seiler 2016, Werner et al. 1971).

Jede Familie entwickelt mit der Zeit ihre eigenen Werte und ihr eigenes Klima, in dem diese Werte gelebt werden. Sie entwickelt also eine eigene Familienkultur. Stehen in einer solchen Familienkultur in erster Linie das Wissen, die (Aus-)Bildung, gesellschaftliches Ansehen und das Verdienen von Geld im Mittelpunkt und werden diese Werte als Lebensziele dem Kind schon früh mit auf den Weg gegeben, so wird es für viele Kinder schwierig, sich glücklich und resilient zu entwickeln. Denn sowohl die Eltern als auch die Kinder werden allein mit diesen Werten kein inneres Glück und Zufriedenheit im Leben finden. Die tragende Basis, aus der sich Glück und Zufriedenheit entwickeln, ist eine andere. Am Ende eines Lebens bereut wohl kaum ein Mensch zu wenig Zeit im Büro oder sonst in seinem Beruf verbracht zu haben, oder dass er nicht noch mehr Zeit dem Geldverdienen gewidmet hat. Am Ende des Lebens bereuen die meisten zu wenig Zeit für die Menschen gehabt zu haben, die ihnen am Wichtigsten waren, und diesen (und vielleicht auch sich selbst) zu wenig Wertschätzung und Liebe entgegengebracht zu haben. Langzeitstudien aus den USA (beginnend 1938) und andere kommen zu demselben Ergebnis: Beziehungsfähigkeit ist sehr wichtig um glücklich zu sein. Das bedeutet, in Resonanz zu anderen Menschen gehen zu können, und Beziehungsangebote von anderen Menschen zu erhalten. Gute, tragende Beziehungen sind der wichtigste Faktor für Glück und Zufriedenheit im Leben.

Natürlich ist in unseren Zeiten eine gute Bildung wichtig, aber es ist hierbei in erster Linie die emotionale Bildung und Beziehungsfähigkeit und dann erst die kognitive Bildung in der Auflistung der wichtigsten Dinge für Glück und Zufriedenheit im Leben (Stahl 2017, Strüber 2019, Hüther 2013, Brisch & Hellbrügge 2008, Kuhl et al. 2011).

Den Beschreibungen zahlreicher Eltern entnehmen wir, dass auf dem Weg zu einer guten Bildung häufig sehr viel Freude, Lebensqualität und leider auch Beziehungsqualität für Kinder und Eltern verloren gehen. Glück, Zufriedenheit und die Fähigkeit zur Resilienz können dann häufig nicht mehr richtig wachsen und sich entfalten – eine bedenkliche Entwicklung, wie wir finden. Demgegenüber steht ein Schulsystem in Deutschland, das zunehmend den Trend verfolgt, familiäre Grenzen zu überschreiten. Die Fülle der kognitiven Wissensvermittlung der Lehrpläne kann teilweise nicht mehr im Unterricht umgesetzt werden. Darüber hinaus bleibt im Unterricht kaum noch Zeit für das Üben und Vertiefen von Fertigkeiten oder gar dem Ausprobieren und Nachholen. So wird heute oft nach Hause delegiert, was früher komplett in der Schule erledigt wurde. Viele Familien stecken nun in einem zeitlichen Dilemma und müssen Prioritäten setzen. Familien, in denen Kinder mit Verarbeitungsproblemen aufwachsen, sind mit diesen Bedingungen häufig objektiv überfordert. Aber wo sollen die Kinder die Bedeutung der emotionalen und sozialen Bildung, Bindung und Beziehungsfähigkeit lernen, ihre Werte erfahren und sich aktiv damit auseinandersetzen, wenn hierfür oft nicht einmal zu Hause die Zeit bleibt und die Schule sich in erster Linie als kognitiver Wissensvermittler versteht? Kinder können sich das nicht selbst beibringen, sie brauchen hierzu Vorbilder sowie Ruhe, Raum und viel Zeit, um diese Dinge zu erfahren und selbst auszuprobieren. Dinge die immer kostbarer werden, da hierfür im Alltag wenig Raum und Zeit bleiben. Deshalb kann es auch für Eltern wichtig sein, immer wieder inne zu halten, sich Zeit zum Hinschauen und Einfühlen zu nehmen, genauer hinzuschauen, wie es innerhalb der eigenen Familie läuft, wie groß der Stress innerhalb der Familie ist und wie er gesenkt werden könnte. Wieviel gute, entspannte Zeit verbringen Sie mit Ihren Kindern, unabhängig der Themen Schule, Hausaufgaben, Lernen und Beruf, in einer tiefen Verbundenheit, so dass Sie Ihre Kinder spüren und Ihre Kinder Ihre Liebe, Ihren Schutz und eine leistungsunabhängige Anerkennung und Freude über das Zusammensein wahrnehmen? Wie viel Zeit bleibt zur Entwicklung von Kreativität, Fantasie, zur Umsetzung eigener Wünsche, Träume und die Möglichkeit ein Stück Selbstbestimmtheit entwickeln zu können und zu dürfen? (Renz-Polster & Hüther 2001) Hier sind besonders Eltern von Kindern mit Verarbeitungsstörungen gefordert, Prioritäten zu setzen und diese zu leben. Wie groß ist demgegenüber manchmal der Tunnelblick, der nur die Schwächen des Kindes und schlechte Schulnoten wahrnimmt und hieraus Ängste für eine düstere Zukunft entwickelt? Wie hoch ist die Angst, das Kind könnte nicht erfolgreich im Leben sein, weil man es selbst nicht ausreichend gefördert hat? Und wie viel davon wird dem Kind gespiegelt? Wie viel Zeit bleibt den Eltern für die Paarbeziehung oder Alleinerziehenden für gute Freunde und wie viel Zeit bleibt vor allem den Kindern zur freien Entfaltung? Wie viel Glück und Zufriedenheit leben Sie Ihren Kindern vor und was könnten diese dabei von Ihnen lernen? Was könnten Sie von all diesen Dingen im Alltag verbessern? Und was hat das nun alles mit Verarbeitungsstörungen zu tun, könnten Sie nun fragen. Sehr viel!

Natürlich gilt das, was wir hier beschrieben haben für jedes Kind. Aber ein Kind mit einer Verarbeitungsstörung braucht dies noch viel mehr und viel dringender. Und das bedeutet für die Eltern, der Beziehungsarbeit einen hohen Stellenwert innerhalb der Familie einzuräumen, mit Zeit, Verständnis für das Kind, einer guten Kommunikationskultur und bedingungsloser Liebe. Diesen Bedingungen im Alltag eine Priorität einzuräumen, trägt sicherlich mehr zu einer guten Entwicklung im Sinne einer guten Resilienzfähigkeit des Kindes bei, als dass es immer seine Hausaufgaben ordentlich und vollständig macht oder gute Noten erhält. Von einer »neuen Erziehungskultur« spricht Jesper Juul. Er beschreibt dabei sehr anschaulich, wie die Beziehung zwischen Erwachsenen und Kindern die Entwicklung der Kinder anhaltend beeinflusst (Juul et al. 2015).

Wir hoffen mit diesen Themen einen Anstoß für Familien zu geben, über den Alltag zu reflektieren, Wünsche und Bedürfnisse aller Mitglieder zu formulieren, falls notwendig über Veränderungen nachzudenken, mehr Zeit für ein Miteinander, für Entspannung und mehr gegenseitige Wertschätzung in der Familie in den Fokus zu rücken. Denn diese Dinge sind kein Luxus, sondern auch die Grundlage für ein gutes Lernen. Es andersherum anzugehen, also zuerst das schulische Lernen zu priorisieren, damit danach Zeit für Beziehung und die Stärkung resilienten Verhaltens bleibt, wird besonders bei Kindern mit Verarbeitungsstörungen nicht gut funktionieren. Gute Lerntechniken können sicherlich unterstützend wirken, sie sind jedoch der zweite Schritt. Die Priorität sollte einer guten emotionalen und sozialen Situation des Kindes gelten, unter Umständen muss viel Energie investiert werden, um diese aufzubauen. Es ist wichtig, Prioritäten im Familienalltag zu setzen, damit hierfür Zeit zur Verfügung steht.

Damit diese Dinge nicht nur allgemein formuliert stehen bleiben, fassen wir nachfolgend die nach unserer Erfahrung wichtigsten Dinge wie Eltern eine resiliente Erziehung ihrer Kinder unterstützen können, zusammen. Wir geben weder Kochrezepte weiter, noch liefern wir einen Zauberstab, der sofort die gewünschte Lösung bringt. Es gibt ihn tatsächlich nicht, den Zauberstab, auch wenn man ihn sich so manches Mal wünschen würde. Kinder sind individuell unterschiedlich, ihre Eltern sind es ebenso. Deshalb sollte jede Familie ihren eigenen, passenden Weg finden, resilientes Verhalten aufzubauen und zu verknüpfen. Das braucht Zeit. Eine gute Resilienz begleitet einen Menschen dann aber ein Leben lang. Es stärkt das Selbstwertgefühl, bringt Sicherheit, Stärke und schafft Lösungskompetenzen. Ein Prozess, der sich unseres Erachtens in Hinsicht auf eine gute, stärkende Entwicklung von Kindern sehr lohnt.

Verhaltensstrategien für Eltern

Eine der häufigsten Herausforderungen in einer Partnerschaft kennen Sie vielleicht auch: Der Einzelne möchte sich sicher in der Bindung zum Partner fühlen und gleichzeitig seinen eigenen Freiraum haben, um sich persönlich weiterentwickeln zu können. Kindern geht es nicht anders. Deshalb wird eine gute Erziehung von Kindern häufig damit beschrieben, dem Kind sowohl Wurzeln, als auch Flügel zu geben (Stahl 2017, Juul 2014).

Kinder sind zarte Pflanzen und es braucht Geduld, sie zum Blühen zu bringen. Auf dem Weg dorthin brauchen sie feste Wurzeln, damit sie wissen, woher sie kommen und wer sie stützt. Sie brauchen ausreichend Wasser als Lebenselixier, in Form von Liebe, Geborgenheit, Anerkennung, Wertschätzung und Schutz, damit sie sich sicher fühlen können und eine eigene Identität entwickeln. Sie brauchen ein gutes Klima, in dem sie eigene Erfahrungen machen dürfen, um sich selbst zu entdecken, zu entfalten und Motivation aufzubauen. Sie brauchen Vertrauen in ihre eigene Person, damit sie Selbstvertrauen entwickeln können. Es braucht viel Kraft und Zuversicht durch die Eltern, sich auf diesen Weg zu begeben. Doch was ist, wenn es Probleme gibt? Versuchen Sie in Ihrer Handlungskompetenz zu bleiben. Ängste bringen Starrheit, sie lassen keine Bewegung zu und beschneiden die Flügel der Kinder. Die Unlösbarkeit eines Problems liegt häufig nur in der Interpretation der Situation, also in den subjektiven Vorstellungen, nicht in ihren tatsächlichen Gegebenheiten. Es gibt immer gute Lösungen. Vielleicht sehen diese ganz anders aus, als Sie sich das zunächst vorgestellt haben. Wenn Eltern selbst in einer Dynamik der Möglichkeiten bleiben und Handlungskompetenz aufzeigen, werden die Kinder dies spüren, und es wird Spielräume zur Entwicklung geben.

Wie können solche Ansätze für ein Kind mit einer Verarbeitungsstörung konkret umgesetzt werden?

Wir sehen die wichtigste Funktion von Eltern dabei nicht in der Rolle des Hilfslehrers, der zu Hause mit dem Kind nacharbeiten muss, was in der Schule verpasst oder dort nicht in der vorgegebenen Geschwindigkeit aufgenommen wurde. Denn dann dreht sich irgendwann tatsächlich im Leben des Kindes oder sogar in der gesamten Familie alles nur noch um die Themen Schule, Lernen und Leistung. Jede schlechte Schulnote wirkt total enttäuschend, nicht nur für das Kind, das viel Zeit für das Lernen aufgebracht hat, sondern auch für die Eltern, die ebenfalls viel Zeit und Energie ins Lernen mit dem Kind gesteckt haben. Das Kind fühlt sich vielleicht sogar schuldig daran, dass seine schlechten Noten die Eltern enttäuschen, das wird ein Kind so nicht bewusst reflektieren und benennen können, aber es wird bockig oder aggressiv reagieren, vielleicht auch depressiv.

Vielleicht wird es keine Lust mehr haben, mit seiner Mutter oder seinem Vater zu lernen, denn mit der nächsten schlechten Note müsste es ja wieder die Verantwortung für die Enttäuschung der Eltern, darüber dass alles gemeinsame Lernen nichts gebracht hat, übernehmen. Wir meinen, dass Eltern mehr für eine gute Entwicklung ihres Kindes erreichen, wenn sie in ihrer Elternrolle bleiben und diese ausfüllen, ohne sie gleichzeitig mit der Lehrerrolle zu vermischen. Denn es gibt in der Regel niemanden für ein Kind, der sonst diese Rolle so gut ausfüllen könnte.

Die Elternrolle ist etwas Einzigartiges. Wir sehen sie unter anderem in der Unterstützung der Resilienzfähigkeit des Kindes, wie oben beschrieben, indem das Kind wahrgenommen und unabhängig von schulischen Leistungen anerkannt wird. Nahezu alle Eltern sind der Auffassung, dass sie dieses selbstverständlich tun. Dabei gehen sie häufig von ihrem eigenen Wunschdenken und ihren Gefühlen aus. Entscheidend ist jedoch, was sie ihrem Kind zeigen und vermitteln, so dass es auch das Kind fühlen kann. Das bedeutet, die Stärken des Kindes, auch wenn es kleine Dinge sind, zu würdigen, deutlich hervorzuheben und zu loben. Es geht dabei nicht immer um die Bewertung oder Würdigung von Leistungen, sondern um die Wahrnehmung von positiven Verhaltensweisen und die Person des Kindes sowie um eine positive Rückmeldung an das Kind (Furman 2017). Das kann die Wahrnehmung eines Streitschlichtens unter Geschwistern sein, das unaufgeforderte Rausgehen mit dem Hund, das regelmäßige Füttern des Hasen oder das Trennen des Mülls. Es kann auch das einmalige Fegen des Hofes sein, das Entwickeln einer guten Idee für ein Geburtstagsgeschenk oder das Erinnern des Vaters daran, dass der Oma noch etwas vorbeigebracht werden sollte. Das sind aber doch Selbstverständlichkeiten, wenden hier manche Eltern ein. Das kann schon sein, aber wenn Sie gerne möchten, dass diese Selbstverständlichkeiten tatsächlich selbstverständlich erfolgen, so sollten sie authentisch gewürdigt und positiv verstärkt werden. Es gibt weder ein Elternrecht auf, noch einen Automatismus zur Erfüllung von Selbstverständlichkeiten durch die Kinder. Auch hier gilt, dass Kinder grundsätzlich erst lernen, also neuronal verknüpfen müssen, was von Ihnen erwartet wird. Und dieser Aufbau funktioniert am schnellsten und stabilsten durch wiederholte, eindeutige positive Reaktionen der Eltern auf ein gutes Verhalten des Kindes. Gerade Kinder mit Verarbeitungsstörungen brauchen diese Verstärkungen besonders intensiv und häufig. Denn nur dann vernetzen sich die entsprechend notwendigen Netzwerke, die das nächste Mal die eine oder andere Selbstverständlichkeit mit einem positiven Gefühl verbinden, und sie deshalb wieder vom Kind ausgeführt wird. Sie erinnern sich daran, dass Lernprozesse mit positiven Gefühlen verbunden abgespeichert werden sollten, damit das Kind diese wiederholen möchte. Die Selbstverständlichkeiten, die von einem Kind im Alltag erwartet werden, sind nichts anderes als Lernprozesse. Diese werden in einem bestimmten Alter aus der Erfahrung des Kindes mit seiner Umwelt erfolgen und vielleicht positiv unterstützend, oder auch negativ verweigernd abgespeichert werden. Dazu müssen bestimmte neuronale Netzwerke im Laufe der Entwicklung des Kindes verknüpft werden, wie wir bereits ausführlich beschrieben haben. Entscheidend hierfür sind für Kinder – mit und ohne Verarbeitungsstörung – ihre Erfahrungen aus der Umwelt. Auch im Erwachsenenalter laufen soziale Lernprozesse nach dem gleichen Muster ab. Würden Sie Ihrer Frau regelmäßig Blumen mitbringen, wenn diese die Blumen stets komplett ignorieren würde, oder sich sogar darüber beschweren würde, dass der Blumenstrauß schon wieder nicht zur Wohnzimmereinrichtung passt? Dabei hatten Sie sich doch Mühe beim Aussuchen gegeben! Die Wahrscheinlichkeit, dass Sie Ihrer Frau keine Blumen mehr mitbringen, ist sehr hoch, denn es würde Ihnen die positive Verknüpfung fehlen, dass sich Ihre Frau hierüber freut, und dass dies dann vielleicht auch zu einer guten Stimmung zwischen Ihnen und Ihrer Frau beiträgt. Menschen brauchen ein positives Feedback für eine Verhaltensweise, damit sie diese für sich selbst als positiv wahrnehmen und als solche abspeichern. Erst dann werden sie diese Verhaltensweise wiederholt zeigen. Bleibt das positive Feedback aus, oder ist die Reaktion nicht eindeutig, so ist die Wahrscheinlichkeit gering, dass diese Verhaltensweise wiederholt wird. Ist die Reaktion auf eine Verhaltensweise eher negativ, so wird keine Motivation entstehen, dieses Verhalten zu wiederholen, denn niemand möchte permanent mit negativen

Reaktionen konfrontiert sein. Ein Beispiel für ein Schulkind mit einer Verarbeitungsstörung könnte hierzu sein, dass dieses Kind länger und intensiver für eine Klassenarbeit lernen muss als seine Mitschüler. Sollte dieses Kind nun trotz allen Lernaufwands eine schlechte Note erhalten und sollten dann auch noch die Eltern enttäuscht sein, ohne die große Lernbereitschaft und den Fleiß des Kindes gebührend anzuerkennen, so wird das Kind sein gutes Lernverhalten sicherlich nicht weiter fortsetzen. Auch wenn Eltern häufig vermuten, eine schlechte Note sollte doch nun erst recht ein Ansporn dafür sein, noch mehr zu lernen, um eine gute Note zu erreichen, die Wahrscheinlichkeit, dass sich das Kind ungerecht behandelt und den Mitschülern gegenüber zurückgesetzt fühlt, wird groß sein. Ebenso ist es wahrscheinlich, dass sich das Kind zunehmend als dumm empfindet, denn es vergleicht sich mit seinen Mitschülern, die deutlich weniger lernen, mehr Freizeit haben und trotzdem bessere Noten bekommen. Und so wird mit jeder schlechten Note, die auf eine gute Lernbereitschaft folgt, die Lernbereitschaft des Kindes schwinden, bis es vielleicht gar nicht mehr lernen will. Die Eltern wundern sich dann, warum das Kind etwas nicht mehr tut, was es früher doch getan hat. Vielleicht liegt die Ursache hierfür nun aber darin, dass die Eltern nicht positiv reagiert haben? Wenn die Eltern auf die Leistung, also die Note, statt auf das Verhalten, nämlich die Lernbereitschaft des Kindes, reagieren, ist es für das Kind sehr frustrierend. Um die Lernbereitschaft des Kindes zu erhalten, ist es wichtiger diese zu würdigen und die Note als unbedeutend oder zumindest als untergeordnet zu sehen. Sagen und zeigen Sie Ihrem Kind klar und eindeutig, welches Verhalten Sie sich von ihm wünschen und worüber sie sich freuen. Geben Sie positives Feedback, wenn das Kind daraufhin ein solches Verhalten zeigt. Verstärken Sie das positive Feedback durch die entsprechende Mimik, z. B. durch ein offenes, lachendes Gesicht und eine Gestik, z. B. ein Schulterklopfen und den Daumen nach oben zu zeigen. Ein lobender Satz kann dies zusätzlich unterstützen, z. B. »Ich bin echt stolz auf dich, dass du so eine gute Ausdauer beim Lernen gezeigt hast! Es war sehr viel zu lernen. Die Note ist für mich gar nicht interessant, sondern wir schauen uns jetzt erst einmal an, was du richtig gemacht hast …

Schau hier, das war richtig gut. Ah, und das hier wusstest du auch noch. Oh ja, das hier ist auch wirklich nicht einfach ... Wenn du möchtest, kann ich dir helfen, es zu wiederholen. Oder möchtest du es lieber allein machen?« Und das sollte alles in einem authentischen, positiven, lobenden Tonfall erfolgen. Weil Kinder mit Verarbeitungsstörungen häufig verzögert wahrnehmen, ihnen Informationen verloren gehen und es manchmal etwas länger dauert, bis etwas ankommt und abgespeichert wird, brauchen diese Kinder ein klares, eindeutiges Verhalten ihrer Eltern. Die Fülle der oben genannten Beispiele lobender Sätze sollte nicht zeitgleich erfolgen, sondern besser immer wieder ein bis zwei Sätze davon. Das Lob sollte eindeutig und klar sein. Ebenso sollte es eine notwendige Grenzsetzung in anderen Situationen geben. Gut ist es, wenn Eltern sich dabei einig sind, welches Verhalten des Kindes verstärkt werden sollte, um dann eine gemeinsame Klarheit in der Kommunikation zu zeigen. Sind Eltern sich uneinig in Bezug auf den Erziehungsstil und ihre Anforderungen an das Kind, so kann das für ein Kind mit Verarbeitungsstörungen zusätzlichen Stress bedeuten. Denn es muss dann immer wieder von neuem eine Situation wahrnehmen, beurteilen und sein Verhalten nicht nur entsprechend der Situation, sondern auch dem jeweiligen Elternteil anpassen. Das ist eine sehr große Herausforderung für ein Kind, besonders mit einer Verarbeitungsstörung. Manche Kinder neigen dann dazu, die Eltern gegeneinander auszuspielen.

Merkmale einer Überforderung

Unterstützungen im Lernbereich können auch zu Hause wichtig sein, wir empfehlen aber diese stets zeitlich zu begrenzen. Ein Hausaufgabenmarathon bringt nur Frustration auf allen Seiten, und auch qualitativ bleibt dabei meist nicht viel beim Kind hängen. Das ist eher überflüssiger und vermeidbarer Stress für Kind und Eltern. Wenn das Kind nicht mehr aufnahmefähig ist, zeigt es dies durch gestresstes Verhalten, erhöhte Müdigkeit, eine geringe Konzentrationsspanne, Verweigerung oder sogar aggressives Verhalten. Es wird sich vielleicht wiederholt die Augen reiben, mit dem Kopf sehr nah ans Blatt gehen, zunehmend hyperaktive Verhaltensweisen zeigen, indem es auf dem Stuhl hin und her rutscht, immer wieder aufsteht, im Stehen schreibt, halb unter den Tisch rutscht oder den Kopf, vielleicht sogar den gesamten Oberkörper auf den Tisch legt. Manche Kinder schreiben dann seitlich vom Körper weiter. Zudem zeugt eine über die Zeit zunehmende Fehlerquote oft von einem Konzentrationseinbruch. Dies sind einzelne Signale, die für eine Pause sprechen oder sogar für eine Beendigung der Hausaufgaben oder der Lernsituation an diesem Tag. Es ist dann besser für Entspannung zu sorgen, als die Stressspirale weiter hochzufahren. Die entsprechende Lehrperson des Kindes sollte ein Feedback von den Eltern erhalten, z. B. eine kurze Nachricht im Hausaufgabenheft, dass an dem Nachmittag für das Kind nicht alles zu schaffen war. Eltern, die befürchten, es könnte negative Auswirkungen für ihr Kind haben, wenn es nicht immer seine Hausaufgaben vollständig gemacht hat, empfehlen wir ein offenes Gespräch mit der entsprechenden Lehrperson, um eine Absprache über eine Entlastung des Kindes zu treffen. Denn der eindeutig größere Nachteil für das Kind entwickelt sich durch eine anhaltende Überforderung. Hieraus können sich vielfältige sekundäre Probleme entwickeln, bis hin zur völligen Ablehnung gegen Hausaufgaben oder sogar einer Schulverweigerung. Ist die Hausaufgabensituation zu Hause so anstrengend, dass sie Eltern und Kind in Dauerstress versetzt, sollte eine entsprechende Diagnostik in Betracht gezogen werden, um hierdurch gezielte Erleichterungsmaßnahmen zu erfahren.

Lernen am Modell

Für wichtige Dinge, wie gemeinsames Spielen (von Eltern und Kind), Toben, Freizeitgestaltung, Sport und anderes sollten im Grundschulalter mindestens eine Stunde am Tag an Zeit eingeräumt werden, und zwar zusätzlich zu der Zeit, die das Kind noch mit seinen Geschwistern oder Freunden am Tag spielt. Es ist wichtig für Kinder, gemeinsame Zeit mit den Eltern zu verbringen. Hierbei kommt es aber gar nicht so sehr auf die Zeitdauer, als vielmehr auf die Qualität der Interaktion zwischen Mutter/Vater und Kind an. Als positiv wird die Zeit erlebt, wenn Eltern sich mit ihrer vollen Aufmerksamkeit auf ein Kind einlassen. Sie sollten nicht während des Spiels telefonieren, während eines Gesprächs mit dem Kind Nachrichten auf dem Smartphone lesen, nicht parallel den Fernseher laufen lassen, oder als Eltern dann miteinander über Themen sprechen, die mit dem Kind nichts zu tun haben und somit das Kind vom Gespräch ausschließen. Dem Kind etwas zuzusagen und anschließend wieder zu verändern oder zu vergessen, oder ähnliche Verhaltensweisen, können für das Kind sehr kränkend sein, besonders wenn sie wiederholt passieren. Es wird von Kindern erwartet, dass sie gute Sozialverhaltensweisen lernen und entsprechend umsetzen. Vieles lernen Kinder am Modell, das Verhalten wird also von entsprechenden Vorbildern abgeschaut. Dann kann es sinnvoll sein, zu reflektieren und zu hinterfragen, welche eigene Verhaltensweise als Modell für das Kind dient.

Kinder formulieren meist keine sachliche Kritik, wenn sie sich durch das Verhalten eines Erwachsenen schlecht behandelt oder ignoriert fühlen. Sie reagieren durch ihr Verhalten, indem sie beleidigt sind, aggressiv werden, sich aus dem Familienleben zurückziehen, sich immer wieder in den Mittelpunkt stellen und Gespräche unterbrechen, den Clown spielen oder provozieren.

Bei Kindern mit Verarbeitungsstörungen kann es wichtig sein, einen Perspektivenwechsel vorzunehmen und die Situation aus der Sicht des Kindes zu sehen oder zu hören. Eine Reflexion darüber, was das Kind mitbekommen hat oder was es vielleicht gar nicht mitbekommen konnte, kann hilfreich sein. War der vorausgegangene Prozess vielleicht zu schnell für die visuelle oder auditive Verarbeitung des Kindes? Kann es dadurch zu einem Missverständnis gekommen sein? Gab es viele Hintergrundgeräusche, z.B. in einem Restaurant oder zu Hause beim Abendessen? War die Umgebung unruhig? Waren die Botschaften der Erwachsenen klar und eindeutig? Hat jemand lange auf das Kind eingeredet, weil er oder sie gerne wollte, dass das Kind etwas einsieht und die Sichtweise der Erwachsenen versteht und deshalb sein Verhalten anpasst?

Wir haben mittlerweile mehrfach beschrieben, dass der Wunsch, Kinder könnten den kognitiven Ausführungen der Eltern folgen, deren Gedanken kognitiv als richtig anerkennen und ihr Verhalten dann hieran ausrichten, unrealistisch ist. Erwachsene bleiben bei einer solchen Vorgehensweise ausschließlich in ihrer eigenen Sichtweise hängen, statt sich auf die Ebene und den Entwicklungsstand des Kindes zu begeben. Kurze und in der Aussage eindeutige Sätze zu formulieren, reduziert Stress auf beiden Seiten und führt schneller zum Erfolg. Das können so klare Sätze sein wie: »Du bleibst bitte jetzt sitzen!« Das Kind braucht in diesem Moment keine lange Abhandlung an Erklärungen, warum es jetzt sitzen bleiben soll. Viel wichtiger ist es, in diesem Moment die entsprechende nonverbale Gestik, Mimik und Tonlage zu verwenden. Davon sollte nichts unfreundlich, übertrieben laut oder gar drohend sein, vielmehr sollte es fest, klar und eindeutig sein. So kommt beim Kind an, der/diejenige, der/die das sagt, weiß in dieser Situation worum es geht. Deshalb kann ich als Kind dieser Person vertrauen und mich einlassen. Versucht ein Kind in solchen Situationen auszubrechen und selbst das Zepter zu übernehmen, fehlt ihm wahrscheinlich das Vertrauen gegenüber der anderen Person. Diese kurze, eindeutige und verbal knappe Vorgehensweise gegenüber dem Kind hat nichts mit einem autoritären, bestimmenden und das Kind unterdrückenden Erziehungsstil zu tun. Erklärungen, warum ein bestimmtes Verhalten erwünscht, wichtig oder gar notwendig sein kann, sollten mit Kindern in einer ruhigen Situation besprochen, oder noch besser in Rollenspielen erfahrbar gemacht werden. Aber auch hierzu braucht es keine langen Monologe der Eltern, dem können Kinder mit Verarbeitungsstörungen meist auch gar nicht lange folgen.

12 Hinweise für Eltern

Die folgenden 12 Punkte geben Hinweise, wie Eltern ihre Kinder mit einer Verarbeitungsstörung im Familienalltag unterstützen könnten:

1. Entwickeln Sie eine ressourcenorientierte, positive Wahrnehmung des Kindes.

»Wenn du ein Kind zu oft kritisierst, wird es lernen, über andere zu urteilen. Wenn du es regelmäßig lobst, wird es lernen wertzuschätzen.« (Maria Montessori)

Eine ressourcenorientierte, positive Wahrnehmung des Kindes bedeutet, das Kind in seinen Stärken wahrzunehmen und dieses dem Kind durch unterstützende Anerkennung zu spiegeln. Es ist sinnvoll, als Erwachsener eine ressourcenorientierte Wahrnehmung im Alltag zunächst in der Eigenreflektion einzuüben. Denn wer seine eigenen Ressourcen und Stärken spürt und benennen kann, dem fällt es oft leichter, die seiner Kinder entsprechend wahrzunehmen und zu spiegeln. Hierbei sollte primär das Verhalten des Kindes berücksichtigt werden, und nur sekundär die Leistungen. Kinder haben keine angeborenen eigenen Bewertungen für ihr Verhalten und ihre Leistungen. Sie reagieren auf das Verhalten der Umgebung, und leiten hieraus ihre individuellen Lernprozesse ab.

2. Beurteilen Sie Situationen, in denen Kinder inadäquat reagieren, aus der Sicht des Kindes. Achten Sie dabei auf typische Überforderungsmöglichkeiten im visuellen und auditiven Bereich. Reflektieren Sie das eigene Verhalten in Bezug auf das Kind.

Stellen Sie sich als Eltern folgende Fragen: Gibt es z. B. in dieser Situation eine Überforderung eines oder mehrerer Sinnessysteme? Wie viele unterschiedliche Seheindrücke werden gerade geboten, können diese vom Kind strukturiert werden? Nimmt der Erwachsene gerade etwas wahr, was das Kind in diesem Zusammenhang gar nicht wahrnehmen kann? Ist gerade eine Leistung gefordert, der das Kind nicht gerecht werden kann, z. B. die innere Visualisierung? Gibt es Hintergrundgeräusche, die das Kind nicht ausreichend filtern kann? Sind die Informationen zu schnell für die Verarbeitung eines oder mehrerer Sinnessysteme beim Kind? Redet z. B. eine Person wortreich auf das Kind ein, weil sie ihm etwas erklären will, das Kind kann diesem aber in der Fülle und Geschwindigkeit der Sprache nicht folgen?

3. Übermitteln Sie Informationen, besonders verbale Informationen, kurz, knapp und eindeutig.

Es ist wichtig, lange Erklärungen zu vermeiden, denn zuhören und aus den verbalen Informationen eine Vorstellung des Inhalts zu erhalten, können eine sehr hohe Energieleistung für das Kind bedeuten. Viele Kinder steigen mit ihrer Aufmerksamkeit deshalb früh aus. Werden sie gezwungen, weiter zuzuhören, so zeigt das Kind meist durch aggressives Verhalten oder völliges »Wegtauchen« aus der Kommunikation seine Überforderung.

4. Erkennen Sie Ermüdung und Stress rechtzeitig und reagieren Sie entsprechend früh, gewähren Sie z. B. Pausen oder nehmen Sie sogar einen kompletten Abbruch der energiezehrenden Aufgabe (z. B. Hausaufgaben) vor. Kinder geben meist eindeutige Hinweise in ihrem Verhalten, wenn sie überfordert sind:

- Sie reiben sich die Augen.
- Die Augen sind gerötet.
- Ein Auge wird zugehalten.
- Der Kopf oder der gesamte Oberkörper wird auf den Tisch gelegt
- Gähnen, Müdigkeit und Erschöpfung.
- Ein schlaffer Muskeltonus, wodurch das Kind nicht mehr gerade sitzen kann.
- Das Kind zeigt hyperaktives Verhalten, wie ständiges Aufstehen, Hin- und Herbewegen auf dem Stuhl.
- Das Kind zeigt ein zunehmendes verbales Aggressionsverhalten.
- Das Kind jammert oder weint.
- Es zeigt sich eine Verschlechterung des Schriftbildes, das Einhalten von Zeilen wird sehr schwierig.
- Es besteht eine zunehmende Fehlerquote.
- Es besteht eine Verschlechterung des kognitiven Verständnisses.

5. Werten Sie unangemessenes Verhalten des Kindes nicht als gezielte Provokation, und fühlen Sie sich hierdurch nicht persönlich angegriffen. Große Überforderungssituationen eines Kindes können zu einem impulsiven, unangemessenen Verhalten dieses Kindes führen. Die Verhaltensweise ist dann aufgrund der Überforderung nicht spontan vom Kind selbst zu regulieren. Hier braucht es eine Situationsveränderung und eine Auszeit aus der Situation. Wenn sich das Verhalten des Kindes beruhigt hat, versuchen Sie gemeinsam zu erarbeiten, was stressauslösend in der Situation war. Was genau hat das unangemessene Verhalten ausgelöst? Manchmal ist das bei Kindern auch ein Gefühl, das mit der Überforderung verbunden ist. Erarbeiten Sie gemeinsam mit dem Kind, wie die Überforderung oder dieses Gefühl in Zukunft verhindert werden könnten. Kann das Kind z.B. versuchen die Überforderung frühzeitig zu spüren und zu artikulieren?

Dies ist abhängig vom Alter des Kindes. Und falls es doch wieder auftreten sollte, welche konkreten Möglichkeiten hat das Kind dann, sich mitzuteilen, bevor die Situation eskaliert?

6. Sorgen Sie im Alltag für ausreichende Entspannungs- und Regenerationsmöglichkeiten, und zwar sowohl für das Kind als auch für sich selbst.
Entspannung und Regeneration sind an angenehme Situationen gebunden, z. B. kuscheln, Fahrrad fahren, im Garten toben, schwimmen, mit den Eltern spielen, gemeinsam handwerken, ein Projekt entwerfen wie z. B. ein Baumhaus bauen oder ein Lagerfeuer machen.

Es ist keine Entspannung Fernsehen zu schauen, auf dem Handy oder dem Computer zu spielen. Selbst wenn die Kinder hierbei zunächst ruhiger werden, so ist die Anstrengung besonders an das visuelle Verarbeitungssystem sehr hoch, was das Kind viel Energie kostet. Anschließend sind die Kinder deshalb oft erschöpft, was wiederum zu erhöhtem hyperaktiven Verhalten, Müdigkeit und Konzentrationsproblemen, bis hin zu aggressivem Verhalten führen kann. Letztlich wird hierdurch meist Öl ins Feuer gegossen, die Stichflamme erfolgt dann nach dem Fernsehschauen oder dem Computerspiel.

7. Passen Sie die Hausaufgabenmenge und -intensität jeweils dem Energielevel des Kindes an, denn umgekehrt funktioniert es nicht.
Achten Sie auf ein gutes, entspanntes Arbeitsklima mit fast keinen Ablenkungsmöglichkeiten, legen Sie entsprechende Pausen ein und achten Sie auf eine ausreichende Flüssigkeitszufuhr beim Kind. Meist ist es sinnvoll, weniger Dinge zu erarbeiten und zu lernen, dieses aber gut und zuverlässig abzuspeichern und zu beherrschen. Wird die zu lernende Menge zu hoch, wird vom Kind nichts umfassend verstanden und gelernt, da die Informationen nicht entsprechend verknüpft werden und auch nicht im Langzeitspeicher hängen bleiben. Das Kind muss dann ständig wieder von vorne anfangen, um die Dinge zu lernen.

8. Reflektieren Sie den eigenen Kommunikationsstil, geben Sie positives Feedback, seien Sie klar und eindeutig, auch bei Kleinigkeiten.

Kinder, die respektlos kommunizieren, oder häufig ein unangemessenes Vokabular benutzen, haben dieses Verhalten nicht aufgrund ihrer Gene. Die verbale Kommunikation wird von klein auf aus der direkten Umwelt gelernt und übernommen. Werden Kinder häufig kritisiert oder mit negativen Schlagwörtern belegt, so übernehmen die meisten von ihnen dieses Verhalten und zeigen es gegenüber anderen Menschen. Kinder, die keinen oder wenig Respekt zeigen, haben meist auch gegenüber ihrer eigenen Person keinen oder nur wenig Respekt erfahren. Sie verletzen mit Worten, weil sie sich ebenfalls verletzt fühlen. Das muss nicht immer in einer groben, derben Atmosphäre ablaufen. In manchen Elternhäusern gehört ein ironischer Unterton zum Alltag. Dieser kann für ein Kind zu einem ironisch verachtenden Kommunikationsstil werden, da Kinder noch lange in ihrer Entwicklung brauchen, bis sie Ironie richtig verstehen können. Erschwerend kommt bei Kindern mit einer Verarbeitungsstörung hinzu, dass sie langsamer in ihren Verarbeitungsprozessen sind. Sie empfinden die Ironie als Verachtung und fühlen sich dieser oft ausgeliefert. Sie haben also keinen angemessenen Schutz und keine adäquaten Reaktionsmöglichkeiten. Die Reaktion erfolgt meist nicht direkt auf den Auslöser (der ironischen Bemerkungen), sondern es wird vielleicht an anderer Stelle, beispielsweise gegenüber einem anderen Kind, ein verbal beleidigender, verletzender Stil von diesem Kind gezeigt.

9. Reflektieren Sie das eigene Verhalten. Fordern Sie nichts vom Kind ein, was Sie selbst nicht zeigen oder einhalten. Seien Sie ein zuverlässiger Partner.

Realisieren Sie, dass Sie als Eltern ein Modell, besonders für das Verhalten des Kindes sind, an dem es sich auch unbewusst orientiert und von dem es vieles kopiert. Das gilt nicht nur für einen höflichen Umgangsstil, sondern auch für z. B. zuverlässiges Verhalten. Hierbei ist immer wieder zu reflektieren, was das Kind aufgrund seiner Verarbeitungsstörung mitbekommt.

10. Gemeinsame Inseln im Alltag.
Geben Sie idealerweise 20–30 Minuten täglich, aber zumindest mehrmals pro Woche, dem Kind einen geschützten Raum für eine intensive Eltern-Kind-Beziehung (ohne elektronische Medien!), in dem Gespräche auf Augenhöhe mit dem Kind geführt werden, gekuschelt und gespielt wird..

11. Geben Sie dem Thema Schule keinen großen Platz am Familientisch.
Schule sollte nicht ein tägliches Familienthema sein, oder gar die Familie beherrschen. Hier kann eine kritische Reflexion im Alltag hilfreich sein, beispielsweise die Reflektion darüber, wie viel Angst die schulischen Themen dem Kind oder den Eltern selbst bereiten. Bestimmen Themen wie Schule, Leistung und Druck den familiären Alltag, kann eine familientherapeutische Unterstützung von außen zur Entspannung der Situation beitragen.

12. Pflegen Sie Rituale und Gemeinsamkeiten.
Halten Sie gemeinsame Essenszeiten ein, wichtig können aber auch Besuche bei Freunden sein, sowie Hobbys und Sport. Ein Gute-Nacht-Ritual, oder bei älteren Kindern eine fest installierte »Familienkonferenz«, können hierzu beitragen.

Lernstrategien für zu Hause

Lernen braucht Beziehung, soll Spaß machen und mit positiven Emotionen verknüpft sein. Es mag manchmal schwer sein, das umzusetzen, besonders in der Zusammenarbeit mit Kindern, die mit einer oder mehreren Verarbeitungsstörungen zu kämpfen haben. Behalten Sie diesen Grundsatz trotzdem im Kopf und überlegen Sie, was Ihrem Kind Spaß macht, und wie sie dies in die Lernprozesse zu Hause einbeziehen könnten. Lassen Sie Ihre Fantasie arbeiten.

Wir können hier nicht umfangreich auf die jeweiligen Lernstrategien bei unterschiedlichen Verarbeitungsstörungen eingehen, da diese nach den jeweiligen Störungsbildern zu differenzieren sind.

So lernt ein Kind mit einer visuellen Verarbeitungsstörung anders als ein Kind mit einer auditiven Verarbeitungsstörung, oder als ein

Kind, das beide Störungsbilder vereint hat. Aber auch innerhalb der einzelnen Verarbeitungsbereiche gilt es zu unterscheiden, denn ein Kind mit einem Blicksteuerungsproblem braucht teilweise andere Lernbedingungen, als ein Kind, das nicht gut visuell simultan verarbeiten kann oder eine binokulare Fusionsstörung hat. Es gibt eine Reihe sehr gut wirkender Lernstrategien für die jeweiligen Störungsbilder, diese sind aber nicht wie Kochrezepte weiterzugeben. Wir haben daher beschlossen, unterstützende Techniken besser in Seminaren zu vermitteln, denn da können sie gezeigt, von den Teilnehmern ausprobiert und selbst erfahren werden. So sind sie von Eltern, Lehrern und Lehrerinnen, Therapeuten und Therapeutinnen unkompliziert zu erlernen und umzusetzen. Dabei kann auch leichter auf individuelle Fragen und Bedingungen eingegangen werden. Das hierfür notwendige Grundwissen vermitteln wir ebenfalls in unseren Seminaren, da dies die Grundlage bildet.

Folgend aber ein kurzer Einblick in eine Lernmethode:

Strategien, die Erleichterung beim Lernen verschaffen

Grundsätzlich gilt für Kinder mit Verarbeitungsstörungen, dass sie eine ruhige, reizarme Umgebung für Lernprozesse brauchen. Das bedeutet in einem ruhigen Raum, ohne Spielsachen, ohne Computer, ohne Handy, ohne Geschwister u. a. m. zu arbeiten. Zudem brauchen gerade diese Kinder viel Beziehung beim Lernen. Das bedeutet nicht, dass Mutter oder Vater während der gesamten Hausaufgabenzeit neben dem Kind sitzen sollten. Diese Kinder brauchen aber in der Regel jemanden, der ihnen eine Übersicht verschafft, was zu tun ist, wie dies am besten aufzuteilen, zu strukturieren und zu organisieren ist, was also zuerst erledigt werden soll und in welchem Zeitrahmen. Hierfür ist tatsächlich eine Unterstützung der Eltern notwendig. Kindern mit Sehverarbeitungsstörungen fehlen in der Regel übergeordnete Ordnungs- und Struktursysteme, da hierfür eine gute innere Visualisierung notwendig ist. So können Eltern mit dem Kind die Hausaufgaben, die zu erledigen sind, zusammentragen. Dann wäre zu besprechen, was davon für den nächsten Tag erledigt werden sollte, und es ist eine entsprechende Reihenfolge dieser Aufgaben zu erstellen. Nicht nur indem die Eltern dies mit dem Kind besprechen, da reine verbale Informationen aufgrund des kleinen auditiven Speichers schnell vergessen sind. Hat das Kind zusätzlich vielleicht auch noch eine auditive Verarbeitungsstörung, so bleibt von der gesprochenen Information meist nicht viel hängen. Es sollte keinesfalls auf das Kind eingeredet werden, vielmehr sollte aktiv gemeinsam vorbereitet werden, was zu erledigen ist, beispielsweise indem vom Kind die notwendigen Materialien zusammengetragen und geordnet werden. Je nach Entwicklungsstufe des Kindes sollte dies bei mehr als ein bis zwei Aufgaben in Etappen geschehen. Dieser Prozess ist grundlegend, damit das Kind eine selbständige Arbeitshaltung entwickeln kann. Sollte es hier noch Schwierigkeiten geben und sich das Kind nicht in diesen Prozess einbringen können, dann ist es sinnvoll, diese Vorgehensweise in kleinen Schritten zu üben. Eine zuverlässige Struktur aufzubauen, die immer gleichermaßen abläuft, und die nach Möglichkeit keine Ausnahmen notwendig macht, ist eine gute Basis dafür, dass die Eltern nicht für die kommenden Schuljahre in die alleinige Verantwortung der Hausaufgabenorganisation hineinwachsen und dort verhaftet bleiben. Dieser Prozess braucht allerdings Übung und Zeit. Manchmal ist es sinnvoller, sich die Zeit hierfür zu nehmen, als die Hausaufgaben immer vollständig zu erledigen. Leider wird das Einüben strukturierter Lernprozesse nur wenig in der Schule geübt. Für Kinder mit Verarbeitungsstörungen ist dies aber besonders wichtig.

Allgemeine Fördermöglichkeiten bei einer visuellen Verarbeitungsstörung

Vergrößerungen

Das Vergrößern von Texten und Zahlen wirken ähnlich unterstützend wie bei Kindern mit einer Sehbehinderung durch eine Augenerkrankung.

Hier empfehlen wir in den ersten drei Grundschuljahren bei einer Schriftgröße von 20 bei einem einfachen Schrifttyp wie »Arial« zu bleiben und den Kindern Druckschrift vorzugeben. Die Texte sollten einen Zeilenabstand von 1,5 oder 2 haben, damit die Kinder nicht in den Zeilen verrutschen.

Wenn ein Kind die ersten Zeilen bei einer kleineren Schrift lesen und fast fehlerfrei abschreiben kann, so bedeutet das nicht, dass dieses Kind keine Schwierigkeiten mehr hat. Hier muss beachtet werden, dass es auf die Länge des Textes oder den Umfang von Zahlen ankommt. Die Leistungsfähigkeit des Kindes muss im Gesamtkontext der Leistungsanforderungen gesehen werden. Liest ein betroffenes Kind mit zunehmender Textlänge stockend oder werden zunehmend Wörter, Endungen oder auch nur einzelne Buchstaben ausgelassen, ist zu empfehlen, weiterhin bei der sehr großen Schriftgröße zu bleiben. Wechselt man in diesem Fall auf eine kleinere Schriftgröße, so nimmt die Fehlerquote meistens deutlich zu, das Lesen verlangsamt sich, und das Leseverständnis nimmt ab. Je länger ein Text ist, desto stärker verschlechtern sich alle diese Probleme im Verlauf des Textes. Also je länger das Lesen dauert, weil der Text lang ist, desto höher wird im Verlauf des Lesens die Fehlerquote und je geringer ist das Textverständnis. Muss ein Text mit kleinerem Schriftbild abgeschrieben werden, nimmt auch die Rechtschreibfehlerquote mit zunehmender Zeit zu. Diese zunehmende Fehlerquote liegt in diesem Fall nicht an verminderten Fertigkeiten des Kindes, sondern an einem sprunghaft zunehmenden Energieaufwand, der dann nicht mehr für das Kind zu kompensieren ist. Je besser die einzelnen Fertigkeiten automatisiert sind, desto geringer wird der Energieaufwand. Im Rahmen gezielter Therapien ist meist eine deutliche Verringerung des erhöhten Energieaufwandes zu erreichen. Ob sich das jedoch vollständig normalisiert, ist bei den betroffenen Kindern individuell unterschiedlich, es ist vom Ausmaß des Störungsbildes abhängig.

Lernen von Lernwörtern im Rahmen der Rechtschreibung

Beim Lernen von Lernwörtern hat sich ein Karteikartensystem als vorteilhaft erwiesen. Was zunächst aufwendig erscheint, da es viele Schritte enthält, wird nach einer gewissen, konsequenten Übungsphase relativ schnell umzusetzen sein. Gar nichts zu tun, einfach abzuwarten oder zu hoffen, dass die Nachhilfe irgendwann helfen wird, sind keine Alternativen, da der Aufwand dadurch irgendwann nur noch höher werden wird. Es ist da sicherlich besser den Punkt jetzt zu setzen und mit System zu beginnen, als es in eine sehr ungewisse Zukunft laufen zu lassen.

Vorgehensweise beim Karteikartensystem:

- Nehmen Sie große Karteikarten, in etwa DIN-A-5 Größe.
- Schreiben Sie auf jede Karte nur ein einzelnes Lernwort. Nutzen Sie dazu einen dicken schwarzen Filzstift. Achten Sie dabei auf einen guten Kontrast zwischen der Farbe der Karteikarte und der des Filzstiftes.
- Schreiben Sie das Wort bitte zunächst in Großdruckbuchstaben auf, beispielsweise: T A F E L

Sollte das Kind kein gutes, deutliches Schriftbild haben, sollte das Schreiben des Wortes die Mutter/der Vater übernehmen. Es muss deutlich und gut zu visualisieren sein.

a) Lassen Sie das Kind die Buchstaben laut buchstabieren und dann das Wort laut lesen.
b) Das Kind soll das Wort als Ganzes anschauen und ein imaginäres Foto hiervon machen, indem es durch zweimaliges Augenzwinkern das Wort »abfotografiert«.
c) Dann soll das Kind die Augen schließen und das Wort als »inneres Bild im Kopf«« entstehen lassen. Hierfür brauchen viele Kinder mit einem Visualisierungsproblem am Anfang recht lange. Deshalb ist es wichtig, dem Kind die entsprechende Zeit zu geben und keinen Druck auszuüben. Das Kind gibt ein Signal, wenn das Wort als »inneres Bild im Kopf« entsteht. Sollte dieser Aufbau innerhalb von 15–30 Sekunden nicht gelingen, so kann das Kind die Augen wieder öffnen und mit seiner Fokussierung zurück zur Karteikarte geführt werden, in Ruhe, ohne dass ein Versagensgefühl beim Kind entsteht. Das Kind schaut dann noch mal intensiv das Wort an und fotografiert es wieder durch zweimaliges Augenzwinkern ab, schließt die Augen und lässt das Bild als inneres Bild im Kopf entstehen.

Wenn das Wort als inneres Bild im Kopf entstanden ist, so nennt das Kind das Wort und buchstabiert dieses von links nach rechts. Ist dies fehlerfrei gelungen, so

d) buchstabiert das Kind das Wort nun von rechts nach links, also rückwärts:. L E F A T

Sollte dies ebenfalls gelingen, wird

e) das Wort, noch immer bei geschlossenen Augen, noch einmal von links nach rechts buchstabiert, und dann
f) mit geöffneten Augen aus dem Gedächtnis heraus aufgeschrieben.

Wird das Wort fehlerfrei geschrieben,

g) so kommt die Karte in einen Karteikasten in den Bereich »1. fehlerfrei«.

Alle Karten im Bereich »1. fehlerfrei« werden innerhalb der nächsten ein bis zwei Tage dem Kind diktiert. Sollte das Wort wieder fehlerfrei sein, so kommt es in den Bereich »2. fehlerfrei«. Die Wörter in diesem Bereich werden dem Kind innerhalb der nächsten drei bis fünf Tage noch mal diktiert.

Ist ein Fehler im Bereich »1. fehlerfrei« aufgetreten, so wird noch einmal der Abspeicherungsvorgang, von a) bis f) mit diesem Wort wiederholt.

h) Ist das Wort vom Kind zum zweiten Mal fehlerfrei geschrieben worden, so kommt es in den Bereich »3. fehlerfrei«. Diese Wörter werden innerhalb von zwei Wochen wiederholt. Tritt ein Fehler auf, so kommt das Wort in den Bereich »2. fehlerfrei« zurück, tritt kein Fehler auf, so kommt das Wort in einen anderen Karteikasten, auf dem etwas Nettes steht, was man mit dem Kind bespricht. Das könnte z. B. sein: »Meine Schatztruhe«, »Das kann ich schon!« oder eine andere positive Verstärkung, die beim jeweiligen Kind ankommt.

Ziel ist es nun, diesen zweiten Karteikasten so weit wie möglich zu füllen. Sie können die Anzahl der Karten auch immer wieder gemeinsam zählen, damit das Kind einen Fortschritt realisiert. Jede Karteikarte, die Einzug in den zweiten Karteikasten erhält, könnte auch noch mit einem hübschen Sticker versehen werden, je nach Alter des Kindes. Bei einer bestimmten Anzahl von Karten im zweiten Karteikasten, z. B. bei 20 Karten, dann bei 50 Karten und so weiter, könnten kleine Überraschungen für das Kind folgen, um die Motivation zu erhöhen. Mit Überraschungen meinen wir stets Zuwendungen, keine Geldversprechungen. Das könnten kleine Sammelbilder sein, ein Eis, sich ein Lieblingsmittagessen wünschen, bei einer größeren Zahl ein Schwimmbadbesuch, eine kleine Fahrradtour, gemeinsames Plätzchen backen, gemeinsam Lagerfeuer machen etc. Hier sind der Fantasie an positiven Verstärkungen keine Grenzen gesetzt. Ist dieser Vorgang zunächst sehr anstrengend für das Kind, so kann auch die Anstrengungsbereitschaft positiv verstärkt werden, indem es beispielsweise nach jedem zehnten Mal Üben eine Belohnung gibt. Jeder Übungsvorgang sollte dann aber dokumentiert werden, z. B. auf einem Blatt mit einem Stempel/Smiley und dem Datum, wann geübt wurde. Das Kind erhält so eine Übersicht, wieviel es geübt hat und wann eine Belohnung zu erwarten ist.

Positive Verstärkungen sollte es zuverlässig geben, wenn sie dem Kind in Aussicht gestellt werden. Was einmal versprochen oder abgemacht wurde, muss auch zuverlässig umgesetzt werden. Verschieben gilt hier nicht, weder nach vorne noch nach hinten. Also nicht spontan eine Belohnung nach 15 Karten im zweiten Kasten geben, weil das Kind vielleicht bettelt, obwohl 20 Karten ausgemacht waren. Erwachsene, die besprochene Regeln brechen, haben sehr schnell folgende Probleme: Eltern werden in ihrer Zuverlässigkeit und damit auch in ihren Ankündigungen nicht mehr ernst genommen, und in der Folge werden Absprachen oder Regeln vom Kind auch nicht mehr zuverlässig eingehalten. Hier gilt wieder das Prinzip des Lernens am Modell. Wenn Eltern für ihr Kind unzuverlässig sind, indem sie ihre eigenen Regeln und Ankündigungen nicht einhalten, Drohungen aussprechen oder Versprechungen machen, die nicht eintreten oder zu einem anderen Zeitpunkt als versprochen umgesetzt werden, hat dies meist zur Folge, dass das Kind sich nicht mehr auf seine Eltern verlässt. Es übernimmt dann zunehmend die Verantwortung für sich selbst, was zu vielen Machtkämpfen, teilweise auch Zwängen beim Kind führen kann. Es verlässt dabei schon früh die Rolle des Kindes und bringt sich auf die Erwachsenenebene, indem es zunehmend über Dinge bestimmt, die nicht in seinem Verantwortungsbereich liegen. Den Eltern sagt dieses Kind unter Umständen schon lange vor der Pubertät, sie hätten ihm nichts mehr zu sagen und es wisse selbst, was am besten sei. Diese Kinder übernehmen teilweise auch schon früh eine Elternrolle gegenüber jüngeren Geschwisterkindern, bis sie schließlich auch den Eltern Vorgaben machen. So sehr diese Kinder nach außen selbstüberzeugt, uneinsichtig bis dickköpfig wirken, so sind sie im Kern meist sehr verunsichert. Sie übernehmen eine Rolle, mit der sie völlig überfordert sind, und die sie sehr viel Energie kostet. Die Leichtigkeit und Unkompliziertheit des Kindseins, geht dabei verloren. Das Kind entwickelt sich in so einer Situation nicht altersgerecht, es lässt wichtige Entwicklungsschritte, vor allem in der sozialen Entwicklung, aus.

Weitere Bereiche, in denen betroffene Kinder gezielte Unterstützungsmaßnahmen gebrauchen können – stets abhängig vom betroffenen Informationsverarbeitungsbereich des Kindes – sind:

- Aufbau von Zahlenvorstellungen
- Aufbau und Abspeicherung der Grundrechenarten
- Verstehen und Umsetzen von Textaufgaben und Verfassen eigener Texte, sowie Aufbau und Stabilisierung der inneren Visualisierung
- Aufbau und Automatisierung des Leseprozesses und der Rechtschreibung, speziell für Kinder mit einer visuellen und/oder auditiven Verarbeitungsstörung

Dieses nun ausführlich im Detail darzustellen, würde ein eigenes Buch bedeuten. In unseren Seminaren erhalten Eltern, Therapeuten, Lehrer und Erzieher ein Grundlagenwissen und wichtige Zusammenhänge, sowie ein entsprechendes Handwerkszeug vermittelt.

6.2 Fördermöglichkeiten in der Kita

Beobachtungskriterien

Die meisten Kinder mit einer Verarbeitungsstörung zeigen schon recht früh einige Auffälligkeiten. Diese können aber im zweiten und dritten Lebensjahr meist noch nicht eindeutig zugeordnet werden. Zudem ist noch unklar, ob es sich vielleicht nur um eine kurzfristige Verzögerung der Entwicklung handelt, die das Kind bald schon selbst aufgeholt hat, oder ob ein ernstzunehmendes Problem dahintersteckt. Auch wenn diese Frage nicht gleich eindeutig zu klären sein sollte, ist es wichtig, die Entwicklung und das Verhalten des Kindes nach bestimmten Kriterien zu beobachten und Auffälligkeiten zu dokumentieren. Die folgenden Beobachtungen können hinweisend auf eine Verarbeitungsstörung sein, dabei müssen diese nicht alle und auch nicht immer beobachtet werden, es sollten jedoch mehrere gleichzeitig sein, um diese als mögliche Hinweise zu verstehen. Die folgenden Kriterien werden frühestens ab dem zweiten Lebensjahr deutlich, die Ausprägung kann sich mit zunehmendem Alter weiter verstärken, manchmal ändern sich jedoch auch die Kriterien im Laufe der Entwicklung:

- **Manche motorischen Entwicklungsschritte laufen verspätet ab, hier einige Beispiele:**
  - Das Kind zeigt Unsicherheiten beim Treppensteigen.
  - Das Kind stolpert häufig.
  - Das Kind rempelt häufig andere Kinder an, indem es zu eng an ihnen vorbeiläuft.
  - Das Kind läuft gegen Gegenstände und hat deshalb häufig blaue Flecken.
  - Das Kind ist motorisch unruhig oder ist außergewöhnlich ruhig.
  - Das Kind braucht bei allen Dingen etwas länger, z.B. beim Anziehen oder beim Malen, oder es erledigt Aufgaben, die eine motorische Komponente enthalten, sehr oberflächlich, schnell und unzuverlässig.
  - Das Kind hat Probleme mit dem Fangen von Bällen bzw. beim Ballspiel und mag daher beispielsweise kein Fußball spielen.

- Das Kind mag nicht gern ausmalen.
- Das Kind mag nicht gern mit der Schere schneiden.
- Das Kind mag nicht puzzeln.

■ **Soziale und emotionale Entwicklungsschritte laufen verspätet ab, hier einige Beispiele:**

- Das Kind zeigt ein dem Alter nicht entsprechendes, wenig distanziertes Verhalten gegenüber fremden Personen, es verhält sich eher grenzüberschreitend und setzt sich z. B. gleich bei einer fremden Person auf den Schoß.
- Das Kind zeigt ein draufgängerisches oder sehr schüchternes Verhalten.
- Das Kind ist noch lange sehr anhänglich, es kann sich von der Mutter/dem Vater nicht trennen, oder zeigt im Gegensatz dazu wenig Bindung zu den Eltern.
- Das Kind ist ständig in Bewegung und redet sehr viel und hört kaum zu.
- Das Kind ist extrem ruhig und zurückgezogen.
- Das Kind diskutiert viel und lange und hat für alles Ausreden.
- Das Kind meidet große Gruppen.
- Das Kind zeigt einseitige Beschäftigungen.
- Das Kind ist nicht flexibel, es mag keine Spontanität.
- Das Kind ist häufig in Streit mit anderen Kindern verwickelt.
- Das Kind möchte gern bestimmen und immer der Boss sein.
- Das Kind nimmt wenig Blickkontakt auf und kann ihn nicht lange halten. Die Konzentrationsspanne ist sehr gering und nicht altersentsprechend.
- Das Kind hat eine sehr geringe Konzentrationsspanne, es hat Schwierigkeiten zu fokussieren, kann kleinere Gegenstände nicht gezielt, und vor allem nicht lange, anschauen.
- Das Kind kann nicht lange bei einer Sache bleiben, es verbreitet viel Unruhe.
- Das Kind bringt seine Aufgaben nicht zu einem Abschluss.
- Das Kind möchte gern, dass alles immer nach einem bestimmten Schema funktioniert.
- Das Kind kann Veränderungen nur schwer akzeptieren.

Diese Beispiele von Verhaltensweisen sind einige wichtige Beobachtungskriterien. Wesentlich ist in diesem Zusammenhang, dass Verhaltensweisen beobachtet werden, keine Bewertungen abgegeben oder gar Störungsbilder benannt werden. Ist also ein Kind über mehrere Wochen hinweg unkonzentriert und motorisch sehr unruhig, bedeutet dies nicht zwingend, dass dieses Kind eine Aufmerksamkeitsstörung im Sinne einer ADHS hat. Es könnte sein, dass das Kind eine ADHS hat, vielleicht ist das Aufmerksamkeitsdefizit aber auch nur ein Symptom einer visuellen oder auditiven Verarbeitungsstörung. Diagnosen sind also mit Hilfe von Beobachtungskriterien nicht zu stellen, aber diese können Hinweise darauf geben, dass bei einem Kind mit mehreren dieser Auffälligkeiten Probleme in der Informationsverarbeitung vorliegen können. Sollten mehrere dieser hier aufgeführten Verhaltensweisen über einen längeren Zeitraum von mindestens drei bis sechs Monaten in unterschiedlichen Situationen häufig zu beobachten sein, ist dies eine Grundlage, auf der eine differenzierte Diagnostik durchgeführt werden kann. Beobachtungsbögen mit entsprechenden Kriterien für das Kitaalter können von unserer Homepage (www.entwicklung-staerken.de) heruntergeladen werden.

Kommunikation

Die Macht der positiven Sprache

Unser Sprachausdruck hat – wie vieles andere auch – zwei Seiten. Ein Kind mit bestimmten Handlungsweisen kann kurz und knapp als faul und träge bezeichnet werden, so erhält es eine klare negative Zuweisung. Das gleiche Kind könnte aber ebenso in seiner Handlungsweise als ein sehr ruhiges Kind beschrieben werden, das sich die notwendige Zeit beim Anziehen und Aufräumen nimmt, die es in dieser Situation braucht. Die erste Formulierung ist negativ und wirkt abwertend, die zweite ist mehr beschreibend und positiv. Kinder spüren sehr genau, wie sie durch ihre Umwelt beurteilt werden und beziehen hieraus viel auf ihre eigene Person. Kinder mit einer Verarbeitungsstörung zeigen manchmal Verhaltensweisen, die im Vergleich zu anderen Kindern negativ auffallen können, oder die eine gewisse Rücksicht erfordern, beispielsweise, wenn auf das betroffene Kind gewartet werden muss. Manche Erwachsene neigen spontan zu negativen Formulierungen, wenn sie sich durch das Verhalten des Kindes verletzt, angegriffen oder in ihren eigenen Bedürfnissen beschränkt fühlen, oder eine Stresssituation durch das Verhalten des Kindes entsteht. Negative Formulierungen sind eine Reaktion hierauf, wodurch dann das negative Gefühl des Erwachsenen durch seine Formulierung auf das Kind übertragen wird. Das Kind fühlt sich hierdurch dann oft selbst nicht richtig wahrgenommen, unter Druck gesetzt, nicht fair behandelt, und reagiert wiederum entsprechend negativ oder aggressiv. Hieraus können Teufelskreise der Wut und Aggression entstehen, ohne dass es eine objektiv notwendige Ausgangslage hierfür gab. Bleiben Erwachsene in beschreibenden, also positiven, statt bewertenden Formulierungen, so ist die Chance groß, insgesamt in einem positiven Austausch zu bleiben. Kinder lernen schnell und viel aus der täglichen Kommunikation mit Erwachsenen. Sind sie oft einer negativ bewertenden Sprache ausgesetzt, so wird diese meist auch von ihnen übernommen. Die Macht der positiven Sprache gilt für alle Bereiche gleichermaßen, in denen Kinder aufwachsen, also in der Familie, der Kita und der Schule. Eine positive Sprache ist ein grundlegender Lernprozess für Kinder.

Gefühle wahrnehmen und ausdrücken

Sicherlich ist es toll, wenn einem Kind in der Kita so viele positive Gefühle wie möglich vermittelt werden. Aber die eigentliche Aufgabe der Erzieherinnen und Erzieher geht noch viel tiefer. Denn die eigenen Gefühle wahrzunehmen, zu regulieren und diese auch aussprechen zu können, ist für Kinder eine große Herausforderung und muss erst einmal gelernt werden. Nur derjenige, der seine eigenen Gefühle wahrnimmt, nimmt auch die der anderen Menschen wahr. Eines der wichtigsten Gefühle für Kinder ist das Gefühl der Sicherheit, da Sicherheit der Gegenspieler zur Angst ist. Je mehr Sicherheit ein Kind bereits im frühen Alter erfährt, desto mehr werden die Hormone Oxytocin, Dopamin, Serotonin und Endorphine (endogene Opiate) ausgeschüttet. Sie erinnern sich, dass dies auch wichtige

Hormone für Lernprozesse sind und die Grundlagen für ein stabiles Bindungsverhalten und für die Entwicklung von Mut und Vertrauen darstellen. Je früher ein Kind erfährt, dass es Gefühle zeigen darf, desto eher kann es auch lernen mit ihnen umzugehen und diese zu regulieren. Dies ist eine wichtige Voraussetzung für die Entstehung eines gesunden Selbstwertgefühls. Kleine Kinder sind zunächst spontan und authentisch in ihrem Gefühlsausdruck. Werden diese wohlwollend wahr und vor allem auch ernst genommen, kann das Kind lernen, seine Gefühle zunehmend besser selbst wahrzunehmen und ihnen zu vertrauen. Durch positive Vorbilder der Erwachsenen, die offen über ihre eigenen Gefühle sprechen und sich authentisch verhalten, können Kinder ebenfalls viel im Umgang mit Gefühlen lernen. Marshall Rosenberg beschreibt, dass hinter negativen Gefühlen wie Wut, Ärger, Neid oder Angst, häufig die unerfüllte Beachtung eines Bedürfnisses steckt (Rosenberg 2016). Kinder sind aber oft noch nicht in der Lage, ihre Bedürfnisse, die beispielsweise hinter einer Wut stehen, selbst zu identifizieren und zu benennen. Hierzu brauchen sie die einfühlsame Unterstützung eines Erwachsenen, der gemeinsam mit dem Kind erforscht, welches Bedürfnis hinter seiner Wut steckt. Der Prozess des Nachfragens und das gemeinsame Herausfinden der Ursache für die Wut können viel wichtiger sein, als oberflächlich Trost zu spenden. Wird das Kind hingegen angehalten oder sogar durch Bestrafung gezwungen, negative Gefühle wie Wut oder Enttäuschung zu unterdrücken, kann es keinen gesunden Umgang hiermit erlernen. Wenn Eltern beklagen, dass ihr Kind kein empathisches Verhalten zeige und offensichtlich die Gefühle anderer Menschen nicht erkenne, so haben diese Kinder meist ein Problem ihre eigenen Gefühle wahrzunehmen. Das Spüren der eigenen Gefühle ist eine wichtige Voraussetzung für die Entwicklung einer guten Empathiefähigkeit. Gerade Kinder mit einer Verarbeitungsstörung haben oftmals größere Probleme sich selbst und ihre eigenen Gefühle zu spüren (Degangi et al. 2000, Wolke et al. 2001). Somit ist es für einige betroffene Kinder ein längerer Weg, den Umgang und die Regulation der eigenen Gefühle zu erlernen, sowie die Gefühle anderer Menschen zu spüren und hierauf einzugehen. Umso wichtiger ist es bereits in der Kita, oft und intensiv über positive und negative Gefühle zu sprechen, und hierzu den Kindern Übungen und Spiele anzubieten.

Wertschätzung und Anerkennung statt Komplimente

Alle Menschen möchten gesehen und anerkannt werden – für Kinder gilt dies besonders. Nun berichten Eltern immer wieder, wie auch Erzieherinnen und Erzieher und Lehrerinnen und Lehrer in Weiterbildungen, dass viele Kinder ein Lob und eine Anerkennung gar nicht annehmen könnten. Die Kinder würden hierauf gar nicht oder sehr schüchtern bis peinlich berührt reagieren oder das Lob gar nicht ernst nehmen. In diesem Zusammenhang finden wir zwei Dinge sehr wichtig:

1. Die Art und Weise des Lobens
2. Das Verhalten der Erwachsenen in ihrer Vorbildrolle (Lernen am Modell)

Ein Lob sollte aufrichtig und authentisch sein. Es sollte mit dem nonverbalen Ausdruck des Körpers und der Gesichtsmimik der lobenden Person übereinstimmen. Mit hängenden Schultern in gebeugter Körperhaltung und mit heruntergezogenen Mundwinkeln, ein sachliches »Gut gemacht« auszusprechen, kommt beim Kind eher negativ an. Gerade Kinder mit Verarbeitungsstörungen brauchen eine hohe Eindeutigkeit mit deutlicher Ausdruckskraft der Information.

Hinzu kommt ein wesentlicher Aspekt, der Wertschätzung ausdrückt: Hier sollte es ein wenig mehr sein, als eine oberflächliche Floskel. Zu diesem »Mehr« gehört es, kurz und knapp zu sagen, was genau das Kind gut gemacht hat, mit welchem Gefühl das bei der Mutter/beim Vater verbunden ist und welches Bedürfnis hiermit befriedigt wurde (Rosenberg 2016, S. 203 ff). Zum Beispiel könnte eine wertschätzende Anerkennung lauten: »Max, dass du es heute geschafft hast, die Bauecke so ordentlich aufzuräumen, macht mich echt glücklich. Wie schön, dass wir nun noch Zeit haben, im Garten zu spielen.« Wenn hierzu der Blickkontakt vorhanden ist, Mimik, Gestik und Tonfall passen, kommt die Wertschätzung an. Und das ist genau der Unterschied zwischen einer wertschätzenden Anerkennung und einem oberflächlichen Kompliment.

Kinder, die über sich selbst sagen »Ich bin gut, schau wie toll ich das kann. Ich bin der Beste ...«, haben Komplimente für Leistungen erhalten und möchten, dass diese wiederholt werden. Kinder die Wertschätzung erfahren, formulieren ihren Wunsch nach Anerkennung eher so: »Hast du dich nun etwas ausruhen können, weil ich mein Zimmer ganz allein aufgeräumt habe. Dann können wir doch jetzt in den Garten gehen und spielen.«

Elterngespräche

Ein Gespräch zwischen Eltern und Erzieherinnen/Erziehern braucht eine vertrauensvolle Basis, in einer gegenseitigen respektvollen, anerkennenden Atmosphäre. Die Gesprächsatmosphäre wird zum größten Teil über nonverbale Kommunikation geschaffen. Stimmt die Atmosphäre, so ist das in der Regel mit einem positiven Gefühl auf beiden Seiten verbunden. Sie erinnern sich, Lernen braucht positive Emotionen, sollen also auf beiden Seiten Informationen aus dem Gespräch im Gedächtnis hängen bleiben, oder ist vielleicht sogar der Wunsch nach einer Veränderung eines Verhaltens gegeben, so ist die Wahrscheinlichkeit, dass dies gelingt, in guter Atmosphäre deutlich höher. Welche Grundlagen zum Schaffen einer guten Gesprächsatmosphäre auf beiden Seiten beitragen, wird im Folgenden aufgeführt. Darüber hinaus beinhaltet das Buch »Gewaltfreie Kommunikation – Eine Sprache des Lebens« von Marshall Rosenberg (Rosenberg 2016) zahlreiche Aspekte, die in Konfliktgesprächen eine hilfreiche Unterstützung leisten können.

- Das Gespräch sollte auf Augenhöhe stattfinden, diese zeigt sich durch die Sitzsituation. Sitzen Sie in dem Gespräch nicht auf Kinderstühlchen, sondern auf normalen Stühlen. Setzen Sie sich entweder über Eck oder gegenüber, so dass ein guter Blickkontakt und ein gegenseitig akustisches Verstehen möglich sind.
- Führen Sie die Gespräche in einem abgeschlossenen Raum, zu dem niemand während des Gesprächs Zutritt hat, so dass das Gespräch nicht gestört wird.

- Sollten zusätzliche Personen am Gespräch teilnehmen, so sollte dies vorab dem Gesprächspartner mitgeteilt werden, und er sollte auch hierzu seine Zustimmung geben. Zum Beispiel: »Unsere Kindergartenleiterin würde gerne am Gespräch teilnehmen, weil sie in den Entscheidungsprozess der zu besprechenden Veränderung gern miteinbezogen wäre. Ist das für Sie so in Ordnung? Oder möchten Sie lieber noch ein eigenes Gespräch mit der Kitaleitung führen?« Oder: »Pauls Großeltern würden gern am Gespräch teilnehmen, da sie Paul an drei Tagen in der Woche von der Kita abholen und er häufig bei ihnen ist. Ist das für Sie in Ordnung?«
- Erscheinen Sie unbedingt pünktlich zum Gespräch.
- Nehmen Sie sich ausreichend Zeit und beginnen Sie das Gespräch nicht damit, dass Sie eigentlich nur 15 Minuten Zeit hätten und dann leider dringend weg müssten.
- Denken Sie an eine natürliche Haltung ohne Nervosität, ohne Unter- oder Überordnung.
- Schalten Sie Ihr Handy bereits vor dem Gespräch aus und lassen Sie es während des gesamten Gesprächs in der Tasche.
- Hören Sie zu und seien Sie bereit, die Aussagen zu verstehen und aufzunehmen. Fragen Sie höflich nach oder fassen Sie Aussagen des Gegenübers zusammen und zeigen dem Gesprächspartner hierüber, dass Sie konzentriert sind und die Botschaften ernsthaft aufnehmen.
- Reflektieren Sie die Gesprächsinhalte, wenn angebracht, zwischendurch auch aus der Perspektive des Kindes, um das es geht.
- Lassen Sie Ihren Gesprächspartner stets aussprechen und fallen Sie ihm nicht ins Wort.
- Stellen Sie Ihre eigene Einschätzung sachlich dar. Halten Sie diese nicht für die einzig richtige, sondern holen Sie hierzu die Meinung des Gesprächspartners ein und wägen diese ab.
- Sprechen Sie Empfehlungen auch als solche aus, formulieren Sie diese nicht als Gesetze oder Ultimaten.
- Kommunizieren Sie ohne Vorwürfe, versuchen Sie nicht zwanghaft, den anderen von der eigenen Meinung zu überzeugen. Denken Sie an die unterschiedlichen Sichtweisen und Perspektiven auf eine Sache. Manchmal geht es darum, den bestmöglichen Kom-

promiss zu finden, indem die größte gemeinsame Schnittmenge gefunden wird.

- Heben Sie Übereinstimmungen nochmals hervor.
- Benennen Sie unterschiedliche Sichtweisen, sagen Sie zu, hierüber noch einmal selbst nachzudenken.
- Geben Sie ein höfliches, aber ehrliches Feedback, indem auch eine Wertschätzung enthalten sein sollte. Das kommt deutlich besser an, als ein knappes Kompliment. Zum Beispiel: »Ich bin froh, dass wir heute dieses gute Gespräch führen konnten. Manche Dinge, die Sie aus dem Kitaalltag mit Paul berichten, sind für mich neu, und ich war überrascht das zu hören, da ich diese Verhaltensweisen meines Sohnes von zu Hause nicht kenne. Nun brauche ich etwas Zeit, mir ein besseres Bild machen zu können. Ich hoffe, Sie verstehen das.« oder: »Das war jetzt ein gutes und auch wichtiges Gespräch für mich mit Ihnen als Eltern von Paul. Mit diesen Informationen kann ich manche Reaktionen des Jungen besser einordnen, obwohl ich spontan noch nicht alles verstehe. Ich werde Paul unter den besprochenen Aspekten beobachten und Ihnen in einigen Wochen ein Feedback geben. Danach können wir dann vielleicht noch weitere Fragen klären.« Diese Aussagen sind jeweils mit einer Wertschätzung verbunden.
- Bedanken Sie sich am Schluss für das Gespräch.

Resilienzförderung in der Kita

Mit einer Förderung der Resilienz kann besonders bei Kindern mit einer Verarbeitungsstörung nicht früh genug begonnen werden. Resilienz ist nicht angeboren, vielmehr ist es ein Lernprozess, der durch ein stärkendes, unterstützendes Verhalten gegenüber dem Kind durch Bezugspersonen gefördert und gefestigt wird (Wustmann Seiler 2016). Auch wenn den Eltern eine wichtige Rolle bei der Förderung von Resilienz zukommt, so ist die Kita ebenfalls ein wichtiger Ort um resilientes Verhalten aufzubauen und zu stärken (Vergl. Abschnitte zu Resilienz im Kapitel 6.1). Denn der Trend in unserer Gesellschaft ist, dass Kinder zunehmend mehr Zeit in der Kita verbringen und immer weniger Zeit gemeinsam mit ihren Eltern.

Zudem hat sich das Aufgabenspektrum der Erzieherinnen und Erzieher in den Kindertagesstätten deutlich erweitert. Hinzu kommt ein Anstieg von psychisch und physisch außergewöhnlich belasteten Kindern. Dies zeigte auch eine Zusammenfassung von Studienergebnissen »Epidemiologie psychischer Störungen bei Kindern und Jugendlichen« (Fuchs & Karwautz 2017).

Zu einer besseren Unterstützung dieser zunehmend zu bewältigenden Aufgaben durch die Erzieherinnen und Erzieher, bedarf es weiterer hilfreicher Maßnahmen, Strukturen und Methoden in den Kindertagesstätten. Auch wenn zumindest auf dem Papier zunehmend das Wort »Resilienz« zu lesen ist, so bedarf es unseres Erachtens für die gezielte Umsetzung einer resilienten Erziehung, besonders in Hinblick auf Kinder mit zusätzlichen Herausforderungen wie einer Verarbeitungsstörung oder einer ADHS, deutlich mehr inhaltliche Weiterbildung im Kita- aber auch schulischen Bereich. Wichtig ist, die Resilienzförderung in ihrer Gesamtheit, nämlich auf mehreren Ebenen zu erfassen und nicht als eine Maßnahme, die nur in der direkten Arbeit mit einem Kind abläuft. In der Psychologie wird dies als multimodaler Ansatz bezeichnet. Dies bedeutet, dass die Lebenswelt des Kindes mit einbezogen sein sollte, also seine sozial-emotionale Entwicklung in der Kita, ebenso wie zu Hause in der Familie. Und für Einrichtungen, wie eine Kita, bedeutet dies auch in Netzwerken zu arbeiten. Bei einem Kind mit einer Verarbeitungsstörung sollte es auch einen Kontakt zu dem oder den wichtigsten Therapeuten geben. Was sich hier nun erst einmal sehr aufwendig anhört, kann letztendlich eine wesentliche Erleichterung, besonders im Umgang und der Führung von Kindern mit besonderen Anforderungen, sein. Denn je mehr Anknüpfungspunkte und Beziehungen es zur Lebenswelt des jeweiligen Kindes gibt, desto besser und nachhaltiger gelingt die Förderung der seelischen Gesundheit dieses Kindes, und die Anforderungen im Sinne von anstrengenden Herausforderungen nehmen ab.

Bei der Entwicklung von Kindern mit Verarbeitungsstörungen geht es vor allem auch darum, frühzeitig emotionale Schutzfaktoren gegenüber Stressoren und Risikofaktoren aufzubauen. Diese Schutzfaktoren sollen den Kindern eine grundlegende emotionale Stärke und Halt geben, wodurch das Risiko einer kognitiven oder sozial-emotionalen Entwicklungsstörung verhindert wird, oder zumindest gering bleibt.

Es gibt im Leben von Kindern besondere Situationen, in denen es erhöhte Risikofaktoren (Vulnerabilität) in ihrer Entwicklung gibt. Bei Kita-Kindern ist das der Übergang von der Kita in die Schule. Stehen die Schutzfaktoren eines Kindes nun in einem ausreichend positiven Verhältnis zu den Risikofaktoren, so ist die Wahrscheinlichkeit einer guten Entwicklung des Kindes sehr hoch. Dabei ist nicht nur das quantitative Verhältnis zu betrachten, sondern auch, welche Schutzfaktoren genau in welcher Ausprägung zur Verfügung stehen. Diese Ergebnisse wurden in den vergangenen Jahren in zahlreichen Studien aufgezeigt. So wurden auch die wichtigsten Resilienzfaktoren identifiziert (Rönnau-Böse & Fröhlich-Gildhoff 2014, Friederichs et al. 2019).

Förderung der Resilienz bedeutet auch den Kindern frühzeitig Orientierung und Handlungskompetenzen zu vermitteln, in einer wertschätzenden, sicheren Umgebung. Das Konzept einer frühzeitigen Resilienzentwicklung kann unseres Erachtens nur erfolgreich sein, wenn es innerhalb einer Kita von allen Mitarbeiterninnen und Mitarbeitern getragen und gelebt wird. Das beginnt mit einer wertschätzenden Leitung der Einrichtung, setzt sich in einem entsprechenden Arbeitsklima und einer entsprechenden Kommunikationskultur der Mitarbeiterinnen und Mitarbeiter untereinander fort. Dieses kann nicht getrennt vom Stil des Umgangs mit den Eltern und Kindern gesehen und gelebt werden, da positive, tragfähige Beziehungen einen zentralen Punkt der Resilienz bilden. Auch wenn es in erster Linie um die Beziehung zwischen den Erzieherinnen bzw. Erziehern und den Kita-Kindern geht, so verkörpern die Erzieherinnen und Erzieher auch darüber hinaus ein vielfaches Rollenmodell. Zur Unterstützung der Resilienzfaktoren in der Kita gibt es vielfache Methoden und Techniken, auf die im Rahmen dieses Buches nicht detailliert eingegangen werden kann. Spiele zur Sinneswahrnehmung, Spiele, die Gefühle thematisieren, Reflexion über Gefühle, Sinnesräume, Strategien zur Selbstregulation, Regelspiele, strukturierte, klare Abläufe, Rituale, Aufbau von Vertrauen und Selbstvertrauen,

Übernahme von altersgerechter Verantwortung für sich selbst und andere, sich auszuprobieren in geschützten Räumen und vieles mehr kann hier gezielt zum Einsatz kommen. Um all diese Inhalte im Rahmen eines guten Konzeptes im Kita-Alltag weiter auszubauen, empfehlen wir eine entsprechende Fachweiterbildung zu besuchen. Auch wenn dies zunächst mit einem gewissen Aufwand verbunden ist, so wird sich das jedoch nach unserer Erfahrung vielfach auszahlen.

6.3 Fördermöglichkeiten in der Schule

Neben dem Elternhaus und der Kita ist eine Förderung der resilienten Entwicklung eines jeden Kindes auch in der Schule besonders wichtig. So gehen einzelne pädagogische Konzepte mehr oder weniger auf die Förderung resilienter Faktoren des Kindes ein, insgesamt gibt es jedoch bislang wenig gezielte Konzepte hierzu.

Viele Eltern sehen sich bereits vor der Einschulung mit zwei wichtigen Fragen konfrontiert:

1. Ist mein Kind schulreif?
2. Welcher Schultyp ist der Richtige für mein Kind?

Deshalb werden wir zunächst auf diese beiden Fragen eingehen.

Schulreife

Besteht der Verdacht auf eine Verarbeitungsstörung, auf ADHS oder eine andere Entwicklungsstörung, so sollte vor dem Schuleintritt eine umfassende Entwicklungsdiagnostik beim Kind durchgeführt werden, die in ihrem Umfang über die Vorsorgeuntersuchung der U9-Untersuchung hinausgeht. Hierbei ist dann auch festzuhalten, auf welchem Entwicklungsstand sich das Kind in seiner Informationsverarbeitung und Wahrnehmung befindet. Eine zuverlässige, altersentsprechende Informationsverarbeitung im visuellen und auditiven Informationsverarbeitungsbereich ist für alle schulischen Lernbereiche grundlegend wichtig. Denn über diese beiden Sinneskanäle werden im Wesentlichen Lesen, Schreiben und Rechnen aufgebaut, und in der Schule werden die wesentlichen Informationen auch hierüber vermittelt. Sind mehrere der folgenden Beispiele (die keinen Anspruch auf Vollständigkeit haben) bei einem Kind zum Zeitpunkt der letzten kinderärztlichen Untersuchung vor der Einschulung (U9) festzustellen, so kann dies für die Schulrückstellung eines Kindes sprechen:

- Das Kind ist im Malen weit zurück, da es noch »Kopffüßler« malt oder die Größenverhältnisse auf dem Bild sehr deutlich nicht stimmen (siehe Abb. 19).
- Das Kind ist noch sehr unselbständig, es kann sich z. B. nicht allein anziehen.
- Das Kind ist noch sehr unsicher in seiner Lage-Raum-Orientierung und findet sich in fremden Umgebungen nicht zurecht.
- Das Kind ist sehr anhänglich bis ängstlich und zeigt große Trennungsängste.
- Das Kind zeigt eine deutliche Sprachentwicklungsverzögerung, manche Buchstaben können von ihm noch nicht richtig ausgesprochen werden.
- Es bestehen gravierende fein- und/oder grobmotorische und/oder sprachliche Entwicklungsverzögerungen.
- Das Kind verfügt noch über keine gute Selbstregulation, es kann nicht lange sitzen bleiben, redet oft dazwischen, wenn sich andere unterhalten, es kann nicht warten, bis es selbst an der Reihe ist.
- Das Kind kann Zeichen in der Größe von Buchstaben auf einem Blatt nicht länger als 1–2 Sekunden fokussiert anschauen.
- Das Kind hält sich die Ohren zu, sobald es lauter wird, mit Zunahme der Lautstärke, zeigt das Kind aggressives Verhalten.
- Das Kind meidet Gruppen, da es keine Hintergrundgeräusche filtern kann.

Sollten die Ergebnisse der erweiterten Untersuchungen keinen eindeutigen Befund für die Schulreife des Kindes ergeben, ist es in der Regel besser, sich für eine Rückstellung zu entscheiden, als das Kind bereits ab dem ersten Schuljahr einer Überforderungssituation auszusetzen. Das Jahr der Rückstellung sollte dann aber für eine gezielte,

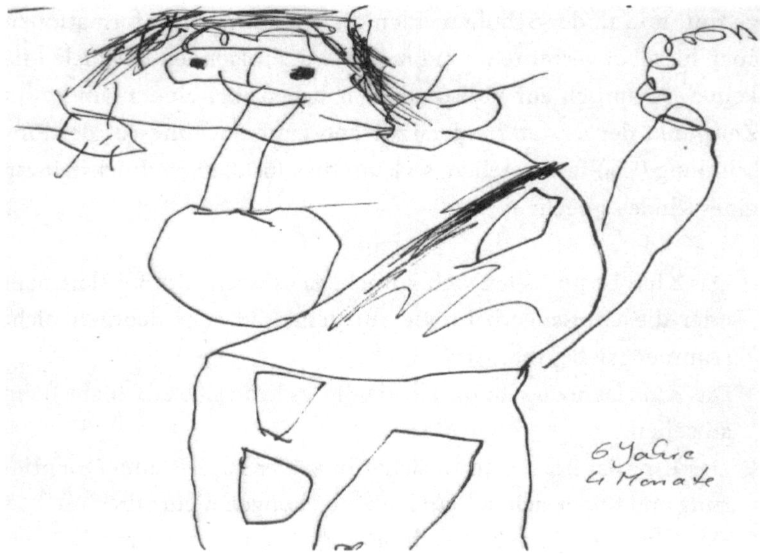

Abb. 19: Beispiel für einen unreifen Entwicklungsstand beim Malen: Das Bild stammt von einem sechsjährigen Kind mit einer Sehverarbeitungsstörung. Es sollte im Rahmen der Diagnostik sich selbst und das Haus in dem es wohnt malen.

professionelle Entwicklungsunterstützung genutzt werden. Die Erfahrungen zeigen, dass Kinder von selbst, ohne weitere therapeutische Maßnahmen, den Entwicklungsrückstand, der zu einer Rückstellung führte, meist nicht aufholen. Damit wäre dann durch die Rückstellung nicht viel für das Kind gewonnen.

Auswahl des Schultyps

Um es gleich klar zu sagen: Den einen, richtigen Schultyp für ein Kind mit einer Verarbeitungsstörung gibt es nicht. Dass diese Kinder in zahlreichen schulischen Bereichen eine spezielle Unterstützung brauchen, ist bislang im deutschen Schulsystem nicht berücksichtigt, da hier Verarbeitungsstörungen bei Kindern kaum bekannt sind. In der Schule werden diese Kinder sehr oft als ADHS-Kinder betrachtet. Kinder mit einer Seh- und/oder Hörverarbeitungsstörung brauchen jedoch andere Lernbedingungen. Weil Eltern die Frage nach dem richtigen Schultyp häufig stellen und wir diese Frage auch als wichtig erachten, möchten wir sie aus unserer Erfahrung heraus beantworten.

Die Regelschule

Ob das Regelschulsystem nun das richtige für ein betroffenes Kind ist, kann nicht allgemeingültig beantwortet werden, da der Unterricht für das Kind, trotz einheitlicher Lehrpläne im jeweiligen Bundesland, entscheidend von der Schulleitung und noch entscheidender von der jeweiligen Lehrkraft einer Klasse abhängig ist. Das gilt gleichermaßen in allen deutschen Bundesländen. Die wichtigste Voraussetzung für ein gutes Gelingen ist, dass die Schule das Verarbeitungsproblem des Kindes anerkennt und die grundsätzliche Bereitschaft hat, hierauf in einigen notwendigen Punkten einzugehen. Diese Punkte sind später in diesem Kapitel unter »Konkrete Unterstützung im Unterricht« zusammengefasst aufgeführt. Es kann aber nicht davon ausgegangen werden, dass es bereits Erfahrungen oder ein grundlegendes Wissen über Verarbeitungsstörungen an einer Regelschule gibt. Da diese Thematik, wie bereits ausführlich zu Beginn des Buches beschrieben, erst seit einigen Jahren, aufgrund der modernen Gehirnforschung bekannt ist, kommt sie bislang noch nicht in der Lehrerausbildung vor.

Häufig stehen Eltern, betroffene Kinder und Lehrer in einem gewissen Dilemma: Kinder mit einer Verarbeitungsstörung sind in manchen Lernbereichen auf eine besondere Didaktik und hier auch auf eine besondere Aufbereitung von Lernmaterialien angewiesen. So kommen Kinder mit einer Sehverarbeitungsstörung ohne entsprechende Vergrößerungen ihrer Texte und entsprechend strukturierte Arbeitsblätter nur sehr schwer in den Leseaufbau. Die notwendigen Unterstützungen zu leisten, bedeutet für die Lehrkraft einen zusätzlichen Arbeitsaufwand. Nun hängt es in der Regelschule auch von der Klassengröße ab, und ob noch weitere Kinder mit erhöhtem pädagogischen Bedarf in der Klasse sind. Ob der zusätzliche Arbeitsaufwand durch die Lehrkraft zu leisten ist, diese notfalls eine Unterstützung im Kollegium erhält oder eine Schulbegleitung beantragt werden kann, sowie ähnliche Themen gilt es offen zu besprechen. Unserer Erfahrung nach braucht es hier eine gute, vertrauensvolle

Zusammenarbeit zwischen den Eltern und der Schule, die durch eine gegenseitige Anerkennung und gegenseitiges Wohlwollen gekennzeichnet ist.

Mit zahlreichen Regelschulen haben wir in den vergangenen Jahren sehr gute Erfahrungen gemacht, nämlich dann, wenn die Lehrkraft offen ist und sich mental mit dem Problem des Kindes auseinandersetzt. Einige Schulen haben sogar Weiterbildungen zu diesem Thema durchgeführt, um die Problematik der Kinder mit Verarbeitungsstörungen zu verstehen, und betroffene Kinder besser fördern zu können. Die Lehrkraft sollte verstehen, dass es nicht um die Bevorzugung eines Kindes gegenüber den Mitschülern geht, sondern um gezielte pädagogische Unterstützungsmaßnahmen, die es dem Kind ermöglichen sollen, seiner Intelligenz entsprechend, Basiswissen und Basisfertigkeiten aufzubauen, und dass es sich hierbei um einen sehr wichtigen grundlegenden Prozess für das Kind handelt, wahrscheinlich sogar für seine gesamte weitere Lebensentwicklung. Denn eine Verarbeitungsstörung steht in keinem Zusammenhang mit einer Beeinträchtigung der Intelligenz. Wir empfehlen Eltern im Vorfeld ein ausführliches Gespräch mit der Schulleitung und der Klassenlehrerin/dem Klassenlehrer zu führen. Hier kann auch nachgefragt werden, inwiefern die Bereitschaft besteht, mit einem behandelnden Therapeuten Rücksprache zu halten, um sich abzusprechen. Wir bieten z. B. den Lehrern unserer Patientenkinder ein Gespräch zu Anfang des Schuljahres an. Bei Bedarf der Schule, falls es Probleme gibt oder bestimmte Entscheidungen zu treffen sind, wie z. B. eine Klassenwiederholung, freiwillige Rückstellung, Aussetzen einer Benotung, Schulwechsel u. a. m. können die Lehrkräfte sich mit uns austauschen. Das wird von vielen Lehrkräften gerne angenommen, denn sie erhalten darüber wichtige Informationen, die zusätzliche Kriterien für ihren Entscheidungsprozess beinhalten können. Lehrkräfte haben darüber hinaus auch die Möglichkeit, sich über unsere Praxis Empfehlungen im pädagogischen Bereich einzuholen, falls es Probleme im Unterricht geben sollte. Ebenso kann Rücksprache bei der Erstellung von Förderplänen für einen Schüler/eine Schülerin mit uns gehalten werden. Das funktioniert selbstverständlich alles nur, wenn Eltern dem zuvor zustimmen und eine Schweigepflichtentbindung sowohl gegenüber der Schule, als auch gegenüber dem Therapeuten schriftlich erteilen.

Montessori- und Waldorf-Pädagogik

Es gibt zahlreiche Privatschulsysteme, mit unterschiedlichen pädagogischen Konzepten. Aber auch hier gilt es zu differenzieren. Wir gehen an dieser Stelle nur auf die beiden häufigsten Konzepte ein, möchten damit aber nicht ausdrücken, dass nicht auch andere Angebote für ein Kind sinnvoll sein können:

Das Prinzip der Montessori-Pädagogik ist von der Ärztin, Psychologin und Philosophin Maria Montessori mit der Intention entwickelt worden, Kindern in der Erziehung und Bildung Freiraum und Eigenverantwortung für ihre eigene Entwicklung zu vermitteln. Hierüber sollten Selbständigkeit, Sicherheit und Motivation des Kindes frühzeitig gestärkt werden. Voraussetzungen, die sicherlich jedem Kind zu wünschen sind, und die es auch bei jedem Kind bestmöglich zu unterstützen gilt.

Wertvoll von Anfang an ist die Montessori-Pädagogik unter dem Aspekt, dass die Kinder mehr in ihrer Individualität gesehen werden und hier weniger die Gefahr besteht, dass dieses der Durchsetzung eines Lehrplans untergeordnet wird. So werden Kinder deutlich seltener zu Außenseitern innerhalb einer Klasse, da viel Wert auf das Sozialverhalten und eine Entwicklung innerhalb einer Gemeinschaft gelegt wird. Oder wie es Maria Montessori selbst ausdrückte: »Es geht beim Lehren nicht nur um das Vermitteln von Wissen. Es geht auch um Ethik, Respekt und Liebe.« Wenn dieser Leitsatz an einer Schule umgesetzt wird, so ist es ein starker Resilienzfaktor.

Aspekte wie hohe Lerngeschwindigkeit, Stress durch Notendruck, Überforderung, Druck, Hausaufgabenstress und andere Belastungen kommen im Regelschulbereich sicherlich häufiger vor. Die Einbeziehung der Eltern und eine fachübergreifende Zusammenarbeit wird in Montessori-Schulen in der Regel gut umgesetzt, aber auch das ist nach unseren Erfahrungen nicht grundsätzlich immer für alle Montessori-Schulen zu verallgemeinern, da es auch hier auf einzelne Lehrkräfte, Struktur und Schulleitung einer jeweiligen Montessorischule ankommt. Denn auch die Montessori-Schulen arbeiten nicht alle gleich. In vielen Montessori-Schulen funktioniert jedoch ein gutes System an Unterstützung, in der Regel wird hier auf die Situationen jedes einzelnen Kindes geachtet und in den meisten Schulen Hilfestellung durch die Lehrkräfte geleistet. In einigen Montessori-Schulen bringt die Freiheit der Kinder, sich frei im Klassenraumen und auch teilweise darüber hinaus zu bewegen, einen relativ hohen Lärmpegel mit sich. So ist der Lernprozess der Kinder teilweise durch Hintergrundgeräusche erschwert. Gerade Kinder mit auditiven Verarbeitungsstörungen, wenn sie zudem Geräusche nicht gut filtern können, haben mit dieser Situation oft Probleme. Aber auch hier hängt es von der jeweiligen Lehrkraft ab, diese Probleme in den entsprechenden Situationen schnell zu erkennen und entsprechend zu reagieren, z.B. Kopfhörer bereitzustellen oder Rückzugsmöglichkeiten zu schaffen.

In einer Montessori-Schule wird dem einzelnen Kind viel Freiraum gegeben über die eigenen Lernmaterialien zu entscheiden. Kinder mit visuellen Verarbeitungsstörungen haben hiermit oft Probleme, da sie das entsprechende Material aus einer Fülle von Angeboten nicht visuell differenzieren können. Dabei ist eine Fokussierungsleistung gefragt, oft zudem die Fähigkeit der sequenziellen Verarbeitung sowie der Simultanverarbeitung. Das können viele Kinder mit einer visuellen Verarbeitungsstörung aber nicht ausreichend leisten. Zudem brauchen sie in manchen Fällen vergrößerte Materialien. Ordnungs- und Struktursysteme sind bei diesen Kindern meist nicht altersentsprechend aufgebaut. Hierzu fehlt häufig noch die innere Visualisierungsfähigkeit, ohne die ein Kind diesen Prozess auch durch alleiniges Üben nicht erlernen kann. Es braucht hier Anleitung und Unterstützung. Somit ist besonders zu Anfang eine gewisse Vorauswahl, teilweise auch eine engere Vorauswahl von Materialien und Aufgabenstellungen durch die Lehrkraft, notwendig oder zumindest für betroffene Kinder sehr sinnvoll, damit diese Kinder sich hier entsprechend weiterentwickeln können. Je nach Grad der Betroffenheit, kann es individuell ein bis zwei Schuljahre lang dauern, bis diese Kinder ihren Freiraum, eigenverantwortlich Entscheidungen treffen zu dürfen, umfänglich umsetzen können. Wenn der Weg dorthin von den Lehrkräften anerkannt und unterstützt wird, dann kann die Montessori-Pädagogik sehr sinnvoll für Kinder mit Verarbeitungsstörungen sein.

In der Waldorf-Pädagogik ist die Entfaltungsmöglichkeit der kreativen Kräfte der Schüler ein wichtiger Aspekt. Es findet ein Blockunterricht (Epochenunterricht) der einzelnen Schulfächer auf der Grundlage eines Gesamtschulprinzips statt. Auch hier steht der Fokus auf die Individualität und die natürlichen, unterschiedlichen Begabungen der Schüler im Mittelpunkt. Dabei geht es in der Waldorf-Pädagogik auch darum, den Kindern frühzeitig viel Lebensrealität zu vermitteln, in dem es Zeiträume für ein praktisches Arbeitserleben gibt. Auf eine gegenseitige Unterstützung in den Lernprozessen und die Entwicklung sozialer Kompetenzen wird dabei viel Wert gelegt.

Insgesamt wird bei der Waldorf-Pädagogik im Vergleich zum Regelschulsystem weniger Druck aufgebaut, da es in der Waldorf- wie auch in der Montessori-Pädagogik keine Noten und kein Sitzenbleiben gibt. Die Kinder erhalten in beiden Systemen sehr persönliche Leistungsübersichten, die vor allem wertschätzend und ressourcenorientiert formuliert sind. Von daher verfolgen sowohl die Montessori-, als auch die Waldorf-Pädagogik eine Rezilienzstärkung ihrer Schüler. Zudem sind die Eltern mehr in das Schulsystem integriert und werden zu einem sozialen Engagement innerhalb der Schule angehalten, wodurch diesen Schulsystemen von vornherein ein anderer Stellenwert für das emotionale Erleben des Kindes gegeben wird. In der Waldorf-Schule ist jedoch zu beachten, dass die Kinder kaum mit gedruckten Schulbüchern lernen, sondern ihre Lernvorlagen selbst gestalten, indem sie in jedem Fach ihre Lernhefte selbst schreiben. Das bedeutet für die Schüler, dass sie sehr viel zu schreiben haben. Kinder mit einer visuellen Verarbeitungsstörung haben hier in vielfacher Hinsicht eine besonders große Herausforderung zu meistern:

1. Der Anstrengungsfaktor des Schreibens ist enorm groß, weil der Energieaufwand hierfür für diese Kinder besonders hoch ist. In der Folge ist ihr Akku schnell leer, wodurch sich die Konzentrationsspanne verringert.

2. Müssen diese Kinder ihre eigene Handschrift lesen, ist auch dies mit einem erhöhten Energieaufwand verbunden, da die Handschrift oft ungleichmäßig und deshalb mit zunehmender Zeit des Schreibens häufig schwer zu lesen ist.
3. Aufgrund der geringeren Konzentrationsspanne kommt es vermehrt zu Rechtschreibfehlern.
4. Dem Aufbau der »richtigen« Rechtschreibung wird oft lange keine große Bedeutung zugemessen. Deshalb ist gerade bei Kindern mit einer visuellen, wie auch auditiven Verarbeitungsstörung, die Gefahr eines instabilen und sehr fehlerhaften Rechtschreibaufbaus besonders groß.

Voraussetzung für einen sicheren Schreibprozess ist eine gute neuronale Vernetzung zwischen visuellen und graphomotorischen Nervenzellnetzwerken. Die wird vielfach als Auge-Hand-Koordination bezeichnet. Ein alleiniges Üben der graphomotorischen Fähigkeiten führt in diesen Fällen zu keiner Verbesserung der Problematik. Da für viele dieser Kinder das Schreiben sehr anstrengend ist, und sie hierüber viel Energie verlieren, gilt es zusätzliche Lösungen zu finden. So haben wir in der Kooperation mit entsprechenden Schulen für Kinder mit großen Problemen in der visuell/graphomotorischen Vernetzung und einem sehr schlechten, unregelmäßigen Schriftbild und einem hieraus folgenden hohen Konzentrationsverlust die Nutzung eines Laptops sowohl im Unterricht, als auch zu Hause eingeführt. Damit haben wir bislang bei diesen Kindern durchgehend gute Erfahrungen gemacht. Die Kinder werden hiermit deutlich schneller im freien Schreiben und Abschreiben von Texten. Sie verbessern in der Regel außerdem ihre Rechtschreibfähigkeit, wobei das Rechtschreibprogramm in der Schule ausgeschaltet ist. Zu Hause darf es zur Unterstützung genutzt werden, denn über die Unterstreichungsfunktion des Rechtschreibprogramms ergibt sich auch ein Lernprozess bei den Kindern. Es erscheint uns jedoch sinnvoll, die Beherrschung des Zehnfinger-Schreibsystems zur Voraussetzung zu machen, bevor der Laptop regelmäßig im Unterricht und zu Hause als Schreibinstrument genutzt werden darf. Das Schreiben am Laptop sollte die Handschrift aber in der Regel nicht vor der vierten Klasse ersetzen.

In den Waldorf-Schulen werden sehr früh Fremdsprachen unterrichtet. Oftmals ist die erste Fremdsprache Französisch, eine Sprache, mit der gerade Kinder mit einer auditiven Verarbeitungsstörung große Probleme beim Erlernen zeigen können.

Bei Waldorf-Schulen haben wir überwiegend die Erfahrung gemacht, dass die Schulen von ihrem Grundsatz her sehr wohlwollend und kooperativ unterstützend auf die Probleme von Kindern mit Verarbeitungsstörungen eingehen. Leider lässt sich aber auch diese Aussage nicht verallgemeinern, da es auch hier vor allem auf die jeweiligen Lehrkräfte und ihre Haltung zu den Problemen eines Kindes ankommt.

Förderschulen

Sollte bereits bei der Einschulung abzusehen sein, dass ein Kind in der Regelschule auf jeden Fall überfordert sein wird, so kann unter Umständen die Einschulung in eine Förderschule sinnvoll sein. Hier gilt es, den richtigen Förderschwerpunkt der Schule für das Kind zu identifizieren. Die Klassen in den Förderschulen sind in der Regel mit weniger Schülern besetzt, die Lehrkräfte dort sind meist ausgebildete Sonderpädagogen/Förderlehrer. Häufig finden an den Schulen zusätzliche therapeutische Angebote, wie z. B. Ergotherapie oder Logopädie statt.

Förderschwerpunkt »Lernen«

Wenn ein Kind bereits ein Jahr vom Schuleintritt zurückgestellt wurde und seinen Entwicklungsrückstand in dem Jahr nicht wesentlich aufholen konnte, wenn es Entwicklungsrückstände in weiteren Bereichen neben einer Seh- oder Hörverarbeitungsstörung z. B. im motorischen, im sprachentwicklungs-oder sozial-emotionalen Bereich oder im Verhalten des Kindes gibt, dann ist die Einschulung in eine entsprechende Förderschule mit dem Schwerpunkt »Lernen« zu überlegen.

Beim Förderschwerpunkt Lernen muss jedoch berücksichtigt werden, dass alle Kinder in einer Klasse auf die eine oder andere Art ein Problem haben und eine gezielte Unterstützung durch den Lehrer benötigen. Sollten zudem mehrere Kinder mit ausgeprägten Verhaltensproblemen in einer Klasse sein, so kann dies zu hoher Unruhe führen. Das kann für Kinder mit auditiven Verarbeitungsproblemen enorm anstrengend werden. Leider werden bislang Förderlehrer/Sonderpädagogen für den Schwerpunkt Lernen noch nicht in der gezielten Unterstützung von Kindern mit visuellen und auditiven Verarbeitungsstörungen ausgebildet. Somit ist an diesen Förderschulen ein Wissen zu gezielten Unterstützungs- und Fördermaßnahmen für diese Kinder bisher nur wenig bis gar nicht vorhanden. Eine generelle Aussage kann aber auch hier nicht getroffen werden, da der Weiterbildungsstand hierzu sogar teilweise innerhalb einzelner Bundesländer unterschiedlich ist. Umso wichtiger ist hier eine gute Zusammenarbeit zwischen der Schule, den Eltern und den Therapeuten des Kindes außerhalb des Förderprogramms durch die Schule. Es ist sinnvoll, hierüber vor Einschulung mit der Schulleitung zu sprechen.

Förderschwerpunkte »Sehen«, »Hören und Kommunikation«

In den meisten Bundesländern gibt es den Förderschwerpunkt »Sehen« sowie den Förderschwerpunkt »Hören und Kommunikation«. Wie diese im Einzelnen für betroffene Kinder umgesetzt werden, ist jedoch sowohl zwischen den einzelnen Bundesländern, als auch innerhalb der jeweiligen Bundesländer unterschiedlich. Deshalb geben wir hier nur kurze Hinweise dazu. Für Eltern ist eine jeweilige gezielte Information vor Ort sehr wichtig.

Beispiel Bayern: Die Förderschwerpunkte »Sehen« und »Hören und Kommunikation« können meist sowohl in Regelschulen umgesetzt werden, wie auch in speziellen Förderschulen. Wird einer dieser beiden Förderschwerpunkte bei einem Kind festgestellt und es gibt keine Förderschule zu diesem Schwerpunkt in der Wohnumgebung des Kindes, so ist das Kind in der Regelschule zu beschulen, allerdings auf der Grundlage eines individuell erarbeiteten Förderlehrplans, der die Bedürfnisse und Förderschwerpunkte des jeweiligen Kindes berücksichtigt. Dieser Förderplan ist von einem entsprechenden Förderlehrer/Sonderpädagogen, der das Kind kennt und nach pädagogischen Kriterien testet, auszuarbeiten. Die Förderpläne sind regelmäßig der Entwicklung des Kindes anzupassen. Umgesetzt werden die Fördermaßnahmen des Plans im Unterricht in der Regelschule durch die entsprechende Lehrkraft. Ob dieses Konzept gut funktioniert, ist meist von der Erfahrung, der Motivation und auch der Stressregulationsfähigkeit der Lehrkraft in der Klasse abhängig, da diese Situation die Lehrkraft vor eine große zusätzliche Herausforderung stellen kann. Je nach Ausprägung der Verarbeitungsstörung des Kindes kann es dann sehr sinnvoll sein, eine Schulbegleitung im Unterricht für das Kind zu beantragen.

Förderschwerpunkt »Sehen«

Über den sonderpädagogischen Förderschwerpunkt »Sehen« werden vorwiegend Schüler mit einer starken Sehbeeinträchtigung durch die Augen unterrichtet. Die Aufnahmekriterien sind deshalb auch an einen niedrigen Visus, also eine große Fehlsichtigkeit (Kurzsichtigkeit/Weitsichtigkeit) und eventueller anderer Erkrankungen der Augen gebunden. Dieser Förderschwerpunkt kann sowohl an allgemeinen Schulen, als auch in Förderzentren mit dem Förderschwerpunkt »Sehen« umgesetzt werden. Es werden hier, regional unterschiedlich, zunehmend auch Schüler mit einer zentralen visuellen Verarbeitungsstörung unterrichtet, wenn diese unter einer hohen Beeinträchtigung leiden. Hierzu bedarf es jedoch eines gesonderten Gutachtens, da diese Kinder in der Regel kein Problem in ihrem (über die Augen definierten) Visus haben und somit zunächst nicht die Aufnahmevoraussetzungen erfüllen. Der Unterricht erfolgt auf der Grundlage der Lehrpläne der allgemeinen Schule, beziehungsweise entsprechend angepasst an den jeweiligen Förderschwerpunkt. Dabei sind besonders entsprechende Materialien im Unterricht, wie auch entsprechende Aufbereitungen der Lehrunterlagen des Schülers zu berücksichtigen. Es gelten die Abschlussprüfungen der allgemeinen Schule, häufig mit entsprechenden Nachteilsausgleichen.

Allgemein ist anzumerken, dass der Bereich der visuellen Verarbeitungsstörungen häufig noch wenig gezielt in der didaktischen Umsetzung der individuellen Förderschwerpunkte berücksichtigt wird. Kinder und Jugendliche mit starken Sehverarbeitungsstörungen lernen teilweise anders und benötigen deswegen andere gezielte didaktische Unterstützungen als blinde oder »sehbehinderte« Kinder, die eine Augenerkrankung haben. Hier müssen inhaltlich entsprechende Konzepte noch weiterentwickelt werden.

Förderschwerpunkt »Hören und Kommunikation«

Beim Förderschwerpunkt »Hören und Kommunikation« liegt der Fokus vorwiegend auf der Förderung von Kindern, die eine Schwerhörigkeit aufweisen, also Hörbeeinträchtigungen der Ohren haben. Die Aufnahmekriterien sind auch bei vielen dieser Schulen noch offiziell an einen gewissen Grad der Schwerhörigkeit gebunden. So werden hier in der Regel schwerhörige Kinder, z.B. mit Cochlea-Implantaten, beschult. Kinder mit einer Hörverarbeitungsstörung werden aber mittlerweile unter bestimmten Voraussetzungen aufgenommen. Gezielte Angebote zur Unterstützung speziell dieser Schülergruppe werden jedoch unserer Erfahrung nach noch wenig angeboten. Denn in einigen wichtigen Aspekten sind Lerntechniken für Kinder mit einer Schwerhörigkeit aufgrund eines peripheren Ohrenproblems von den Lerntechniken für Kinder mit einer Hörverarbeitungsstörung zu unterscheiden. Vor der Anmeldung eines Kindes an diesem Förderschultyp ist es deshalb sinnvoll, sich darüber zu informieren, ob ein entsprechendes Wissen sowie Erfahrungen mit Kindern, die eine Hörverarbeitungsstörung aufweisen, bestehen und hierauf auch speziell eingegangen wird.

Zusammenfassend lässt sich festhalten, dass die Verarbeitungsstörungen bei Schülern bislang im Schulsystem noch wenig bis gar nicht berücksichtigt werden. Sie sind noch immer weitgehend unbekannt, obwohl dies bei Kindern und Jugendlichen zu ebenso starken Beeinträchtigungen führen kann, wie bei einer Erkrankung der Augen oder der Ohren. Sie finden sich zwar als Begrifflichkeit in manchen Förderschulkonzepten wieder, meist aber leider ohne entsprechende gezielte didaktische Unterstützungsangebote. Hier wird vielmehr noch davon ausgegangen, das Seh- und Hörverarbeitungsstörungen die gleichen Lernbedingungen und Lernunterstützungsmaßnahmen brauchen, wie Störungen an den peripheren Wahrnehmungssystemen (Augen und Ohren). Das ist aber in vielen Bereichen nicht der Fall. Schüler mit Verarbeitungsstörungen sind teilweise auf gezielte Förderungen und entsprechende Materialien sowie entsprechende Aufbereitung von Lehr- und Lernunterlagen angewiesen, um den Anforderungen der Schule gerecht werden zu können. Aus einer ethischen Sichtweise ist es sicherlich nicht zu vertreten, dass Kinder mit einer durchschnittlichen oder sogar sehr guten Intelligenz allein aufgrund einer Seh- und/oder Hörverarbeitungsstörung teilweise komplett im schulischen System scheitern. Aktuell sind Eltern selbst sehr stark gefordert den passenden Schultyp für ihr Kind zu finden. Teilweise ist es wichtig, betroffenen Kindern Schulbegleiter zur Seite zu stellen, damit sie in einer Regelschule oder in Privatschulen der Montessori- oder Waldorfpädagogik, bestehen können. Wenn große Beeinträchtigungen im Lese- und Rechtschreibbereich bestehen, kann das betroffene Kind unter Umständen von der schriftlichen Deutschnote befreit werden und schriftliche Aufgabenstellungen können dem Kind in der Schule vorgelesen werden. Dazu werden im Vorfeld entsprechende Gutachten benötigt. Bislang müssen Eltern betroffener Kinder sich noch durch einen Dschungel von Verordnungen und Vorschriften arbeiten. Hierzu können manchmal erfahrende Therapeuten unterstützende Informationen geben.

Den Entwicklungsstand des Kindes berücksichtigen

Die neuronale Entwicklung im Gehirn verläuft grundsätzlich nicht linear zum Alter des Kindes. Der Verlauf ist vielmehr individuell sehr unterschiedlich und durch Entwicklungsschübe gekennzeichnet. Somit ist zunächst einmal grundsätzlich davon auszugehen, dass bei Grundschülern die Gehirnentwicklung von einem Kind zum anderen noch recht unterschiedlich sein kann. Gibt es nun zusätzlich in der neuronalen auditiven oder visuellen Entwicklung ein Problem, dann braucht das Kind in der Regel mehr Zeit für seine allgemeine Entwicklung, und damit auch mehr Zeit für die schulischen Lernprozesse, auch wenn keine Minderbegabung des Kindes vorliegt. Somit haben nicht alle Kinder in einer Klasse dieselben Voraussetzungen. Ein Kind mit einer Verarbeitungsstörung muss im Vergleich zu seinen Mitschülern oft ein Vielfaches an Energie aufwenden und mehr Motivation zeigen. Es wird von ihm ein hohes Maß an Frustrationstoleranz eingefordert.

Kinder mit einer Entwicklungsverzögerung auf der Grundlage einer auditiven und/oder visuellen Verarbeitungsstörung sind häufig langsamer in ihren Lernprozessen und teilweise auch in ihrer Motorik. Besonders die Feinmotorik und die Sehverarbeitung sind sehr eng miteinander verbunden (Wolf & Wiese 2009, Wolf & Kuhlmann-Krieg 2019; Lurija & Bowden 1972, Lurija & Métraux 2001). Betroffene Kinder brauchen mehr Zeitressourcen, sowohl in der Schule, als auch zu Hause, um altersentsprechende Anforderungen leisten zu können. Diese Kinder kämpfen oft mit dem Dilemma, dass ihre kognitiven Fähigkeiten altersentsprechend entwickelt sind, aber ihre Seh- und/oder Hörverarbeitung um Jahre in ihrer Entwicklung verzögert sein können. Zum Zeitpunkt der Einschulung kann es somit durchaus sein, dass ein betroffenes Kind die Seh- und/oder Hörverarbeitungskapazitäten eines dreijährigen oder vierjährigen Kindes hat, aber die kognitiven Fähigkeiten eines sechs- oder siebenjährigen Kindes. Da der Leseaufbauprozess oder der Schreibaufbau grundlegend mit der Visualisierungsfähigkeit des Kindes verbunden sind, können Kinder mit einer visuellen Verarbeitungsstörung große Schwierigkeiten zeigen, in diese Prozesse zu kommen. Ist das Problem eines betroffenen Kindes ausreichend diagnostiziert, so sollten diesem, je nach Bereich und Ausprägung seiner Seh- und/oder Hörverarbeitungsprobleme, Erleichterungen in der Schule gegeben werden. Das kann in Form von Zeitzugaben oder bei einer Kombination mit einer LRS auch (vorübergehend) zusätzlich durch eine Aussetzung der Rechtschreibnote erfolgen. Bei einer hohen Ausprägung der Verarbeitungsstörungen ist ein individueller Förderplan eine gute Unterstützungsmöglichkeit. Werden diese oder auch andere Möglichkeiten, die in den bestehenden Schulgesetzen eines jeden Bundeslandes unterschiedlich verankert sind, nicht umgesetzt, so kann das zu einer weiteren Überforderung bei einem betroffenen Kind, aber auch bei den Lehrkräften, führen. Im Ergebnis kommen dann beide gleichermaßen in eine Spirale von Hilflosigkeit, Unsicherheit und teilweise auch Frustration. Letztendlich sollte vermieden werden, dass die schulischen Bedingungen zur Aufrechterhaltung der neuronalen Entwicklungsverzögerung beitragen oder sogar zu einer weiteren Verschlechterung führen, statt die Entwicklung des Kindes positiv zu fördern. Denn eine hohe Dauerbelastung des Kindes, und eine hieraus entstehende Dauerüberforderung, können zu chronischem Stress führen, der sich dann zusätzlich negativ auf die neuronale Entwicklung auswirken kann. Zudem schwächen anhaltende Überforderungs- und Belastungssituationen das Beziehungsverhalten zwischen Schüler und Lehrkraft. Aber gerade die Beziehungssituation ist ein grundlegend wichtiger Faktor für ein erfolgreiches Lernen (Kuhl et al. 2011). Hierdurch werden auch biochemische Prozesse im Gehirn maßgeblich beeinflusst. Zu einem besseren Verständnis erklären wir im folgenden Kapitel einige wichtige Zusammenhänge:

Der Zusammenhang zwischen Lernen und Emotionen

Sind die Lernaufgaben zu komplex und fühlt sich ein Schüler überfordert, so kommt es zu einer Aktivierung der Stresshormone Adrenalin und Noradrenalin. Hierdurch wird das autonome Nervensystem aktiviert, mit dem Gefühl einer Bedrohung, was ein Verhalten mit Angriffs- oder Fluchttendenz auslöst. Eine Folge hierbei ist, dass das rationale Denken blockiert wird, dadurch entsteht Stress. Abschalten, sich mit der Aufgabe erst gar nicht zu beschäftigen, z. B. bei den Hausaufgaben in die Verweigerungshaltung zu gehen oder den Unterricht zu stören erscheint als eine sinnvolle Schutzreaktion des Organismus. Werden Kinder in dieser Situation gefragt, warum sie sich so verhalten, statt mitzumachen, ist ihre Antwort meist: »Das weiß ich nicht«. Denn diese Verhaltensprozesse sind nicht bewusst geplant oder in einer anderen Weise kognitiv gesteuert. In der konkreten Situation des Schülers bedeutet dies, entweder in den Machtkampf durch Widerstand gegen die Anforderungen zu gehen, provokatives Verhalten oder Vermeidung zu zeigen. Bei Letzterem versucht der Schüler »unterzutauchen« und sich »wegzubeamen«. Diese Verhaltensweisen finden bei einer ständigen Überforderung sowohl im Unterricht, als auch zu Hause, bei den Hausaufgaben statt. Die Stresshormone werden zunehmend aktiviert und so kommt es zu Aussagen des Schülers, wie: »Das mache ich jetzt nicht. Wofür sollte das denn gut sein, das bringt doch gar nichts. Mach deinen Mist doch alleine. Sie haben mir gar nichts zu sagen«. Oder das

Kind spielt den lauten Klassenclown, zu Hause wird die Erledigung der Hausaufgaben vom Kind mit lautem Geschrei abgebrochen, Stifte und Hefte werden geworfen, es gibt Beschimpfungen. Läuft nun durch das Verhalten des Kindes die Stresshormonproduktion der Mutter/des Vaters ebenfalls zunehmend auf Hochtouren, so kann es zu lautem Schreien, gegenseitigen Drohungen und Beschimpfungen von Mutter/Vater und Kind kommen. Beide Seiten sind in so einer Situation intensiv durch ihre Stresshormonproduktion gesteuert, so dass solch ein Zustand recht lange aufrechterhalten bleiben kann. In Ausnahmefällen können diese Situationen auch eskalieren, indem es zu Gewaltausbrüchen kommt.

Beim »Untertauchen« oder »Wegbeamen« ist das Kind in der Klasse meist sehr still. Es beschäftigt sich weitgehend unauffällig mit anderen Dingen, träumt vor sich hin oder schaut aus dem Fenster. Zu Hause gehen diese Kinder in die Vermeidung von anstrengenden Tätigkeiten und Situationen, indem sie andere wichtige Aufgaben finden, die zuerst erledigt werden müssen. Da steht dann in kurzer Zeit wiederholt der Toilettengang an, es muss noch etwas getrunken werden, es ist notwendig, dem Freund noch eine wichtige Nachricht zu schreiben und anderes mehr. Gute Möglichkeiten zum »Wegbeamen« bieten zu Hause alle elektronischen Medien: Fernseher, Computer, Tablet, Handy. Die Kinder beamen sich in eine andere Welt, fern von Hausaufgaben und Lernanforderungen, die sie im Alltag überfordern. Manche Kinder schaffen es, während des Schulunterrichts ihre Überforderung durch einen enormen Energieaufwand zu kompensieren. Desto mehr brechen jedoch dann zu Hause die Dämme, indem hier eine kompakte Stressreaktion erfolgt.

Gehen Eltern und/oder Lehrer in den Gegenangriff über und schimpfen oder bestrafen das Kind für sein Verhalten, so mindern sie kontinuierlich den Selbstwert des Kindes. Schüler, die dauerhaft Überforderungen erleben, verbinden das häufig mit Angst. Lernen wird so mit negativen Erlebnissen und Gefühlen verknüpft.

Demgegenüber stehen positive emotionale Erlebnisse, die biochemisch mit einer Ausschüttung von Dopamin und Endorphinen (endogene Opiate) im Gehirn verbunden sind. Die Beziehungserfahrungen spielen hierbei eine wesentliche Rolle, denn hierüber wird das Bindungshormon Oxytocin ausgeschüttet (vergl. Abschnitt »Tiergestützte Therapien« unter Kapitel 3.1). Dieses Hormon wird z. B. vermehrt während des Stillens eines Säuglings, sowohl bei der Mutter als auch beim Kind ausgeschüttelt. Hierdurch werden ein körperliches und seelisches Wohlgefühl, als auch das Gefühl von Bindung und Sicherheit gestärkt (Strüber & Roth 2016; Stahl 2017) Im weiteren Leben des Menschen wird das Hormon in Prozessen der Bindung, Wertschätzung und in vertrauensvollen Beziehungen ausgeschüttet. Das passiert übrigens auch in einer vertrauensvollen Beziehung zwischen einem Menschen und einem Tier. Aus diesem Grund werden zum Beispiel auch Tiere in Therapien eingesetzt. Aber auch im Klassenzimmer können z. B. Hunde eine gute, stärkende Funktion beim Lernen übernehmen (Wohlfarth & Mutschler 2016; Beetz 2015; Beetz & Heyer 2014).

Die Ausschüttung von Dopamin, Endorphinen und Oxytocin sind unter anderem auch für den Aufbau einer intrinsischen (inneren) Eigenmotivation wichtig. Gute Voraussetzungen hierfür sind, dass ein Schüler etwas selbst herausfindet, beispielsweise durch selbst erreichte Lernerfolge oder Aha-Effekte, die von einem Glücksgefühl begleitet werden. Die endogenen Opiate werden in der Situation des selbstwirksamen Lernens ausgeschüttet. Es entsteht ein Anreiz, diese Situation immer wieder zu wiederholen. Die Erfahrungen der Selbstwirksamkeit und Eigenkontrolle haben sich in der Motivationsforschung als stärkste Handlungsmotivation erwiesen. Das Gelernte wird in Abhängigkeit von der Stärke der Eigenaktivität länger und genauer im Gedächtnis eingeprägt. Die Zuversicht bei der Eigenaktivität etwas lernen zu können und eine positive Unterstützung des Lehrers zu erhalten steigern das Selbstwertgefühl. Deshalb sollten Unterricht und die Hausaufgaben so gestaltet werden, dass Fehlversuche nicht als Versagen, sondern als notwendige Schritte auf dem Weg zur Weiterentwicklung der eigenen Kompetenzen angesehen und nicht negativ markiert oder gar bestraft werden. Fehler und Misserfolge als ein Ergebnis mangelnder Begabung zu sehen, und dies auch dem Kind so zu vermitteln, führen zur Verringerung des Selbstwertes und der Eigenmotivation beim Kind.

Wichtig ist es, diese Zusammenhänge zwischen dem Lernen und

den Emotionen grundlegend zu verstehen, und sowohl in der Schule, als auch zu Hause zu berücksichtigen. Eine gute, positive Verbindung zwischen Lernprozessen und Emotionen führt zu einer erhöhten eigenen Handlungsfähigkeit des Kindes.

Selbstvertrauen in das eigene Begabungspotential, Selbstmotivation, eine hohe Frustrationstoleranz und eine gute Selbstberuhigungsfähigkeit sind wichtige Voraussetzungen für eine gute Stressresistenz (Friederichs et al. 2019; Buchhorn 2015). Und je größer die Stressresistenz ist, desto weniger bestimmen Stresshormone die Lernprozesse. Die Beziehungsqualität ist hier ein wichtiger Indikator für ein gutes Leistungs- und Entwicklungsvermögen, gerade bei Kindern mit Verarbeitungsstörungen.

Konkrete Unterstützung durch Lehrkräfte im Unterricht

Der Sitzplatz eines Kindes mit einer visuellen und/oder auditiven Verarbeitungsstörung in der Klasse sollte vorne, in der ersten Reihe, zentral vor der Tafel sein. Hier hat das Kind die größte Chance, Texte auf der Tafel zu erkennen und auch abschreiben zu können.

Es muss auf gute Kontraste von Texten, die gelesen oder abgeschrieben werden, geachtet werden.

Auf die Arbeit mit dem Overheadprojektor sollte verzichtet werden, da die hier verwendeten Materialien meist keinen guten Kontrast haben und deshalb gar nicht oder nur unter großer Anstrengung von betroffenen Kindern gelesen oder abgeschrieben werden können. Zudem haben Overheadprojektoren meist ein Motorengeräusch, das Kinder mit einer Hörverarbeitungsstörung häufig nicht herausfiltern können. Auch wenn Sie als Lehrkraft diese Geräusche kaum wahrnehmen, denken Sie bitte immer daran, dass ein Kind mit z. B. einem Hörfilterproblem diese Geräusche anders wahrnimmt. Bewerten Sie bitte diese Vorschläge nicht aus Ihrer subjektiven Sicht als Lehrkraft, da Sie wahrscheinlich kein visuelles und/oder auditives Problem haben und daher nicht objektiv nachvollziehen können, wie betroffene Kinder wahrnehmen.

Ablenkungen in der Nähe des Kindes sollten minimiert werden. Entweder sollte das Kind allein sitzen oder neben einem ruhigen Kind.

Wichtige Informationen sollten nicht ausschließlich verbal erfolgen, sondern auch aufgeschrieben werden. Falls möglich, ist das eigene Ausprobieren für das Kind mit dem höchsten Lerneffekt verbunden.

Texte (z. B. Diktate) grundsätzlich von vorn, ins Gesicht des Kindes diktieren, niemals von hinten oder von der Seite. Kinder mit einer auditiven Verarbeitungsstörung verarbeiten die Informationen hinter ihrem rechten oder linken Ohr oft in unterschiedlichen Geschwindigkeiten, deshalb brauchen sie hierfür mehr Zeit. Bitte laufen Sie während des Diktierens nicht durch die Klasse.

Überprüfen Sie, ob die für den nächsten Tag zu erledigenden Hausaufgaben vollständig ins Hausaufgabenheft geschrieben wurden.

Sorgen Sie für eine ruhige Lernatmosphäre. Stellen Sie einem Kind mit einer auditiven Filterstörung Dummy-Kopfhörer zur Verfügung, damit es sich bei Aufgaben, die eine hohe Konzentrationsleistung erfordern, wirklich konzentrieren kann.

Achten Sie auf Zeichen der Überanstrengung der Verarbeitungssysteme. Einige wichtige Verhaltensweisen des Kindes wurden bereits unter »Merkmale einer Überforderung« (Kap. 6.1) zusammengefasst.

Ermöglichen Sie dem Kind bereits bei ersten Anzeichen einer Überanstrengung kurze Erholungspausen. Holen Sie das Kind aus diesen Erholungspausen aktiv zurück.

Fordern Sie bei wichtigen Informationen und zur Beruhigung des Kindes, wenn es beispielsweise aufdreht, Blickkontakt ein, sprechen es mit seinem Namen an und fassen es zur zusätzlichen Stimulation kurz an der Schulter an. Dies sollte jedoch mit dem Kind vorab besprochen werden. Denn es gibt Kinder, die grundsätzlich keine Berührung dulden und hierauf sehr schnell aggressiv reagieren.

Nehmen Sie Kopf- und Bauchschmerzen eines Kindes ernst. Stellen Sie das Kind nicht als Simulanten dar.

Loben Sie auch Kleinigkeiten, berücksichtigen Sie wichtige lernpsychologische Gesetzmäßigkeiten für eine Stärkung der Eigenmotivation und des Selbstwertes des Kindes. Identifizieren und fördern Sie die Ressourcen und Stärken des Kindes.

Sehen Sie Fehler als Unterstützung und markieren Sie diese nicht negativ. Nehmen Sie das Kind in seiner Persönlichkeit und seinen Stärken wahr und wertschätzen Sie diese. Beurteilen Sie das Kind nicht an seinen Leistungsdefiziten, sondern anhand seiner Stärken. So gilt es auch, bei sich selbst ein eigenes, positives Bild von dem Kind abzuspeichern, z.B.: Thomas der »Streitschlichter« statt Thomas der »LRS-ler«.

Lernmaterialien sollten angepasst werden

Texte und Zahlen müssen für Kinder mit einer visuellen Verarbeitungsstörung grundsätzlich größer kopiert werden. Auch wenn sie kleinere Texte lesen können, so kostet das diese Kinder so viel Energie, dass sie deutlich langsamer in der Umsetzung von Lernaufgaben sind, und auch eine zunehmend höhere Fehlerquote zeigen, je mehr die Energie nachlässt. Es kommt dann oft vermehrt zu Kopfschmerzen des Kindes. Bei großgeschriebenen, übersichtlichen Texten zeigen betroffene Kinder meist eine deutlich bessere Leistung, da sie länger konzentriert arbeiten können. Wir empfehlen hier grundsätzlich eine Schriftgröße von mindestens 20 beim Schrifttyp Arial. Diese Vergrößerungen sollten selbstverständlich für alle Fächer gelten, denn die visuelle Verarbeitungsstörung verschwindet nicht in Heimat- und Sachkunde oder im Mathematikunterricht. So ist es wichtig, dass diese Vergrößerungen auch bei Zahlen, Zahlenkästchen, geometrischen Figuren, die erkannt, ausgemessen oder abgezeichnet werden sollen sowie bei Texten von Textaufgaben umgesetzt werden.

Aber auch nach der Grundschulzeit kann es noch lange notwendig sein, Texte zu vergrößern, dann vielleicht nicht mehr jeden Text, aber vor allem längere Texte. Denn je nachdem, in welchem Alter und in welchem Ausmaß eine visuelle Verarbeitungsstörung diagnostiziert und therapeutisch behandelt wurde, können deutliche Anstrengungsfaktoren und ein hoher Energieaufwand durch das Lesen von kleinen Texten auch an weiterführenden Schulen noch vorhanden sein.

Arbeitsvorlagen oder Aufgaben in einer Schulaufgabe oder Klassenarbeit sollten gut strukturiert und übersichtlich gestaltet sein.

Idealerweise steht nur eine Aufgabe auf einem Blatt, und die einzelnen Blätter sind, genauso wie die einzelnen Aufgaben, nummeriert.

Bitte beachten Sie als Lehrkraft, dass die meisten Kinder mit einer visuellen Verarbeitungsstörung große Probleme damit haben, Strukturen und Ordnungssysteme zu erkennen und umzusetzen. Deshalb sollte jedes Arbeitsblatt auch sehr gut und übersichtlich strukturiert und nur einseitig bedruckt sein. Ansonsten übersieht ein betroffenes Kind schnell eine oder gar mehrere Aufgaben.

Zu berücksichtigen ist ebenfalls, dass Kinder, die keine dreidimensionale Verarbeitungsfähigkeit haben, keine dreidimensionalen Figuren erkennen oder zeichnen können. Sie können nur unter sehr großer Anstrengung geometrische Zeichnungen erstellen oder diese so exakt wahrnehmen, dass sie hierzu Berechnungen vornehmen könnten. Ein Kind diese Aufgaben dann durchführen zu lassen, wäre vergleichbar damit, ein gehbehindertes Kind an den Startblock für einen 100-Meterlauf zu stellen und von ihm die gleiche Laufleistung und Laufschnelligkeit wie von allen nicht gehbehinderten Kindern in der Klasse zu erwarten. Diese Vorgehensweise würde man sicherlich als unethisch betrachten. Der Unterschied zu einem Kind mit einer Verarbeitungsstörung ist, dass die Gehbehinderung nach außen sichtbar ist, eine Seh- und Hörverarbeitungsstörung jedoch nicht.

Bei einer eingeschränkten Lesefähigkeit kommt es sehr oft vor, dass den Kindern auch im Unterricht viel vorgelesen wird. Das führt aber nicht unbedingt zu einem besseren Leseaufbau. Hier müssen die visuellen Verarbeitungsfähigkeiten gezielt getestet werden, um einen Nachteilsausgleich in der Schule auch pädagogisch entsprechend umsetzen zu können. Dies kann z. B. mit einer Vergrößerung von Schrift und Zahlen erfolgen, oder mit einer geringeren visuellen Informationsdichte auf den Arbeitsblättern verbunden sein, da die Kinder noch nicht adäquat die visuelle Information filtern können. Leider werden in der Regel bei Lesetesten in erster Linie die Lesegeschwindigkeit und die Lesefehlerzahl getestet, das Leseverständnis wird dort weniger überprüft. Differenziert man noch einmal nach der Schriftgröße, so kann es sein, dass sich die ursprünglich hohe Fehlerzahl bei einer kleinen Schriftgröße, bei einer Vergrößerung des Textes enorm verringert. Das hat aber wiederum nichts mit einer klassischen Lesestörung zu tun. Hier kommt dann z. B. ein Nachteilausgleich »Sehen« mit Schriftvergrößerung zum Tragen, der entsprechend beantragt werden muss. Zu all diesen Bereichen sollten differenzierte Testungen stattfinden, um die Auswirkungen der eingeschränkten Basisverarbeitungsprozesse besser zuordnen zu können. Das gleiche gilt auch für Rechentestungen. Manche Kinder haben aufgrund einer Visualisierungsproblematik keine zuverlässige Zahlenvorstellung, andere haben Probleme bei den Textaufgaben, weil sie ein Leseverständnisproblem haben, das aber nichts mit einem Rechenproblem zu tun hat.

Zusammenfassung

Zusammenfassend lässt sich festhalten, dass die Seh- und Hörverarbeitungsstörungen bei Schülern bislang im Schulsystem noch zu wenig bis gar nicht berücksichtigt werden, da sie hier noch immer weitgehend unbekannt sind, obwohl dies bei Kindern und Jugendlichen zu ähnlich starken Beeinträchtigungen wie eine starke Seh- oder Hörbehinderung der Augen bzw. der Ohren führen kann. Sie finden sich zwar teilweise als Begrifflichkeit in manchen Förderschulkonzepten wieder, meist aber leider ohne entsprechende gezielte didaktische Unterstützungsangebote. Hier wird vielmehr noch davon ausgegangen, dass zentrale (im Gehirn stattfindende) Verarbeitungsstörungen die gleichen Lernbedingungen und Lernunterstützungsmaßnahmen benötigen, wie Störungen an den peripheren Wahrnehmungssystemen (Augen und Ohren). Das ist aber in vielen Bereichen nicht der Fall. Schüler mit Verarbeitungsstörungen sind auf gezielte Förderungen und entsprechende Materialien sowie eine entsprechende Aufbereitung von Lehr- und Lernunterlagen angewiesen, um den Anforderungen der Schule gerecht werden zu können. Aus einer ethischen Sichtweise ist es sicherlich nicht zu vertreten, dass Kinder mit einer durchschnittlichen oder gar sehr guten Intelligenz allein aufgrund einer Seh- und/oder Hörverarbeitungsstörung teilweise komplett im schulischen System scheitern. Aktuell sind Eltern selbst noch sehr stark gefordert den passenden Schultyp für ihr Kind zu finden. Hier können manchmal erfahrende Therapeuten unterstützende Informationen geben. Eine Seh- und/oder Hörverarbeitungsstörung erfordert eine frühzeitige Diagnosestellung, um schnell wirksame therapeutische Schritte zur Unterstützung einer anhaltenden positiven Entwicklung des Kindes auch bei schulischen Lernprozessen einleiten zu können. Die Informationen der Eltern und anderer Bezugspersonen wie Erzieherinnen und Erziehern, Lehrkräften oder Therapeutinnen und Therapeuten über dieses Krankheitsbild ist für die Entwicklung des Kindes essentiell. Ein regelmäßiger inhaltlicher Austausch zwischen Lehrkräften, Therapeuten und Eltern verbessert oft deutlich die schulischen Entwicklungschancen eines betroffenen Kindes.

KAPITEL 7

Betroffene Mütter und eine junge Frau berichten über ihre Erfahrungen

Die folgenden Beschreibungen sind Originalberichte von drei Müttern, die jeweils ein Kind mit einer Informationsverarbeitungsstörung haben, und einer jungen Frau. Sie beschreiben ihre persönlichen Erfahrungen, die sie im Verlauf der Entwicklung ihres betroffenen Kindes machten, bzw. ihr subjektives Erleben der eigenen Kindheit und Jugend, die durch eine Informationsverarbeitungsstörung bestimmt war.

7.1 Bericht von Marie und ihrer Mutter

Den folgenden Bericht verfassten Frau B. und ihre 18-jährige Tochter Marie (der Name wurde geändert). Beide beschreiben jeweils ihr subjektives Erleben über die Seh- und Hörverarbeitungsstörungen, die Marie seit früher Kindheit begleiteten. Sie beschreiben, welche Herausforderungen sie gemeistert haben, und welche Hürden dabei zu nehmen waren. Und sie beschreiben die damit verbundenen Gefühle, aus der Sicht der Mutter und des betroffenen Kindes, der betroffenen Jugendlichen und der heute jungen Erwachsenen.

Mutter: *Im Alter von einem Jahr gingen wir das erste Mal mit Marie zu einem Augenarzt, weil wir etwas verunsichert waren, was ihr Sehen anbetraf. Dieser konnte jedoch nichts Auffälliges an Maries Sehen feststellen. Marie war etwa drei Jahre alt, als uns weitere Dinge in ihrer Entwicklung auffielen. Sie konnte zum Beispiel Texte von kleinen Kin-*

derliedern oder kleinen Gebeten nicht behalten. Zudem streckte sie häufig ihre Zunge seitlich aus dem Mund. Ich, als ihre Mutter, hatte auch den Eindruck, dass gehörte Informationen keinen Sinn für Marie ergaben und sie sich deshalb schwertat, etwas zu behalten. Zu diesem Zeitpunkt hoffte ich jedoch noch, dass sich das alles bald noch von selbst geben würde. Als Marie vier Jahre alt war, fiel uns auf, dass sie schielte. Wir gingen wieder mit ihr zu einem Augenarzt, diesmal zu einem anderen. Er stellte fest, dass Marie nur noch 40 Prozent Sehleistung auf einem Auge hatte. Das starke Auge wurde abgeklebt, um das schwache Auge zu stärken, so wurde es uns erklärt. Die Sehleistung des schwachsehenden Auges verbesserte sich wieder und so dachte ich, nun sei alles in Ordnung. Was das längerfristige Abkleben eines Auges in dem Alter, in dem Marie war, für die Entwicklung der Sehverarbeitung im Gehirn bedeutet, hat man uns leider nicht gesagt. Vielleicht wusste es der Augenarzt auch nicht.

Im Kindergarten war für die Erzieherinnen bei Marie alles in Ordnung, für mich nicht. Ich suchte oft die Kommunikation mit den Erzieherinnen, da mir auffiel, dass Marie nicht ausmalen wollte, mit der Schere nicht an einer Linie ausschneiden konnte. Marie wollte nicht singen und die Erziehrinnen hatten nicht einmal bemerkt, dass sie in erster Linie nur ihre Lippen bewegte, aber gar nicht mitsang, wenn Lieder gesungen wurden. Bei einem Rechenprojekt fiel auf, dass Marie das einzige Kind im Vorschulalter war, das nicht bis zehn zählen konnte. Sie brachte die einzelnen Zahlen immer wieder durcheinander und hatte keinerlei Mengenverständnis. Auch das müsse sie schließlich nicht können, meinten die Erzieherinnen und vermittelten mir den Eindruck, dass ich von meinem Kind zu viel verlangen würde. Da auch bei den Vorsorgeuntersuchungen nach Aussage der Kinderärztin immer alles »im Rahmen« war, fühlte ich mich allein gelassen mit meinen Beobachtungen und meinen zunehmenden Unsicherheiten und Ängsten, was Maries Entwicklung betraf. Ich habe daraufhin Marie bei anderen Ärzten vorgestellt, suchte eine Heilpraktikerin auf und bekam von dieser wieder neue Anlaufstellen genannt. So erhielt Marie wenigstens Logopädie vor Schulbeginn. Die logopädische Unterstützung zeigte kleine Erfolge, es gab jedoch keine grundlegende Veränderung in Maries Entwicklung.

Marie: *Im Kindergarten ist mir noch nicht viel aufgefallen. Da war alles einfach normal für mich. Ich kannte es eben auch nicht anders. Hatte da noch keine Vergleiche, wie es anders sein könnte. Die anderen Kinder konnten eben mehr als ich.*

Mutter: *In der Schule wollte Marie alles gut machen. Sie gab sich große Mühe, denn sie wollte so gut wie ihre große Schwester sein. Die Dinge fielen ihr aber schwer, und sie war sehr angestrengt. Marie verwechselte immer wieder Buchstaben und Zahlen, drehte und vertauschte sie. Eine Zuordnung von Lauten zu Buchstaben war eine schwer zu meisternde Herausforderung für sie. Beim Lesen konnte sie lange keine Silben zusammenlesen, sie ließ Buchstaben und Wortendungen weg, und Übungen zum Lesen und Schreiben ermüdeten sie enorm. Marie verlor schnell jegliche Motivation für diese Lernprozesse. Ihre Stiftführung war von Anfang an sehr auffällig, schon nach kurzer Zeit entwickelte sich an ihrer Schreibhand ein kleines Überbein, weil sie so sehr verkrampft schrieb.*

Marie: *In der Schule habe ich irgendwann gemerkt, dass ich mich nicht gut und lange konzentrieren konnte. Mir ist es schwer gefallen zu lernen. Lesen, Rechnen, Dinge von der Tafel abzuschreiben, vieles war viel zu schnell für mich. Ich konnte meiner Lehrerin nicht lange zuhören und auch dem Unterricht nicht folgen. Eigentlich bekam ich in der Schule vom Unterricht nie viel mit. Deshalb musste ich nachträglich sehr viel zu Hause lernen. Und trotz des vielen Lernens habe ich nie gute Noten geschrieben. Ich habe mitgekommen, wie leicht es anderen Kindern fiel zu lernen. Ich habe ihre guten Noten gesehen und ihren geringen Aufwand dahinter. Sie haben gerade mal ein Drittel der Zeit für's Lernen benötigt, im Vergleich zu mir. Und trotzdem waren ihre Noten immer noch besser als meine.*

Mutter: *Zu Hause konnte Marie nie beschreiben, was denn nun im Unterricht gemacht worden war. Sie entwickelte zunehmend Angst vor den Hausaufgaben, weil sie damit überfordert war und es häufig Streit zwischen uns hierum gab. Schließlich entwickelte sie ein Verweigerungsverhalten bei den Hausaufgaben oder für Übungssituationen.*

Ihre deutlichen Konzentrations- und Aufmerksamkeitsprobleme wurden eher größer als kleiner. Sozial war Marie sehr gut integriert. Der Zeitaufwand für die Hausaufgaben war enorm groß und neben Maries hoher Belastung fühlte auch ich mich zunehmend psychisch belastet durch diese Situation.

Marie: *Lernen war anstrengend und machte mich schnell müde. Bald dachte ich, ich wäre dumm. Und dann dachte ich auch, weil ich dumm bin, bin ich nicht so viel wert wie andere Kinder. Diese Gefühle haben mich verunsichert und ich habe mich damit allein und unverstanden gefühlt. Im Nachhinein wäre es wohl bereits zu diesem Zeitpunkt gut gewesen, jemanden zu haben, mit dem ich über diese Dinge hätte sprechen können. Von mir aus konnte ich das aber noch nicht formulieren.*

Mutter: *Erfreulich war, dass Marie immer viele Freundinnen hatte und sie häufig zu Geburtstagen eingeladen wurde.*

Marie: *Ich war immer ein sehr offener und umgänglicher Mensch, der sich in Gruppen gut integrieren konnte. Ich kam mit allen Kindern gut zurecht. Häufig war ich die Stimmungskanone, die immer gelacht hat und immer gut drauf war. Mit mir konnte man immer Quatsch machen und »Scheiße« bauen. Aber eigentlich habe ich das Ganze nur gemacht, weil ich gehofft hatte, dass man mich wegen meiner Art und guten Laune mag. Weil man mich ja wegen meiner schlechten schulischen Leistungen schon nicht lieben konnte. Außerdem hatte ich gehofft, dass ich dadurch meine Trauer und Enttäuschung über mich selbst vertuschen könnte.*

Mutter: *Ich versuchte weiterhin Fachleute zu finden, die Marie Hilfe und Unterstützung geben könnten. Für Marie war es sicherlich eine lange Odyssee, von Kinderärzten und einer Heilpraktikerin, zur Logopädin, einem Hals-Nasen-Ohren-Arzt, der Pädaudiologie, Augenarzt, Uni-Augenklinik, Optiker und schließlich Kinder- und Jugendpsychiater. Der Zustand von Marie hatte sich mit den höheren Anforderungen in der Schule weiter verschlechtert.*

Als Mutter hat mich am meisten belastet, dass ich ansehen musste, wie schwer sich Marie tat, wie traurig und angestrengt sie war und wie sie litt. Ich entwickelte Ängste, ob sie jemals einen adäquaten Schulabschluss machen könnte. Hinzu kamen die ständigen Streitereien bei den Hausaufgaben. Dies war für uns beide sehr belastend. Irgendwann, so etwa Mitte der dritten Klasse, hatte Marie dann zu mir gesagt: »Mama, ich bin kein guter Mensch, weil ich in der Schule nicht gut bin«. Das hat das Fass bei mir zum Überlaufen gebracht und ich habe sie spontan von der Regelschule heruntergenommen und sie in die Waldorfschule gebracht. Dort hatte sie dann eine viel längere »Schonfrist« und es wurden viele Dinge gefördert. So kann Marie heute wunderschön malen. Aber auch hier waren die Anforderungen für Marie irgendwann sehr hoch und sie entwickelte eine schwere Depression. Ein Intelligenztest ergab, dass Marie keinesfalls dumm ist, sondern in manchen Bereichen eher hochbegabt. Wir saßen also weiterhin in einem großen Dilemma.

Marie: *Irgendwann habe ich es einfach nur noch gehasst, lernen zu müssen, es war die reinste Qual für mich. Zunehmend empfand ich mich selbst als nicht intelligent, unnütz und überflüssig. Es gab einfach keinen Erfolg für mich. Ich wurde in der Schule nie für meinen Lernaufwand belohnt, erhielt stattdessen immer nur schlechte Noten. Natürlich habe ich mich bestraft gefühlt. Aber nicht von den Lehrern. Die haben ja nur ihren Job getan. Ich fühlte mich von mir selbst bestraft, weil ich nichts ändern konnte. Vielleicht hätten die Lehrer etwas merken können, wenn sie genau hingeschaut hätten, aber unterstützt haben sie mich auch nicht. Eigentlich wollte ich aber immer, dass mich meine Lehrer mögen. Das ist mir sehr wichtig gewesen. Die soziale Situation war dann auch nicht immer einfach. Ich bin zwar nie gemobbt worden, aber ich wurde manchmal ausgegrenzt und mutwillig verbal verletzt. Auch da fühlte ich mich von keinem Lehrer geschützt. Die Situation entspannte sich, als ich an die Waldorfschule gewechselt habe. Ich fand neue Freunde und konnte mich gut einleben. Aber diese Situation hielt leider nicht an. Irgendwann wurden die Anforderungen wieder zu hoch für mich. Es kam täglich bei den Hausaufgaben zu Konflikten zwischen mir und meiner Mama. Meine Mama hat mich bei allem unterstützt und sie hat immer hinter mir gestanden. Sie war* *meine wichtigste Bezugsperson und hat so viel Zeit in meine Schulzeit und meine Behandlung investiert, wie kein anderer. Ich habe ihre Unterstützung angenommen und war und bin auch heute noch sehr dankbar dafür. Aber ich war auch manchmal sehr genervt. Ich glaube aber, das ist in der Pubertät normal. Von den Lehrern hätte ich mir mehr Unterstützung gewünscht. Die kam aber selten. Ich fühlte mich von niemandem mehr verstanden, da sich niemand in meine Situation hineinversetzen konnte. Meine Selbstzweifel wurden größer. Ich fühlte mich wertlos. Ich erkannte keinen Sinn mehr in meinem Leben und manchmal wollte ich gar nicht mehr leben.*

Mutter: *Uns wurde von einer Psychiaterin ein Klinikaufenthalt für Marie empfohlen, was wir schließlich umsetzten. Nach der Entlassung aus der Klinik kam es zu einer erneuten Vorstellung bei dieser Psychiaterin, die nun meinte, Marie habe ADS. Die Schuld an Maries Schulversagen hätte ich als Mutter, da ich mit der Gabe des Medikamentes Ritalin nicht einverstanden gewesen wäre. Dieses Weltbild, das uns durch die Psychiaterin vermittelt wurde, war mir fremd. Ich fühlte mich nicht wohl, sondern eher am falschen Platz. Dies war für mich keine Kommunikation auf Augenhöhe.*

Durch meine Ausbildung zur Heilpraktikerin hatte ich Kontakt zu einem Arzt in München, der sich mit »Orthomolekularmedizin«, überwiegend mit Stoffwechselprozessen und Nahrungsergänzungsstoffen beschäftigt. Über ihn kam ich zu einer Schwerpunktpraxis, die sich auf Verarbeitungsstörungen im Gehirn spezialisiert hat. Ich meldete Marie dort zu einer Diagnostik an. Und dann wurde festgestellt, was Marie wirklich hatte. Wir erhielten zahlreiche Untersuchungsergebnisse, mit denen sich nun konkret arbeiten ließ. Marie und ich fühlten uns endlich verstanden und ernst genommen. Die Diagnosen waren eine Seh- und Hörinformationsverarbeitungsstörung. Marie war zum Zeitpunkt dieser Diagnosen bereits 13 Jahre alt. Wir waren bei Kinderärzten, Augenärzten, Hals-Nasen-Ohren-Ärzten, in der Pädaudiologie als Marie zwischen ein und sieben Jahren alt war. Keiner dieser Ärzte hatte uns beraten können, eine weitergehende Diagnostik durchführen oder gar eine wirksame Therapie empfehlen können. Die einzige Maßnahme war die Logopädie gewesen, die aber für Maries Probleme nicht ausrei-

chend war. Wir hätten vor allem Marie so viel Zeit, Energie und Leid ersparen können, wenn diese Ärzte mehr gewusst hätten.

Nach der Diagnostik habe ich endlich Maries Probleme klar erkennen und ihr Verhalten verstehen können. *Auch ohne die Diagnosen habe ich Marie so angenommen, wie sie ist, aber ich konnte ihr nun noch sehr viel mehr Schutz geben und mich mehr in ihre Situation einfühlen. Für mich war es so, als wäre ein Schleier gefallen, der mich vorher nicht hatte klar sehen lassen, was für ein wunderbares Kind Marie ist. Durch all mein Unverständnis hatte ich Marie auch viel Leid zugefügt, ich wusste es ja nicht besser. Ebenso wie all die anderen Ärzte und viele Lehrer. Ich habe mich dann bei Marie dafür entschuldigt.*

Marie: *Als ich zur Diagnostik in die Schwerpunktpraxis kam, hatte ich eigentlich nicht damit gerechnet, dass überhaupt etwas bei den Untersuchungen herauskommt. Deshalb war ich anschließend auch ziemlich geschockt. Aber ich habe zum ersten Mal in meinem Leben meinen Körper verstanden. Und das erste Mal in meinem Leben hatte ich das Gefühl von anderen verstanden zu werden. Auch von meiner Mutter fühle ich mich jetzt besser verstanden.*

Mutter: *Die therapeutischen Empfehlungen waren erfolgreich. Marie erhielt eine spezielle Brille, Hörtherapien und auch eine medikamentöse Unterstützung. Alles wurde genau auf Marie abgestimmt und ausgetestet, bis hin zur Wirkweise des Medikamentes. Es war eben nicht Ritalin, was sie brauchte. Mein Bauchgefühl war richtig gewesen. An der Hörwahrnehmungstherapie durfte ich selbst teilnehmen, was für mich sehr emotional und anstrengend war. Danach konnte ich noch besser verstehen, warum Marie so schnell müde und erschöpft war.*

Marie hat sich zu einer guten Schülerin entwickelt. Sie ist ehrgeizig und arbeitet selbständig. Auch wenn sie noch manchmal Konzentrationsprobleme hat, so hat sich doch die Situation sowohl in schulischer Hinsicht, als auch bei uns zu Hause wesentlich entspannt. Sie strebt nun den Fachhochschulabschluss an. Marie hat sich zu einer selbstbewussten jungen Frau entwickelt, die große Freude an Volleyball hat. Auch wenn ich glaube, dass sie ganz tief in ihrem Inneren ihre ganzen negativen Erfahrungen noch nicht ganz verarbeitet hat. Denn manch-

mal kommt noch das Gefühl bei ihr hoch, nicht gut genug zu sein. Hierbei kann sie sicherlich noch weitere Unterstützung gebrauchen. Ich bringe ihr bei, achtsamer und liebevoller mit sich selbst zu sein und auf ihren Körper zu hören. Ich selbst bin auch viel gelassener und toleranter Marie gegenüber geworden. Ich bestärke sie und unterstütze sie darin, mehr Pausen einzulegen. Mir selbst sind nun auch andere Dinge als Lernen viel wichtiger geworden.

Marie: *Durch die Therapien haben sich wesentliche Dinge für mich verändert:*

Ich konnte mich besser konzentrieren und meine Noten wurden besser. Ich habe gemerkt, dass ich nicht dumm bin und eigentlich nie etwas für meine schlechten Leistungen in der Schule konnte. Heute bin ich stolz auf mich selbst und auf das, was ich erreicht habe. Nur ab und zu kommt mir noch in den Kopf: »Das kann noch besser werden«. Ich fühle mich heute auch von meiner Familie und von Freunden anerkannt, von meinen Lehrern würde ich mir allerdings manchmal noch mehr Anerkennung wünschen. Insgesamt fühle ich mich deutlich sicherer und selbstbewusster als zum Beispiel vor zehn Jahren. Denn ich weiß heute, dass ich alles schaffen kann, was ich will.

Ich habe gelernt, dass man niemals aufgeben darf, egal wie aussichtslos alles erscheinen mag. Denn es hat seinen Grund und ich bin dankbar dafür. Egal, wie schlimm das Leben manchmal ist, es hat auch seine guten Seiten und nach schlechten Tagen gibt es auch wieder gute.

Mutter: *Aus unseren Erfahrungen heraus würde ich anderen Eltern empfehlen niemals den Glauben an sein eigenes Kind aufzugeben und keine Mühen und Wege zu scheuen, um die wahren Ursachen für die Probleme eines Kindes zu finden. Und man sollte sein Kind niemals als dumm oder schwer erziehbar abstempeln oder annehmen, dass ein Kind die Eltern oder andere einfach nur ärgern will oder faul und bequem sei. Es steckt immer ein Grund hinter diesen Verhaltensweisen. Jedes Kind braucht die Unterstützung, Zeit und die Liebe seiner Eltern. Nehmen Sie Ihr Kind ernst und suchen Sie so lange nach einer qualifizierten Unterstützung, bis Sie am Ziel sind. Es lohnt sich.*

Ich würde mir für so viele Kinder wünschen, dass Lehrer und Erzie-

her, Ärzte und Therapeuten besser Bescheid über Informationsverarbeitungsstörungen wüssten. Vielleicht könnte man auch einzelne Personen in Einrichtungen weiterbilden, die dann Eltern und Kollegen beraten können.

Mir ist es ein großes Anliegen, dass die modernen Untersuchungs- und Therapiemethoden aus der Gehirnforschung schnellstmöglich zu Leistungen der gesetzlichen Krankenkassen werden. Es kann und darf nicht sein, dass nur Privatpatienten, Beihilfeberechtigte und Selbstzahler dieses Privileg erhalten. Meiner Beobachtung nach, laufen unglaublich viele Kinder mit ähnlichen Problemen herum und bekommen wahrscheinlich nie die Chance zu zeigen, was wirklich in ihnen steckt. Das macht mich traurig und wütend zugleich.

7.2 Bericht von Hannas Mutter

Frau H. berichtet über eine Odyssee, die sie gemeinsam mit ihrem Mann und ihrer nun zehnjährigen Tochter Hanna hinter sich hat. Die Eltern haben sich über viele Jahre große Sorgen um Hannas auffällige Entwicklung gemacht, aber zahlreiche Untersuchungen führten entweder zu keinen Ergebnissen oder die Ergebnisse hatten keine Konsequenzen für eine Verbesserung von Hannas Situation. Schließlich wurde eine Seh- und Hörverarbeitungsstörung diagnostiziert und entsprechende Therapien brachten erste Erfolge.

Hannas Mutter: *Hanna ist unser zweites Kind. Ihre ältere Schwester hatte nie Probleme in ihrer Entwicklung oder in der Schule gezeigt. Deshalb fielen mir als Mutter bei Hanna bereits früh einige Entwicklungsschritte zunächst als »anders«, dann als »auffällig« und schließlich als deutlich »nicht altersentsprechend« auf. Das galt besonders für Hannas motorische als auch sprachliche Entwicklung. Hanna war als Kleinkind sehr lebhaft, tollpatschig und laut, und im Alter von zwei und drei Jahren stolperte sie noch häufig über ihre Füße. Sie fiel oft hin und hatte ein sehr ungelenkes Bewegungsmuster. Ihre Sprachentwicklung war ebenfalls verzögert. Bei den Vorsorgeuntersuchungen wurden jedoch keine Auffälligkeiten festgestellt. Für den Kinderarzt war immer* *alles in Ordnung. Es gab keine konkreten Antworten auf meine Fragen, mir wurde vielmehr zu verstehen gegeben, dass ich mir zu viele Sorgen machen würde, denn bei dem Kind sei alles noch im Rahmen des »Normalen«. Mein Mann und ich fühlten uns in unseren Beobachtungen und mit unseren Sorgen nicht ernst genommen. Da die Auffälligkeiten immer deutlicher wurden und der Kinderarzt noch immer keine gezielten Empfehlungen gab oder eine erweiterte Diagnostik anbot, ergriffen wir Eigeninitiative. Da ich beruflich viel mit Ärzten zu tun habe, fragte ich eine Reihe anderer Ärzte nach ihren Meinungen zu Hannas Entwicklung und hoffte auf therapeutische Empfehlungen. So waren wir schließlich im Sozialpädiatrischen Zentrum und hatten einen Psychologen aufgesucht.*

Im Sozialpädiatrischen Zentrum wurde der Verdacht auf eine Mehrfachbehinderung gestellt. Das war ein Schock für uns, galt Hanna beim Kinderarzt doch als unauffällig oder »im Rahmen des Normalen«. Auf unsere Frage, welche Art von Behinderung denn nun vorliegen würde, und wie wir Hanna gezielt fördern könnten, erhielten wir keine konkrete Antwort. Es wurde eine allgemeine Ergotherapie und Logopädie empfohlen. Die jeweiligen Kosten mussten wir selbst übernehmen, da sie unsere private Krankenkasse nicht zahlen wollte.

Der Psychologe konnte uns ebenfalls nicht weiterhelfen. Hanna ließen wir auch von einem Augenarzt und einem Hals-Nasen-Ohrenarzt untersuchen. Beide Ärzte stellten keinerlei Auffälligkeiten bei Hanna fest.

Nach einer anstrengenden Kindergartenzeit kam Hanna schließlich in die Regelschule. Sie war noch immer sehr laut, grob-, als auch feinmotorisch ungeschickt. Das Kind war von Anfang an in der Schule überfordert. Hanna konnte nicht lange im Unterricht stillsitzen, Lesen, Schreiben und Rechnen zu lernen stellten sich als große Probleme für sie dar. Von Seiten der Mitschüler wurde Hanna schnell als »dumm« abgestempelt. Die erste Klasse war für unsere Familie eine Katastrophe. Uns kamen wieder die Gedanken und auch Befürchtungen einer »Behinderung« bei Hanna. An eine geistige Behinderung konnten wir jedoch nicht so recht glauben, da Hanna in vielen Bereichen dafür zu clever war und sich alles andere als »geistig behindert« zeigte. Wir waren als Eltern sehr verzweifelt und vor allem entwickelte ich große Zukunftsängste, in Hinsicht auf Hannas schulische Entwicklung. Wir hätten unsere Tochter nicht weniger geliebt, wenn sie behindert gewesen wäre, aber wir brauchten eine konkrete Diagnose und gezielte fachliche Unterstützung, wie wir mit der Situation von Hanna gut umgehen konnten, um das Kind zu fördern und realistische Ziele aufzubauen. Unsere Stärken zu dieser Zeit waren, dass wir unseren eigenen Beobachtungen trauten und wir uns emotional gegenseitig stützen konnten und deshalb nicht unterkriegen ließen. Wir blieben aktiv und suchten weiter nach Möglichkeiten für Hanna. Hierbei half uns das Internet. Durch ausgiebige Recherche im Netz erfuhren wir von den diagnostischen Möglichkeiten bei der Informationsverarbeitung und Wahrnehmung bei Kindern. Nach dieser Diagnostik erhielten wir Antworten auf unsere Fragen und therapeutische Unterstützung, die etwas veränderte. Denn bei Hanna wurde eine sehr ausgeprägte Seh- und Hörinformationsverarbeitungsstörung festgestellt. Hanna war immer so laut gewesen, weil sie Hörinformationen nicht gut verarbeiten konnte. Sie hörte sich selbst deshalb auch sehr viel leiser als andere Personen in ihrem Umfeld. Und ihre visuelle Verarbeitung von Informationen war so schlecht, dass es ihr unter diesen Bedingungen kaum möglich war, Lesen, Schreiben, Rechtschreibung und Rechnen zu erlernen. Auch ihre motorischen Probleme waren über diese Diagnose zu erklären. Hanna machte anschließend deutliche Fortschritte in ihrer Entwicklung. Sie wurde ruhiger und fokussierter. Auch wir als Eltern wurden ruhiger, denn wir konnten nun Hannas Probleme zuordnen. Durch Elterngespräche und in Elterncoachings lernten wir die Reaktionen unserer Tochter besser zu verstehen und wie wir hierauf reagieren können. Und wir wissen nun auch, wie wir Hanna besser unterstützen können. Das gab uns zunehmend Sicherheit und ließ die Ängste kleiner werden. Hanna erhielt eine Schulbegleiterin, die ihr den Unterricht in der Regelschule deutlich erleichtert. Insgesamt hat sich der Stress in unserer Familie und im Alltag mit Hanna deutlich reduziert. Eine wesentliche Grundlage dafür war für uns, Klarheit über die Probleme von Hanna zu erhalten, zudem eine Unterstützung zu erfahren, und auf dieser Grundlage mehr Sicherheit aufbauen zu können. Mittlerweile hat Hanna sich auch schulisch gut weiterentwickelt. Sie erhält erfreuliche Noten, die auch zunehmend ihr Selbstbewusstsein stärken.

Wir würden uns als Eltern mehr Wissen in den Kinderarztpraxen über die Entwicklung von Informationsverarbeitungsstörungen im Gehirn wünschen. Heute wissen wir, dass uns die zahlreichen Therapeuten und Ärzte, die wir aufgesucht hatten, nicht weiterhelfen konnten, da ihnen das Wissen hierzu fehlte. Eltern mit Kindern wie unsere Hanna frühzeitig an entsprechende Fachleute zu verweisen, wäre wichtig. Unserer Familie hätte dies viele Jahre an Stress, Zukunftsängsten, Hilflosigkeit und viel Zeit und Aufwand für zahlreiche Untersuchungen, die zu keinerlei Ergebnissen führten, erspart. Wir würden uns wünschen, dass andere Eltern all diesen Aufwand in Zukunft nicht mehr in Kauf nehmen müssen.

7.3 Bericht von Annas Mutter

Eine Mutter berichtet über die Entwicklung ihrer Tochter, die ihr über viele Jahre große Sorgen bereitete. Heute ist Anna (Name wurde geändert) 18 Jahre alt und eine junge Frau, die mitten in der Ausbildung zu ihrem Traumberuf steckt.

Annas Mutter: *Als Säugling war Anna unauffällig. Im Kindergarten sprach sie »schlampig« und ließ Wörter aus. Sie konnte kleine Texte wie Lieder und Gebete nicht korrekt wiedergeben. Ihre Konzentrationsfähigkeit war sehr gering, ebenso die Frustrationsgrenze. Vorgelesen zu bekommen mochte Anna nicht. Sie hörte weg, konnte sich nicht ruhig verhalten und beschäftigte sich dann mit etwas anderem. Die ersten Auffälligkeiten stellten wir fest, als Anna etwa drei Jahre alt war. Zunächst dachten wir uns aber nichts dabei. Bei den Vorsorgeuntersuchungen fiel schließlich auch nichts auf. In der Kita wurde Anna dann zunehmend zu einer Außenseiterin. Sie galt als still und unauffällig, zog sich zurück und beobachtete alles eher aus der Ferne. Sie war in allem sehr vorsichtig. Morgens, wenn ich sie in den Kindergarten brachte, redete sie kaum mit jemandem. Anna hatte keine Freunde. Aus heutiger Sicht weiß ich, dass wir bereits zu diesem Zeitpunkt großes Glück hatten, sowohl mit einer Erzieherin von Anna, als auch mit unserem Kinderarzt, der die richtige Diagnose stellte. Die Erzieherin* *gab den richtigen Hinweis, dass Anna vielleicht an einer Auditiven Verarbeitungs- und Wahrnehmungsstörung (AVWS) leiden könnte. Sie hatte eine entsprechende Weiterbildung besucht und erkannte im Kita-Alltag einige deutliche Auffälligkeiten bei Anna, die auf eine AVWS hinweisen konnten. Die Erzieherin empfahl mir einen Termin mit Anna beim pädaudiologischen Sprechtag wahrzunehmen, der in unserem Gesundheitsamt angeboten wurde. Wie ich hinterher erfuhr, ist dieses Angebot leider eine Seltenheit. Anna zeigte in den Untersuchungen deutliche Auffälligkeiten und erhielt eine Verordnung über einige Blöcke an Ergotherapie. Im Jahr darauf stellte dann unser Kinderarzt die Diagnose »AVWS«. Ich hatte zuvor noch nie etwas von diesem Störungsbild gehört. Wir erhielten die Empfehlung mit der hörgeschädigten Beratungsstelle Kontakt aufzunehmen, was wir taten. Im Folgenden konnte mir jedoch niemand eine konkrete Therapieempfehlung geben, denn die Ergotherapie erwies sich als unzureichend. Weder der Kinderarzt, noch die Beratungsstelle, noch das Gesundheitsamt konnte Anna konkret helfen. Die Auffälligkeiten verschwanden aber nicht. Alle waren wirklich bemüht, aber es brachte für Anna keinerlei Fortschritt. Zudem erkrankte sie immer öfter an grippalen Infekten mit langwierigem Husten. In der Beratungsstelle sagte man mir, das Wichtigste sei es, für mein Kind die richtige Schule zu wählen. Anna hatte das Glück, in einem Bundesland zu leben, in dem es Förderschulen mit verschiedenen Förderschwerpunkten gibt und so konnte sie ab der ersten Klasse eine Förderschule mit dem Schwerpunkt »Hören und Sprache« besuchen. Ehrlich gesagt hatten wir schon Vorbehalte gegenüber der Förderschule. Unser Kind in der Förderschule! Unser Kind ist doch nicht »doof«! Auch im Familien- und Bekanntenkreis stießen wir mit unserem Entschluss auf Unverständnis. Im Nachhinein kann ich sagen, dass es genau die richtige Entscheidung war. Anna tat sich enorm schwer mit dem Lese- und Rechtschreibaufbau. Auch wenn sie sicherlich auf der richtigen Schule war, kam die Ernüchterung schnell. Meine Tochter zeigte beim Lernen Verweigerungshaltungen, aggressives Verhalten (das wir sonst gar nicht bei ihr kannten), Heulanfälle, Verzweiflung, Schlagen mit den Fäusten gegen ihren eigenen Kopf. Sie kam meist völlig müde und ausgelaugt aus der Schule nach Hause. Der erste Ausraster ließ dann meist nicht lange auf sich warten. Die Probleme waren immer die Gleichen und uns stellte sich schon bald die Frage, wie wir überhaupt die Grundschulzeit aushalten sollten. Wir fühlten uns aber durch die Lehrer ernst genommen und verstanden. Auch die Kommunikation und der Austausch zwischen den Lehrern und uns waren gut. Und trotzdem fühlte ich mich häufig sehr hilflos. Man will doch das Beste, man möchte sein Kind unterstützen, damit es Erfolg hat. Man investiert unwahrscheinlich viel Kraft, viel Zeit und Nerven in das Lernen mit dem Kind und hat leider nur unzureichenden Erfolg. Irgendwann kapituliert man. Unter den ständigen Streitereien leidet dann auch zunehmend die Mutter-Kind-Beziehung. Und das kreide ich mir heute noch an, dass ich mich in die »Hausaufgabenkämpfe« so habe hineinziehen lassen. Dabei ist zwischen mir und meinem Kind sehr viel Porzellan zerbrochen. Hinzu kamen vermehrt kontroverse Diskussionen und Konflikte in unserer Paarbeziehung über die Probleme von Anna. Mein Mann und ich hatten unterschiedliche Anschauungen bezüglich der Auffälligkeiten unserer Tochter. Er sah das gar nicht »so eng«, während ich es sehr ernst nahm. Aber ich verbrachte mit dem Kind auch den gesamten Nachmittag und musste mit ihm zusammen lernen, mein Mann sah Anna nur abends und an den Wochenenden und nicht in den Lernsituationen. Ich entwickelte Ängste, ob mein Kind überhaupt einen Schulabschluss schaffen würde und infolge dessen einen Beruf erlernen könne.*

Um es vorweg zu nehmen: Anna hat es geschafft einen Realschulabschluss über den »M-Zug« einer Mittelschule zu erhalten. Erneut hatte uns ein glücklicher Zufall weitergeholfen. Nicht der Augenarzt, sondern ein Optiker hatte bei Anna eine Winkelfehlsichtigkeit festgestellt. Unsere Tochter hatte zu diesem Zeitpunkt eine Sehfähigkeit von lediglich noch 30 Prozent. Niemand hatte das zuvor bemerkt. Anna sah Sachen, die gar nicht da waren und Dinge, die sie erkennen sollte, sah sie nicht. Je mehr der Optiker versuchte mit Brillengläsern das Sehdefizit zu korrigieren, desto mehr stiegen ihre Augen aus. Der Optiker äußerte schließlich den Verdacht, dass das Problem bei Anna nicht die Augen selbst seien, sondern die Sehverarbeitung in ihrem Gehirn. Über den Optiker erhielten wir die Empfehlung, Anna in einer Schwerpunktpraxis die sich mit Verarbeitungsstörungen im Gehirn beschäftigt, untersuchen zu lassen. Den weiten Weg von über 200 Kilometern nahmen wir gern in Kauf, in der Hoffnung auf eine gute Lösung des Problems. In dieser Praxis wurde die Diagnose der AVWS bestätigt. Aber vor allem blieb es nicht nur bei der Nennung des großen Überbegriffs AVWS, sondern wir erfuhren auch weitere Details zu dieser Störung und was nun genau in erster Linie bei Anna die Probleme verursachte. Zusätzlich wurde eine Sehverarbeitungsstörung diagnostiziert. Was uns ab da wirklich weiterbrachte, waren greifende therapeutische Möglichkeiten, nach denen wir so lange gesucht hatten. Anna war zu diesem Zeitpunkt bereits 12 Jahre alt. Die professionelle und vielschichtige Behandlung in der Praxis haben sowohl unsere Situation in der Familie, als auch Annas Entwicklung grundlegend verändert. Uns wurde nun ein Bild vermittelt, wie die Dinge ineinandergreifen und sich gegenseitig bedingen. Und das erklärte uns nun auch, weshalb in der Vergangenheit vieles so schiefgelaufen war. Vor diesem Hintergrund entwickelt man als Mutter viel mehr Verständnis für die Situation des Kindes, manchmal auch Mitleid. Und gleichzeitig wird einem einiges vor Augen geführt, wo man sich falsch verhalten hat. Man weiß nun, dass alles einen Grund hat, warum sich das Kind so in der einen oder anderen Situation verhält und was sich verändern muss, damit sich das Verhalten des Kindes ändert. In der Praxis wurden uns »die Augen geöffnet«. Unser Eltern-Kind-Verhältnis hat sich deutlich verbessert. Die ständigen Reibereien und Streitereien sind fast ganz verschwunden. Anna hat durch entsprechende schulische Erfolge auch endlich einen höheren Selbstwert entwickelt. Das macht sich vor allem im sozialen Bereich bemerkbar. Man kann mit Anna auch wieder Familienspiele machen und selbst wenn sie verliert, rastet sie nicht gleich wieder aus. Es ist Entspannung eingetreten und wir wissen nun, dass die mäßigen bis schlechten Leistungen in der Schule nicht auf Faulheit oder geistiges Unvermögen zurückzuführen waren.

Anna ist mittlerweile zu einer selbstbewussten jungen Frau herangewachsen, und sie hat durch ihren Ehrgeiz und ihren Fleiß den M-Zug an der Förderschule für Hören und Sprache geschafft. Zurzeit macht sie eine Ausbildung in ihrem Wunschberuf.

Aus unserer Erfahrung heraus würden wir anderen Eltern empfehlen niemals aufzugeben. Handeln Sie nach Ihrem Bauchgefühl. Suchen Sie selbst so lange nach Hilfe für Ihr Kind, bis Sie das Gefühl haben, an der richtigen Stelle angekommen zu sein. Man spürt das deutlich, vor allem, weil dann auch beim Kind etwas in der richtigen Richtung nach Vorn geht. Nicht in riesigen Meilenschritten, aber kontinuierlich in kleinen Schritten. Annas Schule hat leider nie verstanden, dass wir mehrfach diese lange Anfahrt zu einer spezialisierten Praxis in Kauf genommen haben. Hier wurden wir dafür belächelt. Die Lehrer haben sich leider auch nie wirklich inhaltlich mit den Dingen aus der medizinischen und psychologischen Seite auseinandergesetzt. Sie fühlten sich als ausgebildete Förderlehrer für den Bereich Hören und Sprache ausreichend wissend. Das waren sie auch in vielen Dingen. Es gibt aber darüber hinaus noch einen großen weiteren Bereich, der in ihrer Ausbildung offensichtlich noch nicht vorkommt. Wahrscheinlich, weil er noch zu neu ist. Hoffentlich wird sich das bald ändern. Für den schulischen Bereich wäre es auch wichtig, das Zusammenspiel mehrerer unterschiedlicher Verarbeitungsstörungen zu kennen und entsprechende Lernunterstützungen hierfür anzubieten. Denn ohne die Hilfe und Unterstützung aus der spezialisierten Schwerpunktpraxis wäre unsere Tochter heute nicht da, wo sie ist.

KAPITEL 8

Ausblick

Was können Eltern tun, wenn ihr Kind entwicklungsverzögert ist, Verhaltensauffälligkeiten zeigt oder mit Lern- und Leistungsproblemen zu kämpfen hat? Viele dieser Kinder und ihre Eltern durchleben eine wahre Odyssee an Beratungen und Diagnostiken. Einige von ihnen erhalten die Diagnose ADHS, manche Eltern haben jedoch das Gefühl, dass diese Diagnose nicht passt, sie spüren, dass es da etwas anderes bei ihrem Kind gibt, wodurch es beeinträchtigt ist. Oder sie spüren, dass Medikamente, die ihrem Kind verschrieben werden, nicht die Lösung sind. Nach unseren Erfahrungen ist das Bauchgefühl der meisten Eltern richtig, besonders, wenn eine gute Bindung zwischen Eltern und Kind besteht. Dann ist es wichtig, dass Eltern auch auf ihr Bauchgefühl hören, und dieses sollte von Diagnostikern ernst genommen werden. Häufig bringen Eltern dicke Aktenordner mit Untersuchungsberichten ihrer Kinder aus den vergangenen Jahren mit in unsere Praxis, manchmal vom Säuglingsalter an, bei anderen hat die Odyssee erst mit der Einschulung begonnen. Für die Kinder und ihre Eltern bedeutet dies viele Termine wahrzunehmen, die im Ergebnis das Gefühl »nicht in Ordnung zu sein« bei den Kindern meist noch verstärken, was zunehmende Frustrationen bei Eltern und Kind hinterlässt.

Unseres Erachtens müssen wissenschaftliche Erkenntnisse zu den Funktionsweisen des Gehirns viel mehr in die praktische Medizin integriert werden. Das gilt besonders für die Vorsorgeuntersuchungen im Kindes- und Jugendbereich, sowie die Einschulungsuntersuchungen. Hier sollte differenzierter auf die Entwicklungsschritte von Kindern, z. B. durch neurophysiologische Messungen eingegangen werden. Dadurch wären Kinder mit Informationsverarbeitungsstörungen bedeutend früher zu erkennen und gezielt zu unterstützen. Dass dies noch nicht geschieht, bedeutet für viele betroffene Kinder und Jugendliche eine Reduktion ihrer Chancengleichheit, vor allem in unserem Bildungssystem und später auf dem Arbeitsmarkt. Viele dieser Kinder haben mit Langzeitfolgen zu kämpfen, was unserer Meinung nach in zahlreichen Fällen zu verhindern wäre. Wir brauchen viel mehr Aufklärung darüber, was die Funktionsweisen der menschlichen Sinnessysteme betrifft, und darüber dass Teilbereiche des Sehens und Hörens auch im Gehirn untersucht werden müssen, und dass viel mehr Fachdisziplinen in diesen Bereich integriert werden sollten, um entsprechende Angebote vorhalten zu können. Diese Informationen müssen nicht nur bei den Eltern ankommen, sondern auch in allen Institutionen, die mit Kindern arbeiten, wie Kitas, Schulen, Erziehungs- und Familienberatungsstellen usw. Vor allem aber sollten diese differenzierten Diagnostiken nicht nur viel mehr angeboten werden, sondern auch eine gesetzliche Kassenleistung werden, damit sie allen Kindern gleichermaßen zusteht. Bislang ist es nur privatversicherten Kindern möglich, diese Diagnostiken bezahlt zu bekommen, bei gesetzlich Versicherten müssen dies die Eltern selbst zahlen. Auch hier sollte für mehr Chancengleichheit der Entwicklung von Kindern gesorgt werden.

Neben einer differenzierteren modernen Diagnostik in Hinsicht auf Entwicklungsverzögerungen, Lern- und Leistungsstörungen sowie Verhaltensauffälligkeiten sollten wir mehr Wert darauf legen, dass sich der Austausch zwischen den beteiligten Fachdisziplinen an dem zu beurteilenden Organ Gehirn ausrichtet. Jede Fachdisziplin (Kinderärzte, Kinder- und Jugendpsychiater, Augenärzte, HNO-Ärzte, Therapeuten, Lehrkräfte, Erzieherinnen usw.) hat in der Regel ihre eigene Perspektive. Diese ist jedoch oftmals für die in diesem Buch beschriebenen Kinder nicht ausreichend. Ein sinnvoller interdisziplinärer Austausch in Hinsicht auf das Organ Gehirn und dessen Verarbeitungsfähigkeiten ist sowohl für die diagnostischen als auch therapeutischen Angebote für Kinder mit Informationsverarbeitungsstörungen notwendig. Hierzu fehlt es aktuell zum Teil noch an einer gemeinsamen Sprache und an einem gemeinsamen Verständnis für diese Notwendigkeit. Ein gemeinsames Vorgehen, sowohl inhaltlich, als auch kollegial, wird jedes betroffene Kind und seine Eltern noch besser unterstützen können.

Um hier wichtige inhaltliche Grundlagen zu vermitteln und Anstöße zu geben, bieten wir Weiterbildungen zu Diagnostik und Therapie von Informationsverarbeitungsstörungen für alle interessierten Berufsgruppen und Eltern an (www.entwicklung-staerken.de).

Literaturverzeichnis

Baddeley, A. D. (1986): Working Memory. Oxford, England: Oxford University Press.

Baddeley, A. D., Hitch, G. J. (1994): Developments in the concept of working memory. Neuropsychology 8, 485–493.

Bals, I (2009): Zerebrale Sehstörung. Begleitung von Kindern mit zerebraler Sehstörung in Kindergarten und Schule. Aus dem Niederländischen von Heinz Graumann. Würzburg Edtion Bentheim.

Barker, D. P. P. (2004): The developmental origins of chronic adult disease. In: *Acta paediatrica (Oslo, Norway : 1992). Supplement* 93 (446), S. 26–33.

Barkley, R. A. (1997): ADHD and the nature of self-control The Guilford Press, New York London.

Barry, R. J., Clarke, A. R.; Johnstone, Stuart J. (2003): A review of electrophysiology in attention-deficit/hyperactivity disorder: I. Qualitative and quantitative electroencephalography. In: *Clinical neurophysiology: official journal of the International Federation of Clinical Neurophysiology* 114 (2), S. 171–183.

Barry, R. J., Johnstone, S. J., Clarke, Adam R. (2003): A review of electrophysiology in attention-deficit/hyperactivity disorder: II. Event-related potentials. In: *Clinical neurophysiology : official journal of the International Federation of Clinical Neurophysiology* 114 (2), S. 184–198.

Bauer, J. (2011): Das Gedächtnis des Körpers. Wie Beziehungen und Lebensstile unsere Gene steuern. Erw. Ausg., 17. Aufl. München: Piper (Serie Piper, 4179).

Bear, M. F., Connors, B. W., Paradiso, M. A. (2009): Neurowissenschaften Ein grundlegendes Lehrbuch für Biologie, Medizin und Psychologie. Spektrum Akademischer Verlag Heidelberg.

Beetz, A. (2015): Hunde im Schulalltag, Grundlagen und Praxis. 3. Aufl. München: Reinhardt Verlag.

Beetz, A., Heyer, M. (2014): Leseförderung mit Hunden, Grundlagen und Praxis. München: Reinhardt Verlag.

Bellis, T. J. (2003): Assessment and management of central auditory processing disorders in the educational setting. From science to practice. Thomson Delmar Learning.

Betsuin, Y., Mashima, Y., Ohde, H., Inoue, R., Oguchi, Y. (2001): Clinical application of the multifocal VEPs. In: *Current eye research* 22 (1), S. 54–63.

Braus, D. F. (2011): EinBlick ins Gehirn. Eine andere Einführung in die Psychiatrie. 2., vollst. überarb. und erw. Aufl. Stuttgart: Thieme.

Brisch, K. H., Hellbrügge T. (2008): Der Säugling – Bindung, Neurobiologie und Gene – Grundlagen für Prävention, Beratung und Therapie. Stuttgart: Klett-Cotta.

Brisch, K. H. (2009): Bindung und Trauma. Risiken und Schutzfaktoren für die Entwicklung von Kindern; [Internationaler Kongress Attachment and Trauma: Risk and Protective Factors in the Development of Children. Internationaler Kongress Attachment and Trauma: Risk and Protective Factors in the Development of Children. 3. Aufl. Stuttgart: Klett-Cotta.

Brodmann, K. (1909): Vergleichende Lokalisationslehre der Grosshirnrinde. In ihren Principien dargestellt auf Grund des Zellenbaues. Johann Ambrosius Barth Verlag, Leipzig 1909 (2. unveränderte Auflage. ebenda 1925; Reprint der Original-Ausgabe von 1909, mit einem Nachwort und einem Literaturverzeichnis von Ernst Winkelmann und Karl Seidel. ebenda 1985.

Bronowski, J. (1977): Human and animal languages. In A sense of the future (pp. 104–131) Cambridge, MA: MIT Press (Reprinted from 1967, To Honor Roman Jacobson, Vil. 1. The Hague, Netherlands: Mouton).

Brooks, R. B., Goldstein, S. (2015): Das Resilienz-Buch. Wie Eltern ihre Kinder fürs Leben stärken – das Geheimnis der inneren Widerstandskraft. 6. Aufl. Stuttgart: Klett-Cotta.

Buchhorn, R. (2015): 24 hour heart rate variability analysis (HRV) in childhood. Prognostic significance, risk factors and clinical applications; »what children's hearts want to tell«. New York: Nova Biomedical (Cardiology research and clinical developments).

Buchner, H. (2014): Praxisbuch Evozierte Potenziale. Grundlagen, Befundung, Beurteilung und differenzialdiagnostische Abgrenzung. 1. Aufl. s.l.: Georg Thieme Verlag KG.

Chabot, R. J., Di Michele, F., Prichep, L., John, E. R. (2001): The clinical role of computerized EEG in the evaluation and treatment of learning and attention disorders in children and adolescents. In: *The Journal of neuropsychiatry and clinical neurosciences* 13 (2), S. 171–186.

Damasio, A. R. (1994): Descartes' error: Emotion, reason, and the human brain. New York Putnam.

Damasio, A. R. (1995): On some functions of the human prefrontal cortex In J. Grafma, K. J. Holyoak, & F. Boller (Eds.) Structure and functions of the human prefrontal cortex Vol 769 Annals of the New York Academy of Sciences (pp. 241–251). New York: New York Academy of Sciences.

Damasio, A. R., Kober, H. (2001): Ich fühle, also bin ich. Die Entschlüsselung des Bewusstseins. 3. Aufl. München: List.

DeGangi, G. A., Breinbauer, C., Roosevelt, J. D., Porges, S., Greenspan, S. (2000): Prediction of childhood problems at three years in children experiencing disorders of regulation during infancy. In: *Infant Ment. Health J.* 21 (3), S. 156–175.

Dibbern, J., Schmidt, N. (2016): Slow family. Sieben Zutaten für ein einfaches Leben mit Kindern. 1. Auflage. Weinheim: Beltz.

Dippacher, S., Willaschek, C., Buchhorn, R. (2014): Different nutritional states and autonomic imbalance in childhood. In: *European journal of clinical nutrition* 68 (11), S. 1271–1273.

Doidge, N. (2007): The brain that changes itself. Stories of personal triumph from the frontiers of brain science: Penguin Books (A James H. Silberman book).

Eliot, L., Schaden, B. (2003): Was geht da drinnen vor? Die Gehirnentwicklung in den ersten fünf Lebensjahren. 4. Aufl. Berlin: Berlin Verl.

Erbring, S. (2014): Inklusion ressourcenorientiert umsetzen. 1. Aufl. Heidelberg: Auer (Spickzettel für Lehrer, 5).

Fischer, B. (1999): Blick-Punkte. Neurobiologische Prinzipien des Sehens und der Blicksteuerung. Bern: Huber.

Fischer, B. (2015): Wahrnehmungs- und Blickfunktionen bei Lernproblemen. Besser werden im Schreiben; Lesen; Rechnen. 1. Aufl. s.l.: Centaurus Verlag Media (Reihe Psychologie, v.41).

Franke-Gricksch, M. (2012): »Du gehörst zu uns!«. Systemische Einblicke und Lösungen für Lehrer, Schüler und Eltern. 5., unveränd. Aufl. Heidelberg: Carl-Auer-Systeme-Verl. (Systemische Pädagogik).

Fredrickson, B., Nuber, U. (2011): Die Macht der guten Gefühle. Wie eine positive Haltung ihr Leben dauerhaft verändert. Frankfurt: Campus-Verl.

Friederichs, E., Kärner, T., Ratsch, M. W., Friederichs, K. M. (2019): Resilienz aus multifaktorieller Perspektive. Entwicklung eines 3-Facetten Modells zur Resilienzerfassung in Lern- und Arbeitsbereichen. In: *Nervenheilkunde* 38 (04), S. 169–177.

Friederichs, E., Wahl, S. (2017): (Re)-wiring a brain with light: Clinical and visual processing findings after application of specific coloured glasses in patients with symptoms of a visual processing disorder (CVPD): Challenge of a possible new perspective? In: *Medical hypotheses* 105, S. 49–62.

Friederichs, E.: Wahrnehmungsverarbeitung – Prozesse im Gehirn und Körper: in Kindernetzwerk (Hrsg) Wahrnehmungsstörungen bei Kindern und Jugendlichen, Kindernetzwerk Materialsammlung. www.kindernetzwerk.de.

Friederichs, E., Friederichs, P.(2005): Electrophysiologic and Psycho-acoustic Findings Following One-Year Application of a personal Ear-Level FM Device in Children with Attention Deficit and Suspected Central Processing Disorder. J of Educational Audiology, 12: 29–34.

Friederichs, E. (2017): Hypothesis for a future application of a Laser-device in patients with symptoms of a developmental auditory processing disorder Part I: Methodological basis. Energy for Health, 16–20.

Friederichs, E. (2019): Hypothesis for a future application of a Laser-device in patients with symptoms of a developmental auditory processing disorder Part II: Evaluation of clinical cases. Energy for Health, 20–28.

Fuchs, M., Karwautz, A. (2017): Epidemiologie psychischer Störungen bei Kindern und Jugendlichen. Eine narrative Übersichtsarbeit unter Berücksichtigung österreichischer Daten. Neuropsychiatrie, 31 (3), 96–102.

Furman, B. (2017): Gut gemacht! Das »Ich schaffs!«-Programm für Eltern und andere Erzieher. Dritte Auflage. Heidelberg: Carl-Auer Verlag GmbH (LebensLust).

Fuster, J. M. (1989): The prefrontal cortex. New York: Raven Press.

Gammer, C. (2009): Die Stimme des Kindes in der Familientherapie. 2. Aufl. Heidelberg: Auer (Systemische Familientherapie).

Gassen, H. G. (2010): Das Gehirn. Darmstadt: Primus-Verl.

Goldman-Rcic, P. S. (1995): Architecture of the prefrontal cortex and the central executive. In J. Grafman, K. J. Holyoak, & F. Boller (Eds.) Structure and functions of the human prefrontal cortex Vol 769 Annals of the New York Academy of Sciences (pp. 71–83). New York: New York Academy of Sciences.

Hall Lueck, A., Dutton, G. N. (2015): Vision and the brain: Understanding Cerebral Visual Impairment in Children.

Haim, O. (2016): Wachsame Sorge. Wie Eltern ihren Kindern ein guter Anker sind. 2. Auflage. Göttingen, Bristol: Vandenhoeck & Ruprecht.

Haim, O., Haller, R. (2019): Raus aus der Ohnmacht. Das Konzept Neue Autorität für die schulische Praxis.

Heinrich, H., Gevensleben, H., Strehl, U. (2007): Annotation: neurofeedback – train your brain to train behaviour. In: *Journal of child psychology and psychiatry, and allied disciplines* 48 (1), S. 3–16.

Hergenhan, A. (2014): Keine Beleidigungen mehr! Respektvolles Miteinander im Unterricht. 1. Aufl. Heidelberg: Auer (Spickzettel für Lehrer, 4).

Herrmann, P. (2010): Blockaden lösen. Systemische Interventionen in der Schule. Göttingen: Vandenhoeck & Ruprecht.

Herrmann, U. (2009): Neurodidaktik. Grundlagen und Vorschläge für gehirngerechtes Lehren und Lernen. 2. Auflage. Weinheim, Basel: Beltz (Beltz-Pädagogik).

Hubel, D. H., Wiesel, T. N. (2005): Brain and visual perception. The story of a 25-year collaboration. New York, N.Y: Oxford University Press.

Hubrig, C., Herrmann, P. (2014): Lösungen in der Schule. Systemisches Denken in Unterricht, Beratung und Schulentwicklung. 4. Aufl. Heidelberg: Carl-Auer-Verl. (Systemische Pädagogik).

Hüther, G. (2013): Bedienungsanleitung für ein menschliches Gehirn – Die Macht der inneren Bilder – Biologie der Angst. Limitierte Sonderausgabe. 1. Aufl. Göttingen: Vandenhoeck & Ruprecht (Biologie der Angst).

Hyvärinen, L. (1993): Sehen im Kindesalter Normale und abweichende Entwicklung. Edition Bentheim.

Hyvärinen, L., Näsanen, R., Laurinen, P. (1980): New visual acuity test for preschool children. Acta Opthalmol (Copenh) 58, 507–511.

Juul, J. (2014): Nein aus Liebe. Klare Eltern – starke Kinder. Weinheim: Beltz (Beltz Taschenbuch, 940).

Juul, J., Jensen, H., Mißfeldt, D. (2015): Vom Gehorsam zur Verantwortung. Für eine neue Erziehungskultur. 6. Auflage. Weinheim, Basel: Beltz (Beltz-Taschenbuch, 915).

Juul, J., Lötscher, S. (2014): Unser Kind ist chronisch krank. Kraftquellen für die ganze Familie. Weinheim: Beltz (Beltz-Taschenbuch, 939).

Kalisch, R. (2017): Der resiliente Mensch. Wie wir Krisen erleben und bewältigen : neueste Erkenntnisse aus Hirnforschung und Psychologie. München, Berlin: Berlin Verlag.

Kandel, E. R., Kober, H. (2006): Auf der Suche nach dem Gedächtnis. Die Entstehung einer neuen Wissenschaft des Geistes. 3. Aufl. München: Siedler.

Kast, B. (2018): Der Ernährungskompass. Das Fazit aller wissenschaftlichen Studien zum Thema Ernährung. 8. Auflage. München: C. Bertelsmann.

Kosslyn, S. M., Thompson, W. L., Ganis, G. (2006): The case for mental imagery. New York: Oxford University Press (Oxford psychology series).

Kramer, S. C., Friedmann, E., Bernstein, P. L. (2009): Comparison of the Effect of Human Interaction, Animal-Assisted Therapy and AIBO-assisted Therapie on Long-Term Care Residents with Dementia. Anthrozoös, 22 (1).

Kriebs, S. (2019): Resilienz in der Schule. Wie Kinder stark werden. Paderborn: Junfermann Verlag

Kropotov, J. D. (2009): Quantitative EEG, event-related potentials and neurotherapy. 1st ed. Amsterdam, Boston, London: Elsevier/Academic.

Kropotov, J. D., Mueller, A., Ponomarev, V. A. (2011): ERP-Based Endophenotypes: Application in Diagnosis and Neurotherapy. In: Neurofeedback and Neuromodulation Techniques and Applications: Elsevier, S. 47–77.

Krüll, M., Frank, F. (2009): Die Geburt ist nicht der Anfang. Die ersten Kapitel unseres Lebens – neu erzählt. Vollst. überarb. und aktualis. Neuausg. Stuttgart: Klett-Cotta.

Kuhl, J., Müller-Using, S., Solzbacher, C., Warnecke, W. (2011): Bildung braucht Beziehung. Selbstkompetenz stärken – Begabungen entfalten. Freiburg im Breisgau, Basel, Wien: Herder.

Lebowitz, E. R. (2015): Ängstliche Kinder unterstützen. Die elterliche Ankerfunktion. 2. Aufl. Göttingen: Vandenhoeck & Ruprecht.

Lipton, B. H. (2016): Intelligente Zellen. Wie Erfahrungen unsere Gene steuern. Deutsche Ausgabe, 2. erweiterte Neuauflage. Burgrain: KOHA.

Livanov, M. N., Gawrilowa, N. A., Aslanow, A. S. (1967): Intercorrelation between different cortical regions of the human brainduring mental activity, Neuropsychologia 3.

Lotto, B. (2018): Anders sehen. Die verblüffende Wissenschaft der Wahrnehmung: mit zahlreichen Selbsttests. Deutsche Erstveröffentlichung, 2. Auflage. München: Goldmann.

Lurija, A. R., Bowden, D. (1972): The man with a shattered world. The history of a brain wound. New York: Basic Books.

Lurija, A. R., Métraux, A. (2001): Das Gehirn in Aktion. Einführung in die Neuropsychologie. 6. Aufl., Dt. Erstausg. Reinbek bei Hamburg: Rowohlt (rororo rororo-Sachbuch Science, 19322).

Macedonia, M. (2018): Beweg dich! Und dein Gehirn sagt Danke. Wie wir schlauer werden, besser denken und uns vor Demenz schützen. 1. Auflage. Wien: Brandstätter.

Macedonia, M., Höhl, S., Pitter, K. (2014): Gehirn für Einsteiger. 2. Aufl.

Macedonia, M., Höhl, S. (2013): Gehirn für Fortgeschrittene, Schul- und Erziehungszentrum Linz.

Madeja, M. (2011): Das kleine Buch vom Gehirn. Reiseführer in ein unbekanntes Land. 4. Aufl. München: Beck.

Maier-Hauser, H. (2016): Lieben – ermutigen – loslassen. Erziehen nach Montessori. 12., komplett überarbeitete Auflage. Weinheim: Beltz (Beltz-Taschenbuch, 925).

McLennan, P. L. (2014): Cardiac physiology and clinical efficacy of dietary fish oil clarified through cellular mechanisms of omega-3 polyunsaturated fatty acids. In: *European journal of applied physiology* 114 (7), S. 1333–1356.

Meaney, M. J. (2001): Nature, nurture, and the disunity of knowledge. In: *Annals of the New York Academy of Sciences* 935, S. 50–61.

Milzner, G. (2017): Wir sind überall, nur nicht bei uns. Leben im Zeitalter des Selbstverlusts. 1. Auflage. Weinheim, Basel: Beltz.

Molcho, S. (2007): Körpersprache der Kinder. Kreuzlingen: Ariston.

Möller, C. (2019): Lernt das Kind digital? Ab wann sind digitale Bildschirmmedien sinnvoll für das Lernen? Päd (25): 102–109.

Molnar, A., Lindquist, B., Grau, U. (2013): Verhaltensprobleme in der Schule. Lösungsstrategien für die Praxis. 10., durchges. Aufl. Dortmund: Borgmann.

Müller, A., Candrian, G., Kropotov, J. D. (2011): ADHS – Neurodiagnostik in der Praxis. Mit 138 Abbildungen und 7 Tabellen. Berlin: Springer.

Nichols, M. (2018): Die Macht des Zuhörens. Wie man richtiges Zuhören lernt und Beziehungen stärkt. Kandern: Unimedica ein Imprint der Narayana Verlag.

Niedeggen, M., Jörgens, S. (2005): Visuelle Wahrnehmungsstörungen. Göttingen: Hogrefe (Fortschritte der Neuropsychologie, 5).

Pagel, K. (2000): Jede(r) lernt anders. Wie Sie Ihr Kind besser verstehen und unterstützen. Kirchzarten bei Freiburg: VAK-Verl.

Pammer, K., Hansen, P. C., Kringelbach, M. L., Holliday, I., Barnes, G., Hillebrand, A. (2004): Visual word recognition: the first half second. In: *NeuroImage* 22 (4), S. 1819–1825.

Paul, S., Nyncke, H. (2012): PaläoPower. Das Wissen der Evolution nutzen für Ernährung, Gesundheit und Genuss. München: C. H. Beck (Beck'sche Reihe, v.6029).

Peters, A., Junge, S. (2011): Das egoistische Gehirn. Warum unser Kopf Diäten sabotiert und gegen den eigenen Körper kämpft. 4. Aufl. Berlin: Ullstein.

Porges, S. W. (2017): Die Polyvagal-Theorie und die Suche nach Sicherheit. Gespräche und Reflexionen: Traumabehandlung, soziales Engagement und Bindung. Lichtenau/Westfalen: P. P. Probst Verlag.

Porges, S. W., Furman, S. A. (2011): The Early Development of the Autonomic Nervous System Provides a Neural Platform for Social Behavior: A Polyvagal Perspective. In: *Infant and child development* 20 (1), S. 106–118.

Prior, M., Tangen, D. (2009): MiniMax-Interventionen. 15 minimale Interventionen mit maximaler Wirkung. 8. Aufl. Heidelberg: Auer.

Ptok, M., Berger, R., von Deuster, C., Grosse, M., Lamprecht-Dinnesen, A., Nickisch, A., Radu, H.J- Uttenweiler, V. (2000): Auditive Verarbeitungs- und Wahrnehmungsstörungen. Konsensus-Staement HNO, 48: 357–360.

Ratey, J. J. (2001): A user's guide to the brain. Perception, attention, and the four theaters of the brain. First edition. New York: Pantheon Books.

Rief, W., Birbaumer, N. P., Bernius, P. (2011): Biofeedback. Grundlagen, Indikationen, Kommunikation, Vorgehen. 3., vollst. überarb. und erw. Aufl. Stuttgart: Schattauer.

Rönnau-Böse, M.,Fröhlich-Gildhoff, K.(2014): Resilienz im Kita-Alltag. Was Kinder stark und widerstandsfähig macht. Freiburg, Basel, Wien: Herder

Roman-Lantzy, C. (2010): Cortical visual impairment. An approach to assessment and intervention. New York: AFB – American Foundation for the Blind.

Rosenberg, M. B. (2016): Gewaltfreie Kommunikation. Eine Sprache des Lebens. 12. Auflage, Paderborn: Junfermann Verlag.

Ross, J., Höfer, J., Künckeler, S., Reif-Wittlich, M., Friederichs, E. (2013): Was die Seele essen will. Die Mood Cure. 5 Aufl. Stuttgart: Klett-Cotta.

Roth, G. (1996): Das Gehirn und seine Wirklichkeit. Kognitive Neurobiologie und ihre philosophischen Konsequenzen. 1. Aufl., [Nachdr.]. Frankfurt am Main: Suhrkamp-Taschenbuch-Verl. (Suhrkamp-Taschenbuch Wissenschaft, 1275).

Roth, G., Strüber, N. (2018): Wie das Gehirn die Seele macht. Erste Auflage in dieser Ausstattung, überarbeitete und erweiterte Auflage. Stuttgart: Klett-Cotta.

Sacks, O. W., Kober, H. (2011): Das innere Auge. Neue Fallgeschichten. 1. Aufl. Reinbek bei Hamburg: Rowohlt.

Schad, A. (2017): Kinder brauchen mehr als Liebe. Klarheit, Grenzen, Konsequenzen. Fünfte Auflage, 2017. Heidelberg: Carl-Auer Verlag GmbH (LebensLust).

Skinner, B. F. (1969): Contigencies of reinforcement: a theoretical analysis. New York, Appleton-Century-Crofts.

Schuhmacher, H. (2015): Fehler muss man sehen. LRS und visuelle Wahrnehmungsstörungen erkennen und behandeln. Hamburg: tredition.

Spencer, S. J. (2013): Perinatal programming of neuroendocrine mechanisms connecting feeding behavior and stress. In: *Frontiers in Neuroscience* 7, 109-.

Spitzer, M. (2005): Wie funktioniert das Gehirn? Auf dem Weg zu einer neuen Lernwissenschaft. OECD. Stuttgart: Schattauer.

Spitzer, M. (2012): Digitale Demenz. Wie wir uns und unsere Kinder um den Verstand bringen. München: Droemer.

Spitzer, M. (2018): Die Smartphone-Epidemie. Gefahren für Gesundheit, Bildung und Gesellschaft. Stuttgart: Klett-Cotta.

Stahl, S. (2017): Jeder ist beziehungsfähig. Der goldene Weg zwischen Nähe und Freiheit. Originalausgabe. München: Kailash.

Storch, M., Cantieni, B., Hüther, G., Tschacher, W. (2011): Embodiment. Die Wechselwirkung von Körper und Psyche verstehen und nutzen. 2., erw. Aufl., mit Erg.-kapitel »Embodiment im Zürcher Ressourcen Modell (ZRM)«. Bern: Huber.

Strehl, U., Leins, U., Goth, G., Klinger, C., Hinterberger, T., Birbaumer, N. (2006): Self-regulation of slow cortical potentials: a new treatment for children with attention-deficit/hyperactivity disorder. In: *Pediatrics* 118 (5), e1530-e1540.

Streit, P. (2016): Ich will nicht in die Schule! Ängste verstehen und in Motivation verwandeln. Weinheim: Beltz.

Strüber, N. (2019): Risiko Kindheit. Die Entwicklung des Gehirns verstehen und Resilienz fördern. 1. Auflage. Stuttgart: Klett-Cotta.

Strüber, N., Roth, G. (2016): Die erste Bindung. Wie Eltern die Entwicklung des kindlichen Gehirns prägen. Stuttgart: Klett-Cotta.

Thayer, J. F., Lane, R. D. (2007): The role of vagal function in the risk for cardiovascular disease and mortality. In: *Biological psychology* 74 (2), S. 224–242.

Thompson, R. F. (2010): Das Gehirn Von der Nervenzelle zur Verhaltensteuerung. Spaektrum Akademischer Verlag, Heidelberg

Timm, A., Hurrelmann, K., Goertz, A. (2015): Stark in die Schule. Was Kinder vor der Einschulung brauchen; [9 Kompetenzen für den Schulerfolg, 2–6 Jahre. Weinheim: Beltz.

Voß, R. (2005): Unterricht aus konstruktivistischer Sicht. Die Welten in den Köpfen der Kinder. 2., überarb. und erg. Aufl. Weinheim: Beltz (Pädagogik und Konstruktivismus).

Walter, W. G., Cooper, R., Aldrige, V., McCallum, W. C., Winter A. L. (1964): Contingent negative variation: An electrical sign of sensorimotor association and expectancy in the human brain,Nature: 203, 380–384.

Werner, E. E., Biermann, J. M., French, F. E. (1971): The Children of Kauai: A longitudinal study from the prenatal period to age ten. University of Hawai Press, Honululu.

Wesley, M. C., Minatrea, B. B., Watson, C. C. (2009): Animal Assisted Therapy in the Treatment of Substance Dependence. Anthrozoös, 22, (2).

Widenhorn-Müller, K., Schwanda, S., Scholz, E., Spitzer, M., Bode, H. (2014): Effect of supplementation with long-chain ω-3 polyunsaturated fatty acids on behavior and cognition in children with attention deficit/hyperactivity disorder (ADHD): a randomized placebo-controlled intervention trial. In: *Prostaglandins, leukotrienes, and essential fatty acids* 91 (1–2), S. 49–60.

Wolf, M., Kuhlmann-Krieg, S. (2019): Schnelles Lesen, langsames Lesen. Warum wir das Bücherlesen nicht verlernen dürfen. 1. Auflage.

Wolf, M., Wiese, M. (2009): Das lesende Gehirn. Wie der Mensch zum Lesen kam – und was es in unseren Köpfen bewirkt. Heidelberg: Spektrum Akad. Verl. (Spektrum-Sachbuch).

Wohlfarth, R., Mutschler, B. (2016): Praxis der hundegstützten Therapie. Grundlagen und Anwendung, München: Reinhardt Verlag.

Wolke, D., Schulz, J., Meyer, R. (2001): Entwicklungslangzeitfolgen bei ehemaligen, sehr unreifen Frühgeborenen. Bayerische Entwicklungsstudie. In: *Monatsschrift Kinderheilkunde* 149 (1), S53-S61.

Wulff, U. (2007): Winkelfehlsichtigkeit. Ein Sammelband. 4. überarb. Aufl. Idstein: Schulz-Kirchner (Neue Reihe Ergotherapie. Reihe 2, Fachbereich Pädiatrie, Band 7 Ed. 4).

Wustmann Seiler, C. (2018): Resilienz. Widerstandsfähigkeit von Kindern in Tageseinrichtungen fördern: Beiträge zur Bildungsqualität. 7. Auflage. Hg. v. Wassilios E. Fthenakis. Berlin: Cornelsen.

Zihl, J., Priglinger, S. (2002): Sehstörungen bei Kindern. Diagnostik und Frühförderung. Vienna, s.l.: Springer Vienna.

Zihl, J., Dutton, G.N. (2015): Cerebral Visual Impairment in Children Visuoperceptive and Visuocognitive Disorders. Wien: Springer.

Glossar

Akkommodation Automatische Justierung der Linsen um Objekte in scharfen Fokus zu bringen.
Alpha Wellen Wellenform des normalen EEG bei entspanntem Wachzustand und reizarmer Umgebung.
ANS Autonomes Nervensystem: Das ANS umfasst zwei Arten von Nervenbahnen, das sympathische Nervensystem und das parasympathische Nervensystem. Dieses System ist für die innere Regulation der inneren Organe zuständig, aber auch für Atmung, Temperatur, Herzschlag.
Apraxie Unfähigkeit entsprechende Bewegungen auszuführen, obwohl die Funktionstüchtigkeit des Bewegungsapparates erhalten ist.
Astigmatismus Hornhautverkrümmung.
Auditive Verarbeitung Beschreibt wie das Gehirn gehörte Informationen verarbeitet, erkennt und interpretiert.
AVWS Auditive Verarbeitungs- und Wahrnehmungsstörung (im amerikanischen CAPD = *cerebral auditory processing disorder*).
Axon Fortsatz der Nervenzellen, der synaptisch an anderen Nervenzellen endet und ihnen Erregung zuleitet.
BERA *Brainstem Evoked Response Audiometry* = Hirnstamm-Audiometrie (frühe Potenziale).
CAPD *Cerebral auditory processing disorder* (vergleichbar im Deutschen AVWS).
Chiasma opticum Sehnerv(en)kreuzung, ist die anatomische Bezeichnung für die Kreuzungsstelle der Sehbahn, wo Fasern des Sehnerven (*Nervus opticus*) eines Auges die Seite wechseln und in die gegenseitigen ziehen
CVI *Cerebral Visual Impairment*, beschreibt die visuelle Beeinträchtigung aufgrund einer Schädigung oder einer Störung der Sehbahnen und Sehzentren im Gehirn. Dies schließt die Sehbahnen ein, die mit der Aufnahme, höheren Verarbeitung und auch der Sehfassung bewegter Signale verbunden sind.
Decoding Die Fähigkeit phonetische Fertigkeiten zu nutzen, indem ein gedrucktes Wort in ein gesprochenes Wort überführt wird.
Dendriten Verzweigte Fortsätze der Nervenzellen.
Dorsale Sehbahn (Wo-Bahn); Sehbahn zwischen okzipitalem Lappen (Hinterhaupt) und hinteren Scheitellappen für visuelle Bewegungsanalyse.
Dyspraxie der Blickfolgebewegungen Dies ist mit Einschränkungen der dorsalen Sehbahn und Sakkadenbewegungen verbunden.

Dysfunktion der dorsalen Sehbahn Bedeutet eine eingeschränkte visuelle Bewegungsanalyse und eingeschränkte visuelle Fähigkeit in übersichtlichen Situationen die wichtigen Dinge visuell zu erkennen.
Dysfunktion der ventralen Sehbahn Bedeutet eine eingeschränkte Objekterkennung (z. B. Buchstabenerkennung) (links temporal), eingeschränkte Gesichtserkennung (rechts temporal), eingeschränkte Raumorientierung.
EEG Nichtinvasive Messung der Gehirnaktivität zur indirekten Evaluierung der Gehirnfunktion.
Ereigniskorrelierte Potentiale Bildgebung des ZNS, welches die Beobachtung des Gehirns in Aktion unter einer spezifischen Aufgabenstellung erlaubt. Es werden dabei Potentialänderungen im Gehirn verfolgt. Die in der Aufgabenstellung genutzten Areale im Gehirn kommen zur Darstellung.
Esotrophie Horizontales Innenschielen.
Evozierte Potentiale Durch Reizung eines Sinnesorgans ausgelöste Potentialänderungen am Gehirn.
Evaluationsinstrument Instrument zur Überprüfung der Wirksamkeit z. B. einer Therapieform.
Exekutivfunktionen Funktionen höherer kognitiver Fertigkeiten, die benötigt werden um bestimmte Ziele zu erreichen.
Exotrophie Horizontales Außenschielen.
Faszien Feines Geflecht, das im Körper alle Muskeln, Knochen, Organe usw. umhüllt und diese durchdringt.
Frontalhirn Region im vorderen Anteil des Gehirns, in dem die Exekutivfunktionen des Denkens, des Planens und der Verhaltenskontrolle angesiedelt sind.
Fixation Fähigkeit die Augen am Zielpunkt zu halten.
Funktioneller Kernspin Bildgebung des ZNS, welches die Beobachtung des Gehirns in Aktion unter einer spezifischen Aufgabenstellung erlaubt. Es werden dabei Stoffwechseländerungen im Gehirn verfolgt. Die in der Aufgabenstellung genutzten Areale im Gehirn kommen zur Darstellung.
Geniculatum Laterale Kleine kniehöckrige Strukturen im Gehirn, die als Umschaltstationen fungieren, um Sehinformationen der Augen nach dem N. Opticus in Informationen für das Gehirn zu vermitteln.
Geniculatum Mediale Kleine kniehöckrige Strukturen im Gehirn, die als Umschaltstationen fungieren, um Hörinformationen der Ohren nach dem Hörnerv in Informationen für das Gehirn zu vermitteln.
Glia Gewebe im Gehirn aus Gliazellen, sie stützen und ernähren die Nervenzellen. Man nennt dies auch die weiße Substanz im Gegensatz zur grauen Substanz, die hauptsächlich aus den Nervenzellen besteht.
Hirnstamm Teil an der Basis des Gehirns, er ist in beiden Richtungen mit den Körperorganen verbunden, er erhält und sendet Informationen von den Gehirnnerven, die u. a. auch die Hörfilterung und die Augenbewegungen steuern.
Höhere visuelle Funktionen Kombination von visueller Wahrnehmung, visueller Erkenntnis, visueller Bewegungsorientierung und visueller Aufmerksamkeit.

Hyperopie Weitsichtigkeit.
Hypo-/Hypertrophie Vertikales Schielen.
Impaired Pursuit Die beeinträchtigte Fähigkeit ein bewegtes Ziel mit den Augen zu verfolgen.
Kinästhesie Bewegungs- und Lagesinn, Fähigkeit zur Empfindung der Richtung und Geschwindigkeit der Bewegungen der Extremitäten.
Kognition Prozesse der Reizverarbeitung, die bewusst oder unbewusst stattfinden: Kognitionsprozesse umfassen Wahrnehmung, Erkennen, Begriffsbildung, Denken, Schlussfolgern, Planen, Problemlösen, erinnern etc. Diese sind im weitesten Sinne Verarbeitungsprozesse in verschiedenen Arealen des Gehirns.
Kognitive visuelle Dysfunktion Gestörte Hirnfunktion, die in Beziehung zu einer Schädigung von Nervenzellnetzwerken sind, die visuelle Verarbeitungsaufgaben haben, und welche zu Fehlinterpretationen der Sehwelt führen, entweder in Bezug auf die Lokalisierung der gesehenen Dinge oder in Bezug auf die Bedeutung der gesehenen Dinge.
Kortex Großhirnrinde, entwicklungsgeschichtlich jüngster Teil des Gehirns.
Lese-Rechtschreibstörung (LRS) (*Developmental dyslexia*); Sprachbasierte Lerneinschränkung, die mit Schwierigkeiten des Lesens, Buchstabierens, Schreibens und der Klang Symbol Zuordnung verbunden ist.
Magnozelluläre Bahn Hauptweg der Sehbahn, der für die Verarbeitung von schnellen Bewegungsinformationen verantwortlich ist.
Modalitätsspezifisch Eine bestimmte Sinnesmodalität betreffend.
Myopie Kurzsichtigkeit.
Okulomotorische Dyspraxie Begrenzte Fähigkeit der Augensakkadensteuerung.
Okzipitaler Lobus Hinterhauptsanteile des Gehirns, die für Sehverarbeitungsprozesse verantwortlich sind und Sehinformationen auch in andere Teile des Gehirns weiterleiten.
Optische Dyspraxie Begrenzte Fähigkeit der Raum-Lage-Orientierung, weil die Erfassung bewegter Signale eingeschränkt ist (siehe auch Dyspraxis der Blickfolgebewegungen).
Parietal Lobus Scheitelhaupt; Anteil des Gehirns, der eingehende Informationen der Körperbewegungen und Sprache integriert.
Parasympathisches Nervensystem Dies sorgt für die Beruhigung im ANS.
Parvozelluläre Bahn Sehbahn, die für die Verarbeitung der Information von Form, Tiefe und Farbe (langsame Informationen) verantwortlich ist.
Präfrontaler Cortex Vorderer Anteil des Frontalhirns, der zur Initiierung und Koordination des Denkens und Handlungen beiträgt.
Propriozeption Eigenempfindung des Körpers oder eines Organs. Besondere Rezeptoren, die körpereigene Reize registrieren, wie Muskel- oder Sehnenrezeptoren, die den Dehnungs- und Spannungszustand erfassen. Im Innenohr werden z. B. über diese Rezeptoren auch Veränderungen der Körperlage registriert.
Prosodie Intonation und Satzmelodie.

Prosopagnosie Gesichtsblindheit.
Quantitatives EEG Differenziert das EEG in seine unterschiedlichen Frequenzanteile und liefert Aussagen über die Gehirnentwicklung.
Rezeptoren Informationsaufnehmende Zellstrukturen.
Sakkaden Augenfolgebewegungen von einer Fixation zur nächsten.
Sehbahn Nervenzellen, die die Sehinformation vom Corpus geniculatum laterale in die okzipitalen Anteile des Gehirns transportieren.
Sehnerv (N. Opticus) Nerv, der die Sehinformationen von der Netzhaut jeden Auges bis zur Kreuzungsstelle der Sehbahn (Chiasma opticum) transportiert.
Sehverarbeitungsstörung Bedingungen, unter denen das Gehirn nicht in der Lage ist, die visuelle Information adäquat zu transportieren, zu verarbeiten und zu integrieren. Dies wird auch synonym zu dem englischsprachigen Begriff des *Cerebral Visual Impairment* (CVI) verwendet.
Simultansehen Die Fähigkeit gleichzeitig mehrere Dinge zu erkennen. Eine Einschränkung ist meist mit einer Schädigung der hinteren parietalen Hirnregion verbunden.
Stereopsis Räumliche Wahrnehmung, die aus der Interpretation des Gehirns aus kleinen Unterschieden zwischen der Bildaufnahme und Bildverarbeitung des gleichen Bildes durch die beiden Augen resultiert.
Strabismus Die nicht parallele Ausrichtung der Augen.
Sympathisches Nervensystem Dieses ist verantwortlich für die Kampf- und Fluchtreaktionen des ANS.
Synapse Verbindungstelle zwischen Nervenzellen.
Temporaler Lobus Schläfenhirn: Lokalisation der Analysesysteme des Gehirns für die visuelle und auditive Verarbeitung.
(Ton-)Sprachaudiometrie Entsteht durch Messung des subjektiven Hörvermögens für Töne bzw. Sprache. Abweichungen von der Norm sind mit einer Ohrerkrankung verbunden.
Tympanometrie Messung der Trommelfellbeweglichkeit.
Vagus Gehirnnerv über den im menschlichen Körper Verbindungen zwischen dem Gehirn und den Organen hergestellt werden.
Ventrale Sehbahn (Was Bahn); Sehbahn zwischen okzipitalem Lappen (Hinterhaupt) und Temporallappen, welche für die visuelle Wiederkennung u.a. Farbe, Objekt, Gesichter) verantwortlich ist.
Visuelle Wahrnehmung Sehwahrnehmung; Fähigkeit die Informationen, die von den Augen gesendet werden, zu verarbeiten und zu interpretieren.
Visuell-spatiale Wahrnehmung Kapazität eine dreidimensionale Struktur zu erkennen und die Bewegung im Raum dadurch zu erleichtern.
Visus Maß für Sehschärfe im Hellen.
Wahrnehmung (Perzeption) Fähigkeit des Gehirnsehens und Gehirnhörens oder anderer Sinneskanäle im Gehirn.
Wehenhemmer Medikament zur Unterdrückung von vorzeitigen Wehen während der Schwangerschaft.
Winkelfehlsichtigkeit Latentes Schielen (Heterphorie).
ZNS Das Nervensystem wird in das zentrale Nervensystem (ZNS) und das

periphere Nervensystem gegliedert. Das periphere Nervensystem gliedert sich in das somatische Nervensystem und das autonome Nervensystem (ANS). Das somatische Nervensystem sorgt über sog. afferente und efferente Nervenbahnen für die Kommunikation mit der Umwelt. Es werden so Informationen aus der Haut, aus den Skelettmuskeln, den Gelenken, den Augen, den Ohren zum Gehirn und Rückenmark (ZNS) transportiert (Afferenz). Umgekehrt transportieren die efferenten Leitungsbahnen Informationen zu den o.g. Organen (Efferenz).